Pflegefachfrau
Pflegefachmann

Pflegias

Ausbildungs-begleitheft

Autorinnen:
Christin Rettig und Stephanie Deutsch

unter Mitarbeit der Verlagsredaktion

Cornelsen

Pflegias

Redaktion:
Maren Abraham

Rechte und Lizenzen:
Anabel Schuster

Logo, Produktmarke und Umschlaggestaltung:
Rosendahl Grafikdesign, Berlin

Umschlagfoto:
Werner Krüper, Bielefeld

Layout und technische Umsetzung:
vitaledesign, Berlin

Begleitmaterialien für Auzubildende:
ISBN 978-3-06-451223-8 (Pflegias Band 1 – Grundlagen der beruflichen Pflege)
ISBN 978-3-06-451224-5 (E-Book zu Pflegias Band 1)
ISBN 978-3-06-451225-2 (Pflegias Band 2 – Pflegerisches Handeln)
ISBN 978-3-06-451226-9 (E-Book zu Pflegias Band 2)
ISBN 978-3-06-451233-7 (Fachwörterbuch)
ISBN 978-3-06-451232-0 (Prüfungstraining)

www.cornelsen.de
www.cornelsen.de/pflegias

1. Auflage, 4. aktualisierter Druck 2025

Druck: Mohn Media Mohndruck, Gütersloh

ISBN 978-3-0645-1231-3

PEFC
PEFC/04-31-1033

PEFC-zertifiziert
Dieses Produkt stammt aus nachhaltig bewirtschafteten Wäldern und kontrollierten Quellen
www.pefc.de

Vorwort

Schön, dass Sie da sind...

Liebe Auszubildende, lieber Auszubildender,
herzlich willkommen in der generalistischen Pflegeausbildung!
Eine aufregende und lehrreiche Zeit liegt nun vor Ihnen. Freuen Sie sich darauf! Seien Sie gespannt auf Ihre eigene berufliche und ganz persönliche Entwicklung sowie auf die vielfältigsten Begegnungen mit Menschen, von der Geburt bis ins hohe Lebensalter. Und, wer weiß, wie viele bedeutsame Freundschaften Sie knüpfen werden.

Das vor Ihnen liegende Heft wird während Ihrer praktischen Pflegeausbildung Ihr stetiger Begleiter sein. Es soll Sie in der gesetzlich geforderten Nachweisführung unterstützen und Sie zugleich motivieren, fordern und fördern für das große Ziel: Ihren erfolgreichen Berufsabschluss.

Wir, die Autorinnen, sind selbst Kursleiterinnen in der generalistischen Pflegeausbildung. Nicht selten standen wir hier vor organisatorischen Herausforderungen, um die vielen Praxiseinsätze und Praxisbegleitungen zu koordinieren, Lehrpläne zu entwickeln und dabei immer auch ein offenes Ohr für unsere Lernenden sowie Praxisanleitenden in Klinik, Pflegeheim oder ambulanter Einrichtung zu haben.

Gemeinsam mit der Verlagsredaktion haben wir in engem Austausch ein Nachweisheft erarbeitet, dass wir uns für die vielen Auszubildenden, Praxisanleitenden und natürlich auch für uns als Lehrende in dieser Zeit immer gewünscht haben. Wichtig war uns dabei stets: Übersichtlichkeit, intuitives Verstehen sowie Bündelung aller wichtigen Informationen und Formulare. Der Berufsabschluss zur Pflegefachperson stand hierbei im Fokus. Haben Sie sich dagegen für den beruflichen Weg der Gesundheits- und Kinderkrankenpflege oder Altenpflege entschieden? Keine Sorge, auch hierfür finden Sie die entsprechenden Nachweisdokumente der Praxiseinsätze des sich unterscheidenden letzten Ausbildungsdrittels in einem Webcode (siehe vordere Heftinnenseite). Diese können Sie sich einfach und kostenlos ausdrucken und im hinteren Umschlag abheften. Der Webcode enthält zudem Materialien wie u. a. Erfahrungsberichte, zusätzliche Einsatzdokumente und Kopiervorlagen für Ihren ganz individuellen Bedarfsfall.

Achten Sie gut auf Ihren „Begleiter“! Machen Sie zeitnahe Eintragungen zum Ritual Ihrer Ausbildungszeit und schützen Sie Ihre Daten vor neugierigen, ungewollten Blicken, indem Sie das Heft stets an sicheren Orten ablegen.

Wir wünschen Ihnen für Ihre Ausbildung nur das Beste und, dass Sie immer mit einem Lächeln und den Worten empfangen werden: „Schön, dass Sie da sind!“

Ihr Autorinnenteam

Christin Rettig und Stephanie Deutsch

Christin Rettig

Lehramt für Berufliche Schulen (Gesundheit/ Pflege/Psychologie); Diplom-Medizinpädagogin; Gesundheits- und Krankenpflegerin; seit 2013 Lehrerin an verschiedenen Schulen in den Ausbildungsbereichen generalistische Pflege, Gesundheits- und Krankenpflege, Gesundheits- und Kinderkrankenpflege, Altenpflege sowie Kranken- und Altenpflegehilfe; aktuell Klassenleiterin in der generalistischen Pflegeausbildung; langjährige Praxiseinsatzkoordination, Praxisbegleiterin sowie Lehrtätigkeit im Skills Lab; ehem. Koordinatorin für Auslandsprojekte im Rahmen der Pflegeausbildung; ehem. Integrationsbeauftragte für ausländische Schülerinnen und Schüler; Autorin von Lehr- und Lernmaterialen für die Pflegeausbildung

Stephanie Deutsch

Diplom-Pflegepädagogin; Gesundheits- und Krankenpflegerin; seit 2014 Lehrerin an verschiedenen Pflegeschulen in Berlin in den Ausbildungsbereichen generalistische Pflege, Altenpflege und Sozialassistenz; aktuell Kursleiterin in der generalistischen Pflegeausbildung; Praxisbegleiterin; Mitglied der AG „Schriftliche Prüfungen“ im Land Berlin zur Ausgestaltung der neuen kompetenzorientierten Pflege-Abschlussprüfungen; Betreuung von Studentinnen und Studenten im Masterstudiengang Health Professions Education; Autorin von Lehr- und Lernmaterialien für die Pflegeausbildung

Inhaltsverzeichnis

1 Willkommen in der Pflegeausbildung

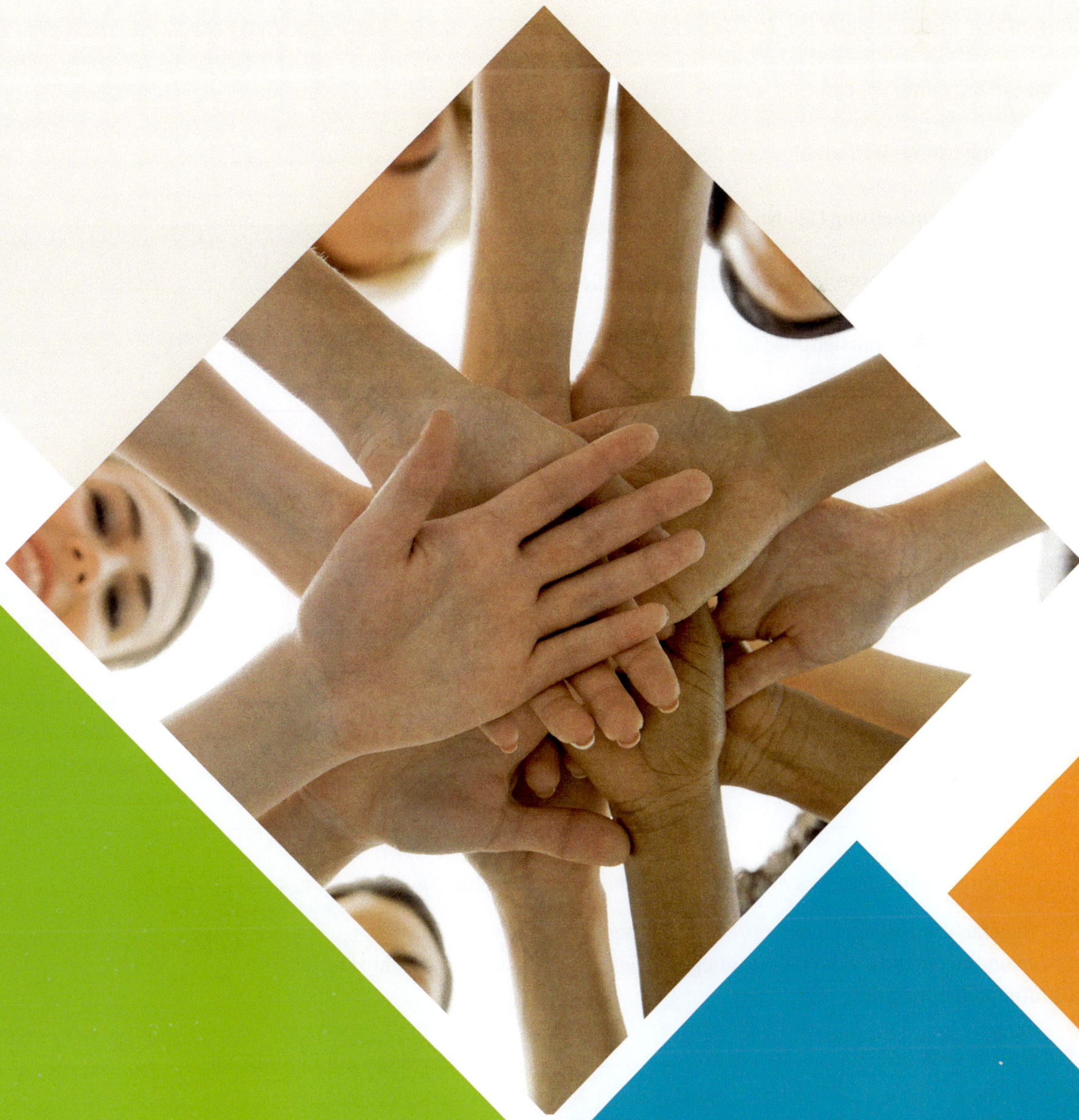

1.1 Mein Ausbildungsbegleitheft

Name: ______________________ **Vorname:** ______________________

Geburtsdatum: ______________________ Ausbildungskurs: ______________________

Anschrift (optional): ______________________

____

E-Mail-Adresse (optional): ______________________

Ausbildungsbeginn: ______________________ Ausbildungsende: ______________________

Pflegeschule

Name: ______________________

Anschrift: ______________________

Sekretariat (Name, Tel.-Nr.): ______________________

Kursleitung (Name, Vorname): ______________________

Kontaktdaten Kursleitung (Tel.-Nr., E-Mail): ______________________

stellv. Kursleitung (Name, Vorname): ______________________

Kontaktdaten stellv. Kursleitung (Tel.-Nr., E-Mail): ______________________

Träger der praktischen Pflegeausbildung

Name: ______________________

Anschrift: ______________________

Hauptansprechpersonen für die praktische Pflegeausbildung (Funktion, Name, Kontaktdaten):

____

Versorgungsbereich des Vertiefungseinsatzes lt. Ausbildungsvertrag:

____

Angestrebter Berufsabschluss mit entsprechender Berufsbezeichnung:

☐ Pflegefachfrau/Pflegefachmann/Pflegefachperson
☐ Gesundheits- und Kinderkrankenpflegerin/Gesundheits- und Kinderkrankenpfleger*
☐ Altenpflegerin/Altenpfleger*

*Wahlrecht nach § 59 PflBG ausgeübt am: ______________ mit Vertragsänderung am: ______________

1.2 Das Ausbildungsbegleitheft als Nachweis und Begleiter der Pflegepraxis

In Ihren Händen halten Sie nun eines der wichtigsten Dokumente Ihrer praktischen Pflegeausbildung, für deren Inhalt und Vollständigkeit Sie verantwortlich sind. So schreibt es das Pflegeberufegesetz vor (§ 17 PflBG, Satz 3). Unterstützt werden Sie dabei von den Lehrenden Ihrer Pflegeschule sowie den Praxisanleitenden in Ihren Praxiseinsätzen. Der lückenlos und sorgfältig geführte Ausbildungsnachweis ist unter anderem die Grundlage für Ihre Zulassung zur Abschlussprüfung.

Wer führt den Ausbildungsnachweis?

- Auszubildende sind verpflichtet eigenverantwortlich die Nachweise zu erbringen
- Praxisanleitende unterstützen beim Führen des Ausbildungsnachweises (z. B. bei Terminierung/Protokollierung von Gesprächen, durch Kompetenzeinschätzungen und Praxiseinsatzbewertungen, Ermöglichen von Zeiträumen am Arbeitsort für Eintragungen)
- Kursleitung/Lehrende der Pflegeschule kontrollieren die Nachweise und weisen auf Mängel hin

Kompetenzorientierung

Freuen Sie sich auf eine lehrreiche, aufregende und sicher zuweilen auch herausfordernde Praxiszeit. Jede Erfahrung birgt etwas Gutes, bringt Sie weiter und lässt Sie wachsen. Sie werden viele Einblicke in unterschiedliche pflegerische Versorgungsbereiche mit Menschen verschiedenen Alters gewinnen. Sie werden verschiedenen Persönlichkeiten begegnen, sowohl in pflegerischen Handlungssituationen als auch in den jeweiligen beruflichen Teams. Eines wird dabei immer gefragt sein: Sie und Ihre Kompetenzen! In den Rahmenausbildungsplänen der Fachkommission nach § 53 PflBG und in der Pflegeberufe-Ausbildungs- und -Prüfungsverordnung (PflAPrV) sind fünf große Kompetenzbereiche mit ihren jeweiligen Schwerpunkten festgelegt, die es im Laufe Ihrer Ausbildung zu erreichen gilt. Orientiert an Ihrer dazu erfolgten, individuellen Kompetenzentwicklung werden Sie am Ende eines jeden Praxiseinsatzes eine Beurteilung erhalten. Welche einzelnen, inhaltlichen Schwerpunkte dabei im Fokus stehen und bewertet werden, können Sie transparent für jeden Praxiseinsatz in den Tabellen zur Kompetenzeinschätzung einsehen *(siehe Kap. 2)*. Und nicht nur das, Sie sind hier auch stets zur Selbstreflexion eingeladen. In Kombination mit der Fremdreflexion durch die Praxisanleitung wird somit sichtbar, was bereits sehr gut umgesetzt wurde und woran noch gearbeitet werden muss.

Wann bin ich wo? – Behalten Sie den Überblick!

Wann, welcher Praxiseinsatz auf Sie zukommt, zeigt die nachfolgende, illustrierte Übersicht. Beginnend mit dem Orientierungseinsatz, der immer bei Ihrem Träger der praktischen Ausbildung stattfindet, führt Ihr Weg zu den Pflichteinsätzen des ersten Ausbildungsdrittels. Diese können in drei verschiedenen Versorgungsbereichen stattfinden: der stationären Akutpflege, der stationären Langzeitpflege und/oder der ambulanten Akut-/Langzeitpflege. Ein Einsatz in der pädiatrischen Versorgung ist ebenfalls verpflichtend. Dieser kann jedoch flexibel entweder im Verlauf des ersten oder im zweiten Ausbildungsdrittel absolviert werden.

Die Pflichteinsätze im zweiten Ausbildungsdrittel können wieder in den drei verschiedenen Versorgungsbereichen stattfinden. Ziel ist, dass Sie in allen drei Bereichen, also sowohl in der stationären Akutpflege als auch in der stationären Langzeitpflege und ambulanten Akut-/Langzeitpflege, mindestens 400 Praxisstunden abgeleistet haben. Eine Zwischenprüfung ist am Ende des zweiten Ausbildungsdrittels ebenso vorgesehen *(siehe Kap. 5)*. Anschließend führt Ihr Weg zu den jeweiligen psychiatrischen und weiteren Einsätzen entsprechend Ihrer Berufsabschlusswahl, sowie dem letzten und am längsten andauernden Vertiefungseinsatz. Hier angelangt, haben Sie die Möglichkeit 80 Stunden innerhalb dieses Einsatzes, Einblicke in einen weiteren Bereich zu erhalten. Der Vertiefungseinsatz wird der Ort Ihres praktischen Examens sein und bei Ihrem Träger stattfinden. Der dortige Fach- und Versorgungsbereich wird durch Ihre vertraglich festgelegte Berufsabschlusswahl bestimmt.

Zwischen den Praxiseinsätzen werden Sie Theorieunterricht in der Pflegeschule haben. Dieser kann z. B. blockweise oder an festgelegten Tagen innerhalb einer Woche erfolgen. Wichtig ist, dass Sie an beiden Lernorten die maximal erlaubten Fehlzeiten nicht überschreiten *(siehe Kap. 6)*, da Sie damit Ihren erfolgreichen Ausbildungsabschluss gefährden. Durch festgelegte, regelmäßige Praxisanleitungen/-begleitungen *(siehe Kap. 3)* sowie Gesprächen mit Ihrer Kursleitung haben Sie während Ihrer gesamten Ausbildungszeit immer verlässliche Bezugspersonen an Ihrer Seite, die Sie auf Ihrem Weg unterstützen und Ihre Kompetenzentwicklung durch gezielte Aufgabenstellungen fördern *(siehe Kap. 4)*. Ihre konkreten Einsatzorte und Praxisstunden können Sie in die Übersicht auf S.12 eintragen.

Mein Weg durch die Praxis

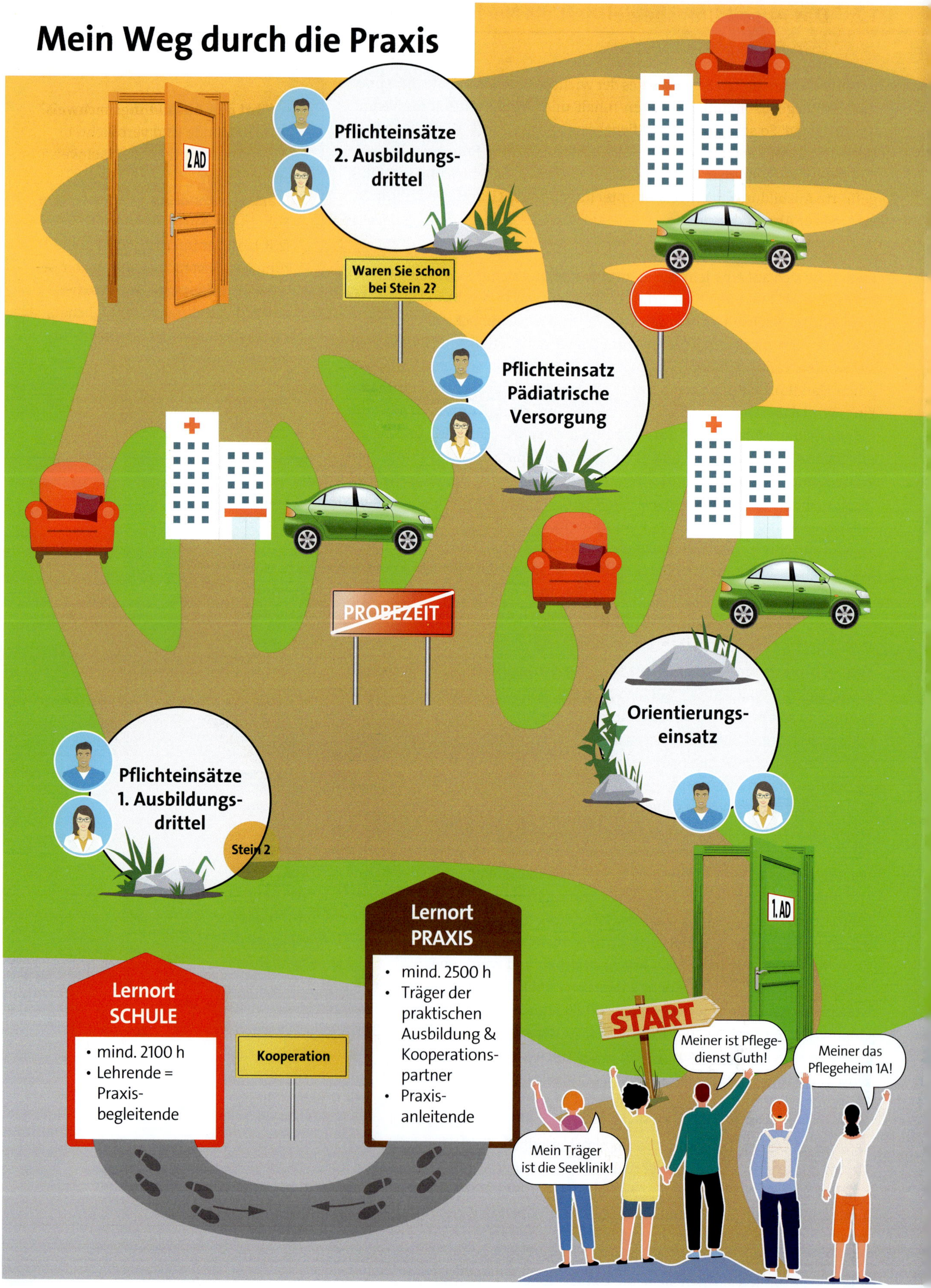
2 AD
Pflichteinsätze 2. Ausbildungsdrittel
Waren Sie schon bei Stein 2?
Pflichteinsatz Pädiatrische Versorgung
PROBEZEIT
Orientierungseinsatz
Pflichteinsätze 1. Ausbildungsdrittel
Stein 2
Lernort PRAXIS
• mind. 2500 h
• Träger der praktischen Ausbildung & Kooperationspartner
• Praxisanleitende
Lernort SCHULE
• mind. 2100 h
• Lehrende = Praxisbegleitende
Kooperation
1. AD
START
Meiner ist Pflegedienst Guth!
Meiner das Pflegeheim 1A!
Mein Träger ist die Seeklinik!

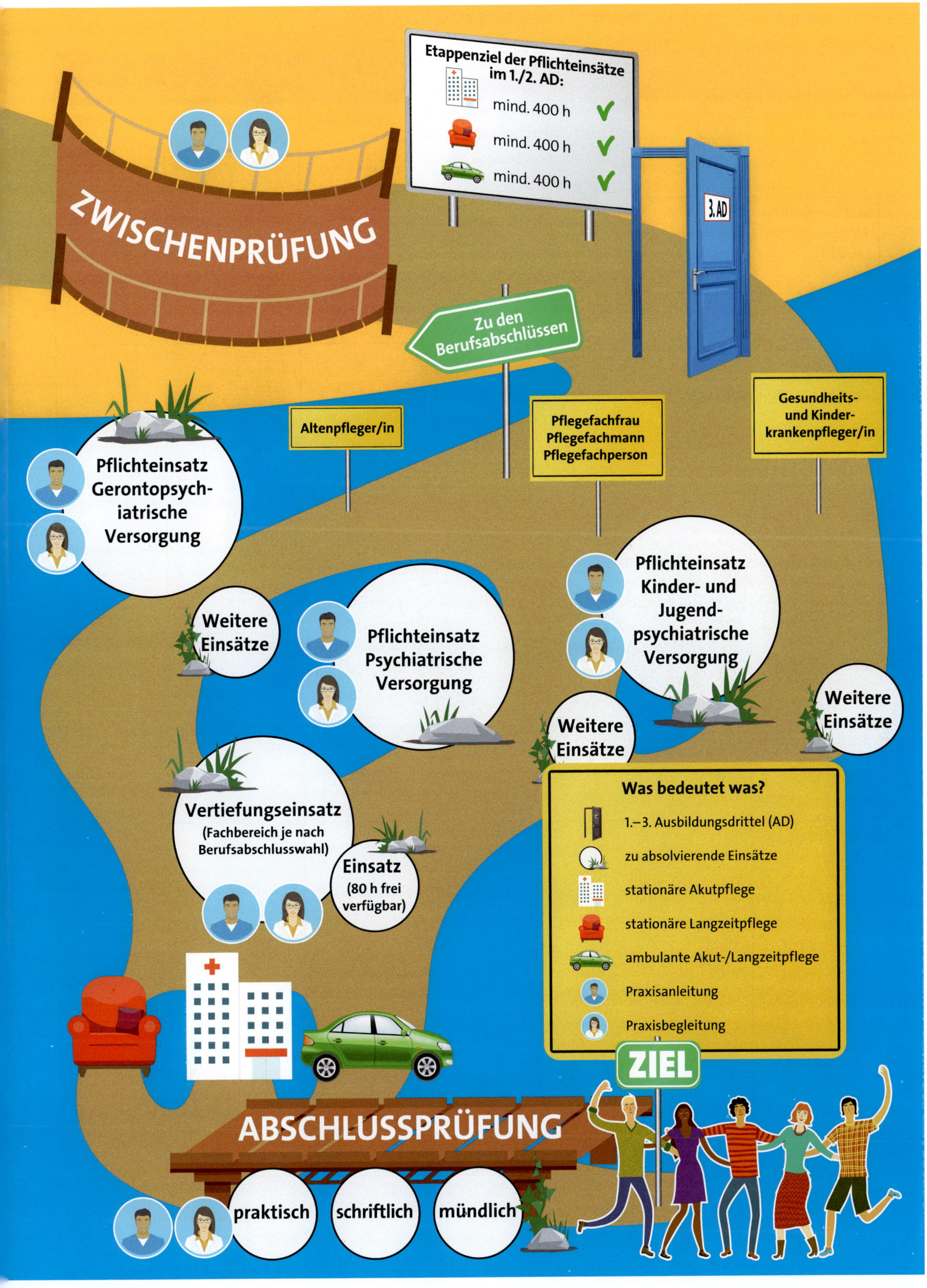

Etappenziel der Pflichteinsätze im 1./2. AD:
mind. 400 h
mind. 400 h
mind. 400 h
ZWISCHENPRÜFUNG
3. AD
Zu den Berufsabschlüssen
Altenpfleger/in
Pflegefachfrau Pflegefachmann Pflegefachperson
Gesundheits- und Kinder- krankenpfleger/in
Pflichteinsatz Gerontopsych- iatrische Versorgung
Weitere Einsätze
Pflichteinsatz Psychiatrische Versorgung
Pflichteinsatz Kinder- und Jugend- psychiatrische Versorgung
Weitere Einsätze
Weitere Einsätze
Vertiefungseinsatz (Fachbereich je nach Berufsabschlusswahl)
Einsatz (80 h frei verfügbar)
Was bedeutet was?
1.–3. Ausbildungsdrittel (AD)
zu absolvierende Einsätze
stationäre Akutpflege
stationäre Langzeitpflege
ambulante Akut-/Langzeitpflege
Praxisanleitung
Praxisbegleitung
ZIEL
ABSCHLUSSPRÜFUNG
praktisch
schriftlich
mündlich

Kopiervorlage

1.4 Meine Praxiseinsätze im Überblick

<table>
<tr><th colspan="2">Einsatzform</th><th>Einsatzort(e)</th><th>Einsatz-/
Fachbereich(e)</th><th>Zeitraum</th><th>Absolvierte Praxiszeit (h)</th></tr>
<tr><td colspan="2">Orientierungseinsatz
(400 h)</td><td></td><td></td><td></td><td></td></tr>
<tr><td rowspan="6">Plichteinsätze</td><td>stationäre Akutpflege
(400 h)</td><td></td><td></td><td></td><td></td></tr>
<tr><td>stationäre Langzeitpflege
(400 h)</td><td></td><td></td><td></td><td></td></tr>
<tr><td>ambulante Akut-/Langzeit-pflege
(400 h)</td><td></td><td></td><td></td><td></td></tr>
<tr><td>pädiatrische Versorgung
(120 h)</td><td></td><td></td><td></td><td></td></tr>
<tr><td>psychiatrische Versorgung
(120 h)</td><td></td><td></td><td></td><td></td></tr>
<tr><td colspan="2">Vertiefungseinsatz
(500 h)</td><td></td><td></td><td></td><td></td></tr>
<tr><td colspan="2">Stunden zur freien Verfügung im Vertiefungseinsatz
(80 h)</td><td></td><td></td><td></td><td></td></tr>
<tr><td colspan="2">Weiterer Einsatz
(80 h)</td><td></td><td></td><td></td><td></td></tr>
</table>

2 Praxiseinsätze in der Pflegeausbildung

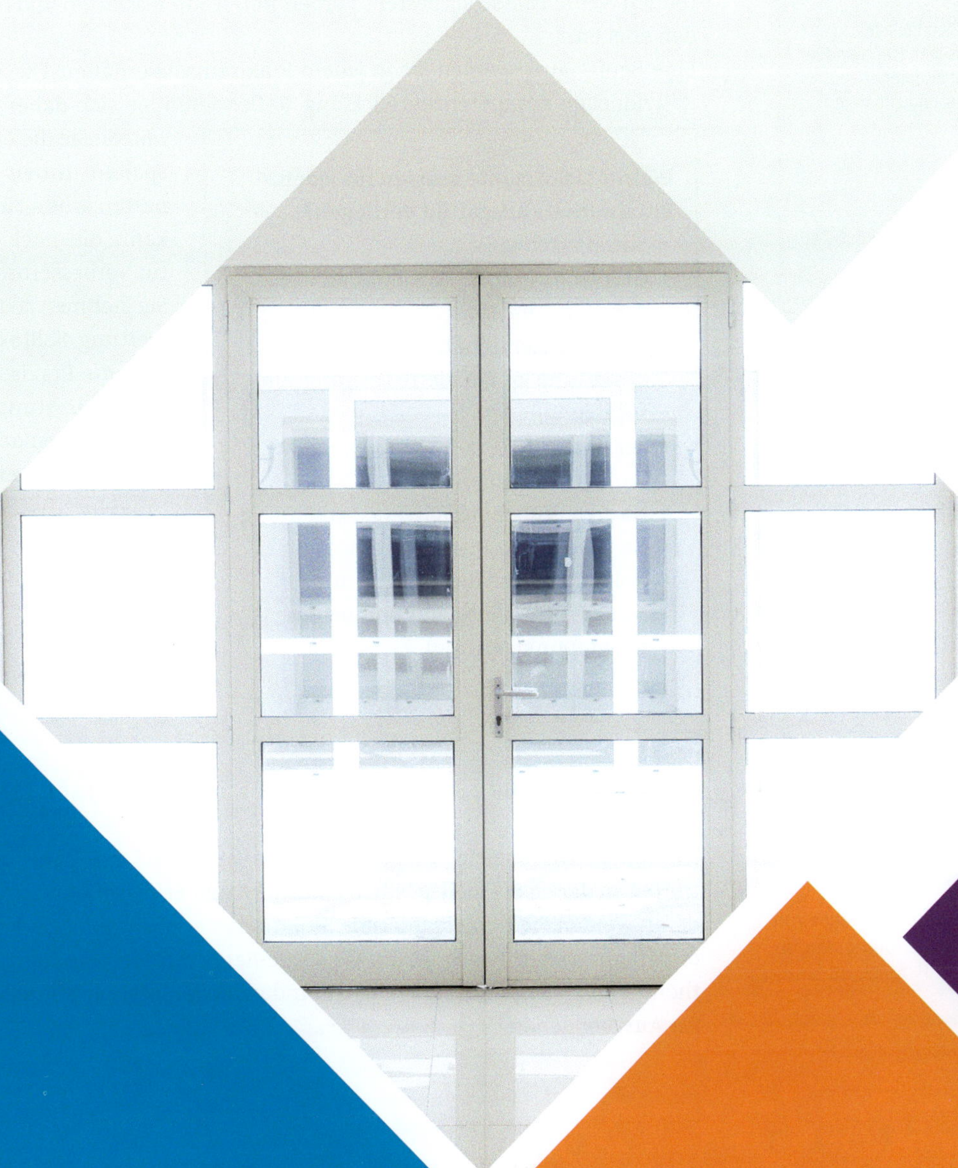

Literaturempfehlungen:

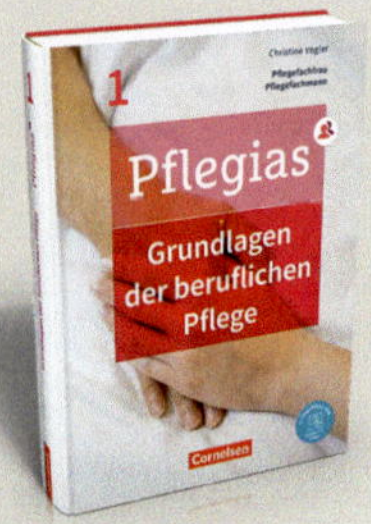

Hier finden Sie u. a. extra Kapitel zu: Menschen im Krankenhaus, in stationären und ambulanten Pflegeeinrichtungen pflegen

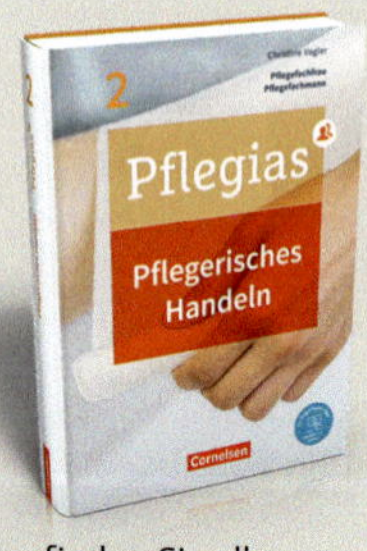

Hier finden Sie alles zu pflegerischen Handlungen, Pflegephänomenen und ihren Zusammenhängen

2.1 Allgemeine Hinweise

Vorbereitung ist alles – Tipps für einen erfolgreichen Praxiseinsatz

Ihr erster Praxiseinsatz steht bevor und Sie sind schon voller Vorfreude, Aufregung oder unsicher, was Sie erwarten wird? Überlassen Sie den ersten Praxistag nicht dem Zufall! Nehmen Sie rechtzeitig Kontakt auf: telefonisch, per Mail oder persönlich. Je früher desto besser. Warum? Sie machen damit gleich einen guten Eindruck, lernen die Praxisverantwortlichen kennen und können Fragen zu Arbeitszeiten, Dienstplänen und zur Einsatzorganisation (z. B. Arbeitskleidung, Schlüssel/Zugang zur Praxiseinrichtung) klären. Eine Checkliste kann dabei helfen, wichtige Informationen nicht zu vergessen. Diese finden Sie sowohl auf der folgenden Seite als auch im Webcode-Bereich zum individuellen Gebrauch.
In *Kap. 2.2.* bis *2.8* sind alle einzelnen, zu absolvierenden Praxiseinsätze mit ihren Nachweisdokumenten aufgeführt. Manche Einsätze können für Sie an einem Einsatzort oder auch an mehreren Einsatzorten geplant sein. Das heißt, manchmal werden Sie alle Seiten nutzen, manchmal werden ggf. Seiten unausgefüllt bleiben.
Bereiten Sie vor jedem Praxiseinsatz alle erforderlichen Dokumente soweit wie möglich vor. Machen Sie sich vorab Notizen im Erstgesprächsprotokoll. Vergewissern Sie sich, welche Lern- und Arbeitsaufgaben von der Schule für diesen Einsatz zu bearbeiten sind. Recherchieren Sie das Lernangebot des Einsatzbereiches. Nutzen Sie entsprechende Literatur und Unterrichtsaufzeichnungen, um sich mit dem Fachbereich vertraut zu machen. Ihre Praxisanleitenden werden Sie so als bestens vorbereiteten, interessierten und motivierten Auszubildenden erleben.
Eine Beurteilung werden Sie in jedem Praxiseinsatz erhalten. Diese orientiert sich an Ihrer individuellen Kompetenzentwicklung. Reflektieren Sie sich daher zuvor selbstkritisch und nutzen Sie die entsprechenden Ankreuzspalten in den Kompetenztabellen, am besten schon zum Zwischengespräch. So kann die noch verbleibende Praxiszeit für Verbesserungen genutzt werden und Sie nehmen aktiv Einfluss auf Ihre Bewertung. Sollte es nicht gewünscht sein, dass die Praxiseinsatzbewertung (qualifizierte Leistungseinschätzung) Teil des Ausbildungsnachweises ist, kann diese entweder auf einem separaten, einrichtungsspezifischen Dokument oder dem Ausdruck der Kopiervorlage aus dem Webcode-Bereich erfolgen. Achten Sie zum Ende eines jeden Einsatzes darauf, dass alle Dokumente/Nachweise vollständig ausgefüllt und unterschrieben vorliegen.

Welche Dokumente müssen für jeden Praxiseinsatz ausgefüllt vorliegen?
- Einsatznachweis
- Gesprächsprotokolle (mind. Erst- und Abschlussgespräch)
- Kompetenzeinschätzung/Praxiseinsatzbewertung (qualifizierte Leistungseinschätzung)
- Zeitnachweis (Praxisstunden, Fehlzeiten, ggf. Nachtdienste)
- Nachweis über erfolgte Praxisanleitung
- Nachweis über Praxisbegleitung
- Dokumentation der Arbeits- und Lernaufgaben (Titel mit Kompetenzschwerpunktsetzung)

↓ Einsatznachweis
↓ Gesprächsprotokolle
↓ Praxiseinsatzbewertung

Herausfordernde Situationen – Wie kann ich sie meistern?

↓ Erfahrungsberichte von Auszubildenden für Auszubildende

Kein Praxiseinsatz gleicht dem anderen. So werden Sie auf Teams und Versorgungsbereiche treffen, in denen Sie viele positive Eindrücke und Erfolgserlebnisse sammeln können. In anderen werden Sie herausfordernde Situationen erleben und sich vielleicht fragen, wie man diesen am besten begegnet. Im Webcode-Bereich finden Sie hierzu eine Auswahl von authentischen Erfahrungsberichten mit individuellen Lösungsstrategien von Auszubildenden für Auszubildende.

Checkliste: Erstkontakt Praxiseinrichtung

Kopiervorlage

Guten Tag, mein Name ist ____________________

und ich habe vom: ______________ bis: ______________ meinen Praxiseinsatz bei Ihnen.

Gern wollte ich vorab ein paar Informationen einholen und hoffe, Sie können mir weiterhelfen.

	Mögliche Fragen	Antworten
Kontaktdaten	Ich habe folgende Adresse von Ihrer Einrichtung: ____________________ ____________________ – Ist diese aktuell? Welche Telefonnummer hat der Bereich/die Station/der Pflegestützpunkt? – Haben Sie Hinweise für die Anfahrt? – Gibt es verfügbare Parkplätze? – Gibt es etwas, dass ich beim Zutritt beachten muss (z. B. beim Pförtner klingeln, direkt auf Station melden)?	
	Können Sie mir sagen, wer für mich in dem Praxiseinsatz verantwortlich sein wird? – Ansprechpartner/in – Praxisanleiter/in	
Lernangebot	Gibt es für Ihren Bereich ein besonderes Lernangebot, dass ich vorher einsehen oder mich darin einlesen kann? – Website – Broschüren, Ordner	
Organisatorisches	Haben Sie Empfehlungen für die Vorbereitung auf den Praxiseinsatz für mich? – Muss ich selbst Arbeitskleidung mitbringen (z. B. Schuhe, Kasack, Privatkleidung) oder wird diese gestellt (z. B. Abholung vorab in der Wäscherei)? – Gibt es vor Ort eine Umkleide, für die ich Schlüssel/Transponder organisieren muss? – Weiteres?	
Dienstplan	Können Sie mir etwas zu den Dienstzeiten sagen? – Beginn/Ende der Dienste – Ist der Dienstplan schon für mich geschrieben/hinterlegt? Ich hätte evtl. folgende Wünsche/Anliegen:...	
1. Arbeitstag	Wann soll ich am ersten Tag bei Ihnen sein? Was soll ich am ersten Tag mitbringen? Bspw.: – Lern- und Arbeitsaufgabe von der Schule – Dienstausweis/Namensschild – Notizheft – Foto/Steckbrief für Aushang/Tafel für Bewohner/Patienten	
Sonstiges		

2.2 Orientierungseinsatz

Musterbeispiel Orientierungseinsatz
Nachweisdokumente Praxiseinsatz 2

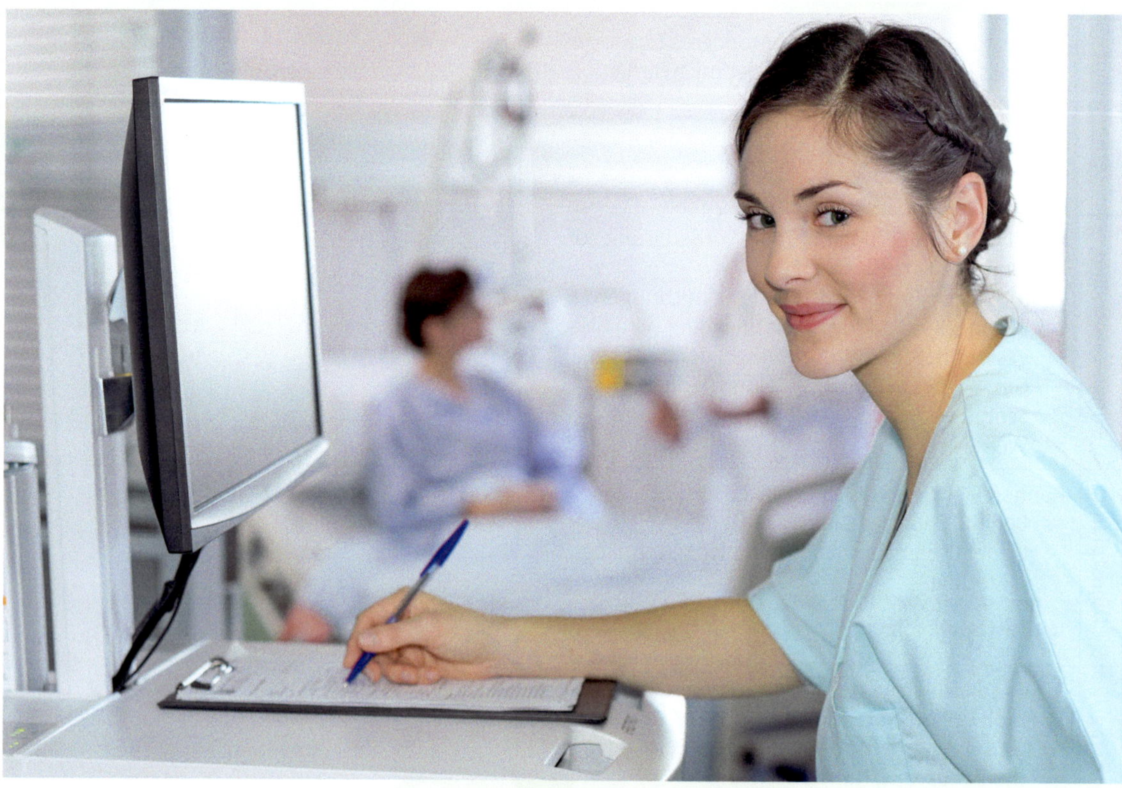

Wann?

Erstes Ausbildungsdrittel

Welche Ziele?

Erste Einblicke in die Pflegepraxis

Kompetenzgrundlegung (I, II, III, V)

Selbstständiges Durchführen einfacher Pflegeaufgaben bei geringgradig Pflegebedürftigen

Versorgung von höhergradig Pflegebedürftigen gemeinsam mit Pflegefachpersonen

Wo und wie lange?

Beim Träger der praktischen Pflegeausbildung

Mind. 400 h

Einsatznachweis 1 – Orientierungseinsatz

Name, Vorname: ______________________________
(Auszubildende/r)

Einsatzort: ______________________________
(Praxiseinrichtung mit Anschrift)

____

____

Versorgungsbereich:

☐ stationäre Akutpflege ☐ stationäre Langzeitpflege ☐ ambulante Akut-/Langzeitpflege

Einsatzzeitraum vom: ______________ bis: ______________

Geplante Praxiszeit: ______________ h Absolvierte Praxiszeit: ______________ h

Fehlzeiten: ______________ h (davon unentschuldigt: ______________ h)

Praxisanleitungszeit: ______________ h (mind. 10 % der Einsatzzeit)

Praxisanleiter/in: ______________________________

Weitere Ansprechpartner/innen für Praxisanleitung während des Einsatzes:

____

Praxisbegleitung erfolgte durch: ______________________________
(Name der/des Lehrenden der Pflegeschule)

____
Stempel/Unterschrift Praxiseinrichtung

____
Unterschrift Kursleitung (zur Kenntnis)

____
Unterschrift Auszubildende/r bzw. gesetzl. Vertreter
(zur Kenntnis)

Erstgespräch (geführt am:____________________)

Vom Auszubildenden im Vorfeld auszufüllen:	
Erwartungen Ich möchte in diesem Einsatz lernen... Ich freue mich auf... /Das sind meine Vorstellungen...	**Hintergrundwissen Theorie** Schwerpunktthemen im Unterricht vor dem Einsatz
Selbstreflexion	
In diesen Bereichen/ Themen kenne ich mich schon aus... Ich habe Vorerfahrungen (Bsp. Praktika)...	In diesen Bereichen/ Themen bin ich noch unsicher... Ich habe noch Fragen zu...
Lern- und Arbeitsaufgaben: Für diesen Einsatz bringe ich Aufgaben von der Schule mit: ☐ Nein ☐ Ja *(Meine Praxisanleitung ist informiert)*	

Von der Praxisanleitung auszufüllen:	
Lernangebot Das bietet unser Einsatzbereich... Das kann hier kennengelernt und geübt werden...	**Erwartungen** Wir erwarten von Auszubildenden... Das setzen wir voraus...
☐ Arbeits- und Lernaufgaben *(siehe Tab. Kap. 4)* sind geplant und notiert.	
Gemeinsame Vereinbarungen/Zielsetzungen:	
Termin Zwischengespräch (optional):	**Termin Abschlussgespräch:**

____
Unterschrift Auszubildende/r

____
Unterschrift Praxisanleitung

Zwischengespräch (geführt am:__________________)

Vom Auszubildenden im Vorfeld auszufüllen:	
Reflexion Zusammenarbeit	
Eigenes Arbeits- und Lernverhalten	Teamarbeit und Anleitungssituationen
Reflexion vereinbarter Ziele	
Das konnte ich erfolgreich umsetzen...	Das konnte ich nur teilweise/noch nicht erreichen...
Anmerkungen Das habe ich bisher mitgenommen.../Das würde ich mir für die weitere Einsatzzeit wünschen...	

Von der Praxisanleitung auszufüllen:	
Reflexion vereinbarter Ziele	
Das konnte bisher umgesetzt werden...	Das konnte nur teilweise/noch nicht umgesetzt werden...
Feedback	
Zusammenarbeit	Kompetenzentwicklung
	☐ aktuellen Stand der Kompetenzeinschätzung besprochen ☐ aktuellen Stand der Arbeits- u. Lernaufgaben besprochen/ergänzt
Gemeinsame Vereinbarungen für den weiteren Einsatzverlauf	

Unterschrift Auszubildende/r

Unterschrift Praxisanleitung

Abschlussgespräch (geführt am: ____________________)

Vom Auszubildenden im Vorfeld auszufüllen:

Reflexion Zusammenarbeit

Eigenes Arbeits- und Lernverhalten	Teamarbeit und Anleitungssituationen

Reflexion vereinbarter Ziele

Das konnte ich erfolgreich umsetzen...	Das konnte ich nur teilweise/noch nicht erreichen...

Anmerkungen

Das habe ich aus diesem Einsatz mitgenommen...
Das fand ich sehr gut/lernförderlich.../Das fand ich schade und habe folgende Verbesserungsvorschläge...

Von der Praxisanleitung auszufüllen:

Reflexion vereinbarter Ziele

Das konnte erfolgreich umgesetzt werden...	Hier gibt es noch Unterstützungs-/Übungsbedarf...

Feedback

Zusammenarbeit	Kompetenzentwicklung
	☐ Kompetenzeinschätzung vollständig ausgefüllt ☐ Praxiseinsatzbewertung liegt vor ☐ Ergebnisse (Kompetenzeinschätzung & Praxiseinsatzbewertung) mit der/dem Auszubildenden besprochen ☐ Arbeits- u. Lernaufgaben notiert und umgesetzt ☐ Lern- u. Arbeitsaufgaben bearbeitet

Empfehlungen für weitere Praxiseinsätze bzw. persönliche Entwicklung

☐ Einsatznachweis ist ausgefüllt und unterschrieben/gestempelt
☐ Dienstzeitnachweise sind von der Praxiseinrichtung mit Unterschrift/Stempel bestätigt
☐ Praxisanleitungen sind dokumentiert

Nachweise wurden vom Auszubildenden, soweit möglich, eigenverantwortlich und sorgfältig geführt ☐ ja ☐ nein

Unterschrift Auszubildende/r

Unterschrift Praxisanleitung

Kompetenzeinschätzungen mit Praxiseinsatzbewertung: Orientierungseinsatz

Kompetenzbereiche *(lt. Rahmenausbildungsplan der Fachkommission nach § 53 PflBG)*		**Selbstreflexion***				**Praxisanleitung***			
	I.1 **Die Pflege von Menschen aller Altersstufen verantwortlich planen, organisieren, gestalten, durchführen, steuern und evaluieren (bewerten).** *Die/der Auszubildende...*								
Pflegeorganisation	...kennt d. Pflegekonzept d. Trägers u. identifiziert es im pfleg. Handeln.								
	...erfasst Informationen von Pflegebedürftigen zur Ist-Situation u. zum Pflegebedarf aus dem Pflegedokumentationssystem (analog/digital).								
	...beachtet den Datenschutz.								
	...unterstützt geringgradig Pflegebedürftige in der Mobilität u. Selbstversorgung bei vorliegender Pflegeplanung.								
	...schätzt den Pflegebedarf richtig ein u. erkennt Veränderungen des Gesundheitszustandes.								
	...kann geplante Pflegeinterventionen situativ anpassen, ggf. mit Unterstützung einer Pflegefachperson.								
	...bindet Ressourcen von Pflegebedürftigen in die Pflege ein.								
	...dokumentiert die durchgeführte Pflege.								
	I.2 **Pflegeprozesse und Pflegediagnostik bei Menschen aller Altersstufen mit gesundheitlichen Problemlagen planen, organisieren, gestalten, durchführen, steuern und evaluieren (bewerten) unter dem Fokus von Gesundheitsförderung und Prävention.** *Die/der Auszubildende...*								
Vitalzeichen	...kann Veränderungen des Gesundheitszustandes beobachten u. Vitalzeichen systematisch dazu erheben.								
	...dokumentiert Vitalzeichen u. Veränderungen des Gesundheitszustandes analog/digital.								
	...kann ermittelte Vitalzeichen mit Normwerten begründet abgleichen.								
	...informiert zuverlässig u. korrekt die zuständige Pflegefachperson bei abweichenden Vitalzeichen.								
Mobilität	...beobachtet Beweglichkeit, Bewegungseinschränkungen sowie Bewegungs- u. Handlungsmuster pflegebedürftiger Menschen.								
	...erhebt Risikoeinschätzungen zur Bewegung in Abstimmung mit einer Pflegefachperson.								
	...wirkt an gezielten Maßnahmen zur Bewegungsförderung, zum Transfer u. zum Positionswechsel mit, nutzt ggf. Hilfsmittel.								
	...dokumentiert ausgeführte Maßnahmen zur Mobilisierung.								
	...setzt bei jeder Form d. Mobilisierung Strategien zur persönlichen Gesunderhaltung ein (Bsp. rückenschonende Arbeitsweise).								
Pflegeprozess	...ermittelt mit Pflegefachpersonen d. Unterstützungsbedarf v. Pflegebedürftigen in den ATL´s (Körperpflege, Kleidung, Essen/Trinken, Ausscheidung, Ernährung u.a.).								
	...wirkt bei geplanten Pflegemaßnahmen mit u. baut Selbständigkeit durch die Übernahme von Teilaufgaben auf.								

Kompetenzbereiche *(lt. Rahmenausbildungsplan der Fachkommission nach § 53 PflBG)*		**Selbstreflexion***				**Praxisanleitung***			
		1	2	3	4	1	2	3	4
Gesundheits-förderung	...ermittelt mit Pflegefachpersonen Maßnahmen d. Gesundheitsförderung/Prävention bei der stetigen Versorgung Pflegebedürftiger.								
	...führt prophylaktische u. gesundheitsförderliche Maßnahmen zunehmend selbständig durch.								
	...dokumentiert durchgeführte Maßnahmen u. Pflegeergebnisse.								
Prä-/postoperative Pflege	...versorgt mit Pflegefachpersonen Menschen vor u./o. nach einfachen, operativen Standardeingriffen.								
	...vollzieht erforderliche Pflegebedarfserfassungen, Verfahrensstandards, Pflegeprozesse u. -interventionen, inkl. Dokumentation nach u. wirkt dabei mit.								
	...übernimmt im Verlauf Teilaufgaben je nach Kompetenzstand.								
	I.3 **Pflegeprozesse und Pflegediagnostik von Menschen aller Altersstufen in hoch belasteten und kritischen Lebenssituationen verantwortlich planen, organisieren, gestalten, durchführen, steuern und evaluieren.** *Die/der Auszubildende...*								
Nähe & Distanz	...nimmt Berührung/körpernahe Interventionen als Teil d. pfleg. Interaktion wahr, z. B. bei d. Körperpflege, d. Mobilisierung, beim Anreichen v. Essen/Trinken.								
	...erkennt Sterben u. Tod als mögliche alltägliche Begleiter in einigen Arbeitsfeldern d. Pflege und kann eine eigene Position dazu finden.								
	...nimmt eig. Belastungen im Kontakt mit Menschen mit schweren Erkrankungen, Leid u. Tod wahr.								
	I.4 **In lebensbedrohlichen sowie in Krisen- oder Katastrophensituationen zielgerichtet handeln.** *Die/der Auszubildende...*								
Brandschutz/Notfälle	...kennt Brandschutz-, Evakuierungsregularien u. Sicherheitsvorkehrungen d. Bereiches und integriert sie ggf. in Handlungsabläufe.								
	...erkennt typ. Sicherheitsrisiken Pflegebedürftiger u. bespricht sie mit Pflegefachpersonen.								
	...wirkt an der Begleitung Pflegebedürftiger bei Ortswechseln inner- u. außerhalb der Einrichtung mit.								
	...reflektiert mit Pflegefachpersonen ggf. Sicherheitsvorkehrungen u. baut zunehmend Selbständigkeit für Standardsituationen auf (Bsp. Transport zu Funktionsabteilungen).								
	...nimmt Notfallsituationen bewusst wahr u. wirkt unter Beachtung der Standards mit.								
	...reflektiert ihr/sein Handeln in Notfallsituationen unter fachlichen Standards sowie d. Perspektiven Betroffener, Mitwirkender.								

* Kompetenz ist nicht ausgeprägt, keine Grundkenntnisse vorhanden
Kompetenz gering ausgeprägt, Grundkenntnisse vorhanden
Kompetenz ausgeprägt, Fachkenntnisse sichtbar
Kompetenz deutlich ausgeprägt, sichere Anwendung, fachlich begründetes Handeln

Kompetenzbereiche *(lt. Rahmenausbildungsplan der Fachkommission nach § 53 PflBG)*		**Selbstreflexion***				**Praxisanleitung***			
	I.5 **Menschen aller Altersstufen bei der Lebensgestaltung unterstützen, begleiten und beraten.** *Die/der Auszubildende...*								
Biografiearbeit	...kann sich in Tages- u. Nachtabläufe Pflegebedürftiger hineinversetzen.								
Biografiearbeit	...erkennt Stellenwert v. Biografie-/Lebensweltorientierung für Pflegeprozesse.								
Biografiearbeit	...bezieht beim Pflegeprozess die Lebenswelt sowie prägende biografische, kulturelle u. religiöse Aspekte Pflegebedürftiger mit ein.								
Biografiearbeit	...entwickelt Gedanken/Hypothesen zur Lebenssituation Pflegebedürftiger u. tauscht sich dazu im Pflegeteam aus.								
	I.6 **Entwicklung und Autonomie in der Lebensspanne fördern.** *Die/der Auszubildende...*								
Autonomie	...nimmt Menschen in unterschiedl. Alters-, Lebens- u. Entwicklungsphasen wahr u. beobachtet wie Pflegefachpersonen darauf eingehen.								
	II.1 **Kommunikation und Interaktion mit Menschen aller Altersstufen und ihren Bezugspersonen personen- und situationsbezogen gestalten und eine angemessene Information sicherstellen.** *Die/der Auszubildende...*								
Kommunikation	...nimmt Kontakt zu Pflegebedürftigen auf u. erfragt ihre Wünsche/Bedürfnisse zur Pflege.								
Kommunikation	...unterscheidet im Kontakt mit Pflegebedürftigen formelle u. informelle Gesprächstechniken und wendet sie an.								
Kommunikation	...reflektiert mit Pflegefachpersonen Begegnungen u. Kommunikationen mit Pflegebedürftigen/Bezugspersonen durch Perspektivwechsel (Selbst-/Fremdwahrnehmung).								
Kommunikation	...nimmt Formen nonverbaler Interaktion, v. a. Momente leibkörperl. Interaktion u. pfleg. Berührung wahr, setzt sie gezielt/reflektiert ein.								
Kommunikation	...beobachtet Orientierungs- u. Handlungseinschränkungen Pflegebedürftiger in Bezug auf vorhandene Ressourcen u. vermittelt Orientierung im Umfeld.								
Kommunikation	...nimmt eigene Gefühle u. emotionale Reaktionsmuster in der Begegnung mit Pflegebedürftigen in ihrer Lebenssituation wahr u. benennt/reflektiert sie im kollegialen, fallbezogenen Austausch mit Pflegefachpersonen (Bsp. Umgang mit Unsicherheit, Scham, Ekel).								
Kommunikation	...nimmt positive Wirkmomente prof. Interaktionsgestaltung wahr, beschreibt u. deutet sie.								
	II.2 **Information, Schulung und Beratung bei Menschen aller Altersstufen / Kindern und Jugendlichen / alten Menschen verantwortlich organisieren, gestalten, steuern und evaluieren (bewerten).** *Die/der Auszubildende...*								
Anleitung	...leitet Pflegebedürftige zu einfach strukturierten Handlungs- u. Bewegungsabläufen gezielt an.								
Anleitung	...nutzt bei d. Anleitung einfache didaktische/methodische Prinzipien (z. B. Erklärungen, Demonstrieren, Hilfsmittel).								

	Kompetenzbereiche *(lt. Rahmenausbildungsplan der Fachkommission nach § 53 PflBG)*	**Selbstreflexion***				**Praxisanleitung***			
	II.3 **Ethisch reflektiert handeln.** *Die/der Auszubildende...*								
Ethik	...erkennt u. benennt zentrale Wertvorstellungen der Pflege in alltäglichen Versorgungssituationen.								
	...überdenkt d. eigene Haltung in diversen Anforderungssituationen.								
	III.1 **Verantwortung in der Organisation des qualifikationsheterogenen Pflegeteams übernehmen.** *Die/der Auszubildende...*								
Arbeitsorganisation Übergabe	...orientiert sich im Einsatzbereich u. sammelt Informationen zur Organisationsstruktur (Bsp. Leitbilder, Aufgaben-/Rollenverteilungen im Team, Hygiene, Dienst-/Tourenplanung).								
	...vollzieht Arbeitsabläufe in unterschiedlichen Schichten nach.								
	...vollzieht Prinzipien der Übergaben zwischen den Schichten nach.								
	...berichtet sachgerecht von erlebten Situationen u. stellt persönliche Eindrücke/Gedanken nachvollziehbar dar.								
	III.2 **Ärztliche Anordnungen im Pflegekontext eigenständig durchführen.** *Die/der Auszubildende...*								
Ärztliche Anordnungen	...beachtet Grundlagen d. Hygiene u. Kleiderordnung.								
	...nimmt an der Umsetzung ärztl. veranlasster Maßnahmen zur Diagnostik/Therapie teil.								
	...reflektiert mit Pflegefachpersonen Zusammenhänge zw. ärztlich angeordneten Maßnahmen u. d. Pflegeprozessgestaltung.								
	III.3 **In interdisziplinären Teams an der Versorgung und Behandlung von Menschen aller Altersstufen mitwirken und Kontinuität an Schnittstellen sichern.** *Die/der Auszubildende...*								
Team-arbeit	...hat einen Überblick v. Bereich/Pflegeteam (inkl. Aufgaben).								
	...nimmt Kontakt zu Personen im (Pflege-)Team auf.								
	V.2 **Verantwortung für die Entwicklung (lebenslangen Lernens) der eigenen Persönlichkeit sowie das berufliche Selbstverständnis übernehmen.** *Die/der Auszubildende...*								
Selbstmanagement	...integriert Maßnahmen eig. Gesundheitsförderung i. d. Dienst.								
	...reflektiert Maßnahmen eig. Gesundheitsförderung an Beispielen.								
	...setzt Strategien persönlicher Gesunderhaltung ein (Bsp. rückengerechtes Arbeiten).								
	...stellt Gefühle/Gedanken zu Praxiserlebnissen nachvollziehbar dar.								
	...spricht betroffen gemachte Situationen an u. sucht im Austausch mit anleit. Pflegefachpersonen nach Lösungen (Bsp. Unter-/Überforderung).								

* Kompetenz ist nicht ausgeprägt, keine Grundkenntnisse vorhanden
Kompetenz gering ausgeprägt, Grundkenntnisse vorhanden
Kompetenz ausgeprägt, Fachkenntnisse sichtbar
Kompetenz deutlich ausgeprägt, sichere Anwendung, fachlich begründetes Handeln

Praxiseinsatzbewertung unter Berücksichtigung der Kompetenzeinschätzung

(qualifizierte Leistungseinschätzung lt. § 6 Absatz 2 PflAPrV):

☐ 1 (sehr gut)	☐ 2 (gut)	☐ 3 (befriedigend)	☐ 4 (ausreichend)	☐ 5 (mangelhaft)	☐ 6 (ungenügend)
Die Leistung entsprach den Anforderungen in besonderem Maß.	*Die Leistung entsprach voll den Anforderungen.*	*Die Leistung entsprach im Allgemeinen den Anforderungen.*	*Die Leistung wies zwar Mängel auf, entsprach aber im Ganzen noch den Anforderungen.*	*Die Leistung entsprach nicht den Anforderungen, ließ jedoch die notwendigen Grundkenntnisse erkennen, um die Mängel in absehbarer Zeit zu beheben.*	*Die Leistung entsprach den Anforderungen nicht. Selbst die Grundkenntnisse waren so lückenhaft, dass die Mängel in absehbarer Zeit nicht behoben werden können.*

Verbale Gesamteinschätzung:

____

____

____

____

____

____

____

____

____

____

____

____

Fehlzeiten siehe Einsatznachweis

____
Datum/Unterschrift Praxisanleitung
[Stempel Praxiseinrichtung]

____
Datum/Unterschrift Auszubildende/r

____
Unterschrift Kursleitung (zur Kenntnis)

Diese Vorlage kann auch über den Webcode-Bereich ausgedruckt, separat ausgefüllt und aufbewahrt werden, falls Auszubildende keine Praxiseinsatzbewertungen im Heft wünschen.

Selbstreflexion der Probezeit

Eine vereinbarte Probezeit im Ausbildungsvertrag dient sowohl dem Arbeitgeber als auch Ihnen als Auszubildende/r der Entscheidungsfindung, ob der eingeschlagene Berufsweg sich als richtig erwiesen hat. Die folgenden Gedanken und Fragen sollen zur Reflexion anregen. Ihre Notizen können ebenso hilfreich für die Vorbereitung für ein Probezeitgespräch mit Ihrer Kursleitung sein.

Ich und die Schule

Wie komme ich mit dem Lernen zurecht? Was fällt mir leicht, was schwer? Welche Lernstrategien habe ich?

Ich und die Praxis

Wie gelingt mir der Theorie-Praxis-Transfer?

Welche Erfahrungen konnte ich sammeln?

Ich und meine Rolle als Pflegende/r

Haben sich meine Vorstellungen von dem Beruf bestätigt?

Ich und die Zukunft

Möchte ich den Weg weitergehen?

Ist alles für mich gut bewältigbar?

Was wünsche ich mir?

2.3 Pflichteinsätze: Erstes Ausbildungsdrittel

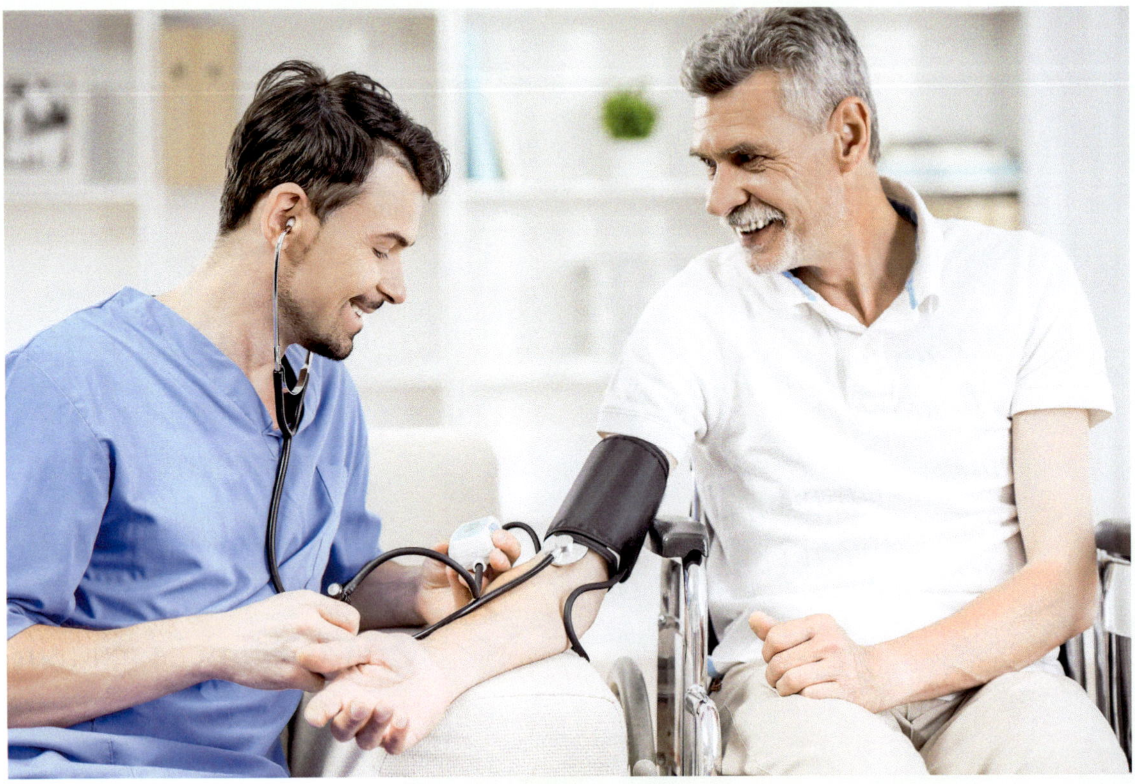

Wann?

Erstes Ausbildungsdrittel

Nach dem Orientierungseinsatz

Welche Ziele?

Ausbau der Kompetenzen aus dem Orientierungseinsatz

Mehr Selbstständigkeit bei der Versorgung geringgradig Pflegebedürftiger

Rücksprache bei pfleg. Entscheidungen mit Pflegefachpersonen

Versorgung höhergradig Pflegebedürftiger mit Pflegefachpersonen

Wo und wie lange?

Stat. Akutpflege, stat. Langzeitpflege u./o. ambulante Akut-/ Langzeitpflege

Mind. 400 h jeweils

Einsatznachweis 1 – Pflichteinsätze: Erstes Ausbildungsdrittel

Name, Vorname: ____________________
(Auszubildende/r)

Einsatzort: ____________________
(Praxiseinrichtung mit Anschrift)

____

____

Versorgungsbereich:

☐ stationäre Akutpflege ☐ stationäre Langzeitpflege ☐ ambulante Akut-/Langzeitpflege

Einsatzzeitraum vom: ____________ bis: ____________

Geplante Praxiszeit: ____________ h Absolvierte Praxiszeit: ____________ h

Fehlzeiten: ____________ h (davon unentschuldigt: ____________ h)

Praxisanleitungszeit: ____________ h (mind. 10 % der Einsatzzeit)

Praxisanleiter/in: ____________________

Weitere Ansprechpartner/innen für Praxisanleitung während des Einsatzes:

____

Praxisbegleitung erfolgte durch: ____________________
(Name der/des Lehrenden der Pflegeschule)

____
Stempel/Unterschrift Praxiseinrichtung

____
Unterschrift Kursleitung (zur Kenntnis)

____
Unterschrift Auszubildende/r bzw. gesetzl. Vertreter (zur Kenntnis)

Erstgespräch (geführt am: ____________________)

Vom Auszubildenden im Vorfeld auszufüllen:	
Erwartungen Ich möchte in diesem Einsatz lernen... Ich freue mich auf... /Das sind meine Vorstellungen...	**Hintergrundwissen Theorie** Schwerpunktthemen im Unterricht vor dem Einsatz
Selbstreflexion	
In diesen Bereichen/ Themen kenne ich mich schon aus... Ich habe Vorerfahrungen (Bsp. Praktika)...	In diesen Bereichen/ Themen bin ich noch unsicher... Ich habe noch Fragen zu...
Lern- und Arbeitsaufgaben: Für diesen Einsatz bringe ich Aufgaben von der Schule mit: ☐ Nein ☐ Ja *(Meine Praxisanleitung ist informiert)*	

Von der Praxisanleitung auszufüllen:	
Lernangebot Das bietet unser Einsatzbereich... Das kann hier kennengelernt und geübt werden...	**Erwartungen** Wir erwarten von Auszubildenden... Das setzen wir voraus...
☐ Arbeits- und Lernaufgaben *(siehe Tab. Kap. 4)* sind geplant und notiert.	
Gemeinsame Vereinbarungen/Zielsetzungen:	
Termin Zwischengespräch (optional):	**Termin Abschlussgespräch:**

Unterschrift Auszubildende/r

Unterschrift Praxisanleitung

Zwischengespräch (geführt am: ____________________)

Vom Auszubildenden im Vorfeld auszufüllen:	
Reflexion Zusammenarbeit	
Eigenes Arbeits- und Lernverhalten	Teamarbeit und Anleitungssituationen
Reflexion vereinbarter Ziele	
Das konnte ich erfolgreich umsetzen…	Das konnte ich nur teilweise/noch nicht erreichen…
Anmerkungen Das habe ich bisher mitgenommen…/Das würde ich mir für die weitere Einsatzzeit wünschen…	

Von der Praxisanleitung auszufüllen:	
Reflexion vereinbarter Ziele	
Das konnte bisher umgesetzt werden…	Das konnte nur teilweise/noch nicht umgesetzt werden…
Feedback	
Zusammenarbeit	Kompetenzentwicklung
	☐ aktuellen Stand der Kompetenzeinschätzung besprochen ☐ aktuellen Stand der Arbeits- u. Lernaufgaben besprochen/ergänzt
Gemeinsame Vereinbarungen für den weiteren Einsatzverlauf	

Unterschrift Auszubildende/r

Unterschrift Praxisanleitung

Abschlussgespräch (geführt am: ______________________)

Vom Auszubildenden im Vorfeld auszufüllen:	
Reflexion Zusammenarbeit	
Eigenes Arbeits- und Lernverhalten	Teamarbeit und Anleitungssituationen
Reflexion vereinbarter Ziele	
Das konnte ich erfolgreich umsetzen...	Das konnte ich nur teilweise/noch nicht erreichen...
Anmerkungen Das habe ich aus diesem Einsatz mitgenommen... Das fand ich sehr gut/lernförderlich.../Das fand ich schade und habe folgende Verbesserungsvorschläge...	

Von der Praxisanleitung auszufüllen:	
Reflexion vereinbarter Ziele	
Das konnte erfolgreich umgesetzt werden...	Hier gibt es noch Unterstützungs-/Übungsbedarf...
Feedback	
Zusammenarbeit	Kompetenzentwicklung
	☐ Kompetenzeinschätzung vollständig ausgefüllt ☐ Praxiseinsatzbewertung liegt vor ☐ Ergebnisse (Kompetenzeinschätzung & Praxiseinsatzbewertung) mit der/dem Auszubildenden besprochen ☐ Arbeits- u. Lernaufgaben notiert und umgesetzt ☐ Lern- u. Arbeitsaufgaben bearbeitet
Empfehlungen für weitere Praxiseinsätze bzw. persönliche Entwicklung	
☐ Einsatznachweis ist ausgefüllt und unterschrieben/gestempelt ☐ Dienstzeitnachweise sind von der Praxiseinrichtung mit Unterschrift/Stempel bestätigt ☐ Praxisanleitungen sind dokumentiert Nachweise wurden vom Auszubildenden, soweit möglich, eigenverantwortlich und sorgfältig geführt ☐ ja ☐ nein	

_______________________________ _______________________________

Unterschrift Auszubildende/r — Unterschrift Praxisanleitung

Kompetenzeinschätzungen mit Praxiseinsatzbewertung: Pflichteinsatz (Erstes Ausbildungsdrittel)

Kompetenzbereiche *(lt. Rahmenausbildungsplan der Fachkommission nach § 53 PflBG)*		Selbstreflexion*				Praxisanleitung*			
	I.1 **Die Pflege von Menschen aller Altersstufen verantwortlich planen, organisieren, gestalten, durchführen, steuern und evaluieren (bewerten).** *Die/der Auszubildende...*								
Pflegekonzept	...erkennt die Grundprinzipien zum Pflegekonzept am Einsatzort.								
	...unterstützt geringgradig Pflegebedürftige in der Mobilität u. Selbstversorgung nach Plan.								
	...bezieht dabei Bezugspersonen ein u. passt ggf. Pflegeprozesse an.								
	...dokumentiert die durchgeführte Pflege.								
	I.2 **Pflegeprozesse und Pflegediagnostik bei Menschen aller Altersstufen mit gesundheitlichen Problemlagen planen, organisieren, gestalten, durchführen, steuern und evaluieren (bewerten) unter dem Fokus von Gesundheitsförderung und Prävention.** *Die/der Auszubildende...*								
Vitalzeichen	...erhebt systematisch Veränderungen des Gesundheitszustandes anhand verschiedener Vitalzeichen, Laborwerte u. anderer Faktoren.								
	...interpretiert die erhobenen Parameter mithilfe des bereits erworbenen Wissens (nutzt hierfür Arztberichte, Pflegedokumentationen u. a.).								
Mobilität	...beobachtet Bewegungs- u. Haltungsmuster Pflegebedürftiger.								
	...spricht diese auf u. a. Bewegungsgewohnheiten an.								
	...führt einfache, bewegungsbezogene Assessmentverfahren durch.								
	...erkennt Risiken im Bewegungsverhalten.								
	...bietet gezielt Interventionen zur Bewegungsförderung/Transfer/ Positionswechsel an u. führt sie durch (nutzt Hilfsmittel).								
	...dokumentiert diese Maßnahmen.								
	...spricht Pflegebedürftige auf Gesundheitsüberzeugungen/Gewohnheiten in der Selbstpflege an (z. B. Haut- u. Körperpflege, Schlaf).								
Prävention	...identifiziert gesundheitsförderliche/-schädliche Momente u. leitet Aspekte d. Gesundheitsförderung/Prävention für d. Pflegeprozesses ab (inkl. Prophylaxen).								
Wunden	...übernimmt in kompl. Pflegesituationen bei der Körper-/Hautpflege u. d. Wundversorgung Teilaufgaben sowie die Dokumentation.								
Ernährung Ausscheidung	...erhebt anhand von Assessmentverfahren den Gesundheitszustand Pflegebedürftiger in Bezug auf Ernährung u. Ausscheidung.								
	...bietet geeignete Interventionsangebote für unterschiedliche Zielgruppen an, führt diese durch u. dokumentiert sie.								
	...unterstützt mit Pflegefachpersonen bei kompl. Problemlagen d. Ernährung/Ausscheidung (z. B. bei Schluckstörungen, Nahrungsablehnung, der Versorgung mit künstl. Zu-/Abgangssystemen).								
	...erhebt den Pflegebedarf von Menschen mit gesundheitl. Problemen im Bereich d. Inneren Medizin.								
	...plant/evaluiert den Pflegeprozess anhand von Theoriekenntnissen.								

Kompetenzbereiche *(lt. Rahmenausbildungsplan der Fachkommission nach § 53 PflBG)*		**Selbstreflexion***				**Praxisanleitung***			
Prä-/post-operative Pflege	...versorgt Menschen mit einfachen Standardeingriffen prä- u. postoperativ nach Plan.								
	...übernimmt Teilaufgaben d. prä- u. postoperativen Pflege in kompl. Situationen.								
	...passt Pflegeprozesse ggf. an u. dokumentiert die Durchführung.								
	I.3 **Pflegeprozesse und Pflegediagnostik von Menschen aller Altersstufen in hoch belasteten und kritischen Lebenssituationen verantwortlich planen, organisieren, gestalten, durchführen, steuern und evaluieren.** *Die/der Auszubildende...*								
Pflege Schwerstkranker	...versorgt/unterstützt schwer pflegebedürftige u./o. wahrnehmungsbeeinträchtigte Menschen bei körperbezogenen Interventionen.								
	...kann diese Interventionen fachlich begründen.								
	...arbeitet in indiv. Pflegeprozessen bei schwerstkranken/sterbenden Menschen mit.								
	...wirkt in der Begleitung/Unterstützung sterbender Menschen sowie seiner Bezugspersonen mit.								
	...nimmt eigene Emotionen sowie Belastungen in der Begegnung mit schweren Erkrankungen, Leid u. Tod wahr.								
	...spricht Erfahrungen/Emotionen im berufl. Kontext an.								
	I.4 **In lebensbedrohlichen sowie in Krisen- oder Katastrophensituationen zielgerichtet handeln.** *Die/der Auszubildende...*								
Risikomanagement	...erkennt Sicherheitsrisiken in d. diversen Versorgungsbereichen.								
	...nutzt verschiedene (technische) Lösungen zur Erhöhung der Patientensicherheit u. des Arbeitsschutzes.								
	...begleitet Pflegebedürftige inner- u. außerhalb d. Einrichtung bei Ortswechseln u. berücksichtigt dabei Sicherheitsrisiken u. -vorkehrungen (z. B. zum Röntgen, Hausarzt).								
	...erkennt Besonderheiten in der Institutions-/Organisations- u. Sicherheitsstruktur im Vergleich zum vorherigen Setting.								
	...entwickelt Ansatzpunkte zur Organisation u. Aktualisierung der erforderlichen und geltenden Standards.								
Notfälle	...nimmt Abläufe in Notfallsituationen bewusst wahr u. kann entsprechend eigener Kompetenzen mitwirken.								
	...berücksichtigt in Notfallsituationen fachliche Standards.								
	...reflektiert die Perspektiven von Betroffenen u. Mitwirkenden.								

* Kompetenz ist nicht ausgeprägt, keine Grundkenntnisse vorhanden
Kompetenz ausgeprägt, Fachkenntnisse sichtbar
Kompetenz gering ausgeprägt, Grundkenntnisse vorhanden
Kompetenz deutlich ausgeprägt, sichere Anwendung, fachlich begründetes Handeln

Kompetenzbereiche *(lt. Rahmenausbildungsplan der Fachkommission nach § 53 PflBG)*		Selbstreflexion*				Praxisanleitung*			
		🏆	🏆	🏆	🏆	🏆	🏆	🏆	🏆
	I.5 Menschen aller Altersstufen bei der Lebensgestaltung unterstützen, begleiten und beraten. *Die/der Auszubildende...*								
Biografiearbeit	...nimmt Tages- u. Nachtabläufe Pflegebedürftiger aus ihrer Sicht wahr.								
	...vollzieht die Bedeutung von Biografie- u. Lebensweltorientierung für Pflegeprozesse nach.								
	...sammelt u. beurteilt pflegerelevante Informationen zur Lebenssituation Pflegebedürftiger.								
	...gestaltet Pflegeprozesse unter Berücksichtigung individueller Lebenssituationen, sozialer Netzwerke, religiöser u. kultureller Bedürfnisse sowie dem Versorgungskontext u. Unterstützungsbedarf.								
	...erschließt gemeinsam mit Menschen mit Behinderung, innerhalb der Pflegeprozessgestaltung, Möglichkeiten zur Teilhabe am gesellschaftlichen u. kulturellen Leben.								
	...entwickelt Gedanken u. Hypothesen zur Lebenssituation Pflegebedürftiger u. tauscht sich dazu im Pflegeteam aus.								
	I.6 Entwicklung und Autonomie in der Lebensspanne fördern. *Die/der Auszubildende...*								
Autonomie	...beobachtet Lebens-/Entwicklungsphasen Pflegebedürftiger und ordnet sie kriteriengeleitet ein (z. B. aktuelle Lebenskrise).								
	...bringt relevante Informationen in die Dokumentation ein.								
	II.1 Kommunikation und Interaktion mit Menschen aller Altersstufen und ihren Bezugspersonen personen- und situationsbezogen gestalten und eine angemessene Information sicherstellen. *Die/der Auszubildende...*								
Aufnahme	...führt ein Aufnahmegespräch, ggf. auch mit Bezugspersonen, entsprechend dem einrichtungsspezifischen Standard.								
	...erfasst die Ergebnisse im analogen o. digitalen Dokumentationssystem und beachtet dabei den Datenschutz.								
Kommuniktion / Interaktion	...nimmt Formen nonverbaler Interaktion (v.a. leibkörperliche u./o. pflegerische Berührungen) bewusst wahr und setzt sie gezielt ein.								
	...übernimmt dabei Teilaufgaben in der Interaktionsgestaltung mit kommunikativ (v.a. verbal) stark eingeschränkten Menschen.								
	...unterstützt Menschen in der Orientierung und Handlungsplanung im Zuge des Assessments von Ressourcen und Einschränkungen.								
	...vermittelt Orientierung im Umfeld.								
	...beobachtet Stimmungen u. emotionales Erleben Pflegebedürftiger.								
	...beschreibt/berücksichtigt diese im Pflegeprozess (z. B. Angst, Wut).								
	...macht Vorschläge für Interventionen bzw. setzt sie um.								
	...nimmt eigene Gefühle u. emotionale Reaktionsmuster in der Begegnung mit Pflegebedürftigen und ihrer Lebenssituation wahr (z. B. gegenüber Schmerzen, Ängsten, Ablehnung).								
	...benennt u. reflektiert diese im koll./fachbez. Austausch.								

	Kompetenzbereiche *(lt. Rahmenausbildungsplan der Fachkommission nach § 53 PflBG)*	**Selbstreflexion***				**Praxisanleitung***			
	II.2 **Information, Schulung und Beratung bei Menschen aller Altersstufen / Kindern und Jugendlichen / alten Menschen verantwortlich organisieren, gestalten, steuern und evaluieren (bewerten).** *Die/der Auszubildende...*								
Information & Anleitung	...informiert Pflegebedürftige/Bezugspersonen zu einfachen pflege-/gesundheitsbezogenen Themen (inkl. Selbstpflege).								
	...beantwortet fachgerecht einfache Fragen zur pfleg./med. Versorgung o. zu sozialrechtl. Aspekten.								
	...leitet kontextabhängig auch Angehörige/Bezugspersonen zu einfachen Pflegehandlungen an.								
	...richtet Informationen/Anleitungen an einfachen didakt./method. Prinzipien aus.								
	II.3 **Ethisch reflektiert handeln.** *Die/der Auszubildende...*								
Ethik	...erkennt u. benennt zentrale Wertvorstellungen der Pflege in alltäglichen Versorgungssituationen.								
	...erkennt u. unterscheidet Konflikte/Dilemmata im Pflegealltag.								
	III.1 **Verantwortung in der Organisation des qualifikationsheterogenen Pflegeteams übernehmen.** *Die/der Auszubildende...*								
Arbeitsorganisation Übergabe	...orientiert sich im Arbeitsfeld u. sammelt Informationen zur Organisationsstruktur (z. B. Pflegeselbstverständnis, Leitbilder, Hygienemanagement, Dienst-/Tourenplanung).								
	...vollzieht Tages- u. Arbeitsabläufe der Schichten nach.								
	...nimmt Übergabeinformationen aus Sicht d. Pflege auf u. bringt sie ein.								
	...vergleicht Strukturen des Arbeitsfeldes mit denen, die im Orientierungseinsatz erhoben wurden.								
	...erfährt kolleg. Beratung u./o. Supervision im Alltag von Pflegeteams.								
	III.2 **Ärztliche Anordnungen im Pflegekontext eigenständig durchführen.** *Die/der Auszubildende...*								
Hygiene & ärztl. Anordnungen	...beachtet umfassend die Anforderungen der Hygiene.								
	...organisiert das Hygienehandeln u. kann Unterschiede zw. Versorgungsbereichen wahrnehmen, benennen u. fachlich begründet einordnen.								
	...handelt in Pflegesituationen mit erhöhtem Infektionsrisiko nach Plan.								
	...kann Versorgungsabläufe, wenn erforderlich, situativ begründet anpassen und die Durchführung dokumentieren (Bsp. bei MRE).								
	...führt einfache, ärztlich veranlasste Maßnahmen der Diagnostik/Therapie mit geringem Risikopotenzial durch.								
	...erarbeitet sich dabei in der Einrichtung gängige Maßnahmen und baut zunehmend Selbstständigkeit in der Durchführung auf (z. B. Stellen/ Verabreichen von Medikamenten, Wundverbände, Injektionen).								

* Kompetenz ist nicht ausgeprägt, keine Grundkenntnisse vorhanden
Kompetenz gering ausgeprägt, Grundkenntnisse vorhanden
Kompetenz ausgeprägt, Fachkenntnisse sichtbar
Kompetenz deutlich ausgeprägt, sichere Anwendung, fachlich begründetes Handeln

Kompetenzbereiche *(lt. Rahmenausbildungsplan der Fachkommission nach § 53 PflBG)*		Selbstreflexion*				Praxisanleitung*			
		🏆 nicht	🏆 gering	🏆 ausgeprägt	🏆 deutlich	🏆 nicht	🏆 gering	🏆 ausgeprägt	🏆 deutlich
	III.3 **In interdisziplinären Teams an der Versorgung und Behandlung von Menschen aller Altersstufen mitwirken und Kontinuität an Schnittstellen sichern.** *Die/der Auszubildende...*								
Team-arbeit	...erfasst Strukturen der intra- u. interprof. Zusammenarbeit (z. B. mit Haus-, Fach- /Stationsärzten, Therapeuten, Hospizen).								
	...nimmt an Fallbesprechungen im intra-/interdisziplinären Team teil.								
	V.2 **Verantwortung für die Entwicklung (lebenslangen Lernens) der eigenen Persönlichkeit sowie das berufliche Selbstverständnis übernehmen.** *Die/der Auszubildende...*								
Selbstmanagement	...integriert Maßnahmen eig. Gesundheitsförderung in Pflegetätigkeiten u. Arbeitsabläufe u. kann sie an Beispielen reflektieren.								
	...setzt Strategien der persönl. Gesunderhaltung ein (z. B. rückengerechtes Arbeiten).								
	...berichtet von erlebten Situationen sachgerecht und kann eigene Gefühle/Gedanken nachvollziehbar darstellen.								
	...sucht im Austausch mit anleitenden Pflegefachpersonen o. bei kollegialer Beratung u./o. Supervision nach persönlichen Lösungen.								

* Kompetenz ist nicht ausgeprägt, keine Grundkenntnisse vorhanden
Kompetenz gering ausgeprägt, Grundkenntnisse vorhanden
Kompetenz ausgeprägt, Fachkenntnisse sichtbar
Kompetenz deutlich ausgeprägt, sichere Anwendung, fachlich begründetes Handeln

Anmerkungen

Praxiseinsatzbewertung unter Berücksichtigung der Kompetenzeinschätzung

(qualifizierte Leistungseinschätzung lt. § 6 Absatz 2 PflAPrV):

☐ 1 **(sehr gut)**	☐ 2 **(gut)**	☐ 3 **(befriedigend)**	☐ 4 **(ausreichend)**	☐ 5 **(mangelhaft)**	☐ 6 **(ungenügend)**
Die Leistung entsprach den Anforderungen in besonderem Maß.	*Die Leistung entsprach voll den Anforderungen.*	*Die Leistung entsprach im Allgemeinen den Anforderungen.*	*Die Leistung wies zwar Mängel auf, entsprach aber im Ganzen noch den Anforderungen.*	*Die Leistung entsprach nicht den Anforderungen, ließ jedoch die notwendigen Grundkenntnisse erkennen, um die Mängel in absehbarer Zeit zu beheben.*	*Die Leistung entsprach den Anforderungen nicht. Selbst die Grundkenntnisse waren so lückenhaft, dass die Mängel in absehbarer Zeit nicht behoben werden können.*

Verbale Gesamteinschätzung:

____
____
____
____
____
____
____
____
____
____
____
____

Fehlzeiten siehe Einsatznachweis

____
Datum/Unterschrift Praxisanleitung
[Stempel Praxiseinrichtung]

____
Datum/Unterschrift Auszubildende/r

____
Unterschrift Kursleitung (zur Kenntnis)

Diese Vorlage kann auch über den Webcode-Bereich ausgedruckt, separat ausgefüllt und aufbewahrt werden, falls Auszubildende keine Praxiseinsatzbewertungen im Heft wünschen.

Einsatznachweis 2 – Pflichteinsätze: Erstes Ausbildungsdrittel

Name, Vorname: ______________________________
(Auszubildende/r)

Einsatzort: ______________________________
(Praxiseinrichtung mit Anschrift)

____

____

Versorgungsbereich:

☐ stationäre Akutpflege ☐ stationäre Langzeitpflege ☐ ambulante Akut-/Langzeitpflege

Einsatzzeitraum vom: ______________ bis: ______________

Geplante Praxiszeit: ______________ h Absolvierte Praxiszeit: ______________ h

Fehlzeiten: ______________ h (davon unentschuldigt: ______________ h)

Praxisanleitungszeit: ______________ h (mind. 10 % der Einsatzzeit)

Praxisanleiter/in: ______________________________

Weitere Ansprechpartner/innen für Praxisanleitung während des Einsatzes:

____

Praxisbegleitung erfolgte durch: ______________________________
(Name der/des Lehrenden der Pflegeschule)

____
Stempel/Unterschrift Praxiseinrichtung

____
Unterschrift Kursleitung (zur Kenntnis)

____
Unterschrift Auszubildende/r bzw. gesetzl. Vertreter (zur Kenntnis)

Erstgespräch (geführt am: ____________________)

Vom Auszubildenden im Vorfeld auszufüllen:	
Erwartungen Ich möchte in diesem Einsatz lernen... Ich freue mich auf... /Das sind meine Vorstellungen...	**Hintergrundwissen Theorie** Schwerpunktthemen im Unterricht vor dem Einsatz
Selbstreflexion In diesen Bereichen/ Themen kenne ich mich schon aus... Ich habe Vorerfahrungen (Bsp. Praktika)...	In diesen Bereichen/ Themen bin ich noch unsicher... Ich habe noch Fragen zu...
Lern- und Arbeitsaufgaben: Für diesen Einsatz bringe ich Aufgaben von der Schule mit: ☐ Nein ☐ Ja *(Meine Praxisanleitung ist informiert)*	

Von der Praxisanleitung auszufüllen:	
Lernangebot Das bietet unser Einsatzbereich... Das kann hier kennengelernt und geübt werden...	**Erwartungen** Wir erwarten von Auszubildenden... Das setzen wir voraus...
☐ Arbeits- und Lernaufgaben *(siehe Tab. Kap. 4)* sind geplant und notiert.	
Gemeinsame Vereinbarungen/Zielsetzungen:	
Termin Zwischengespräch (optional):	**Termin Abschlussgespräch:**

______________________________ Unterschrift Auszubildende/r

______________________________ Unterschrift Praxisanleitung

Zwischengespräch (geführt am:____________________)

Vom Auszubildenden im Vorfeld auszufüllen:	
Reflexion Zusammenarbeit	
Eigenes Arbeits- und Lernverhalten	Teamarbeit und Anleitungssituationen
Reflexion vereinbarter Ziele	
Das konnte ich erfolgreich umsetzen...	Das konnte ich nur teilweise/noch nicht erreichen...
Anmerkungen Das habe ich bisher mitgenommen.../Das würde ich mir für die weitere Einsatzzeit wünschen...	

Von der Praxisanleitung auszufüllen:	
Reflexion vereinbarter Ziele	
Das konnte bisher umgesetzt werden...	Das konnte nur teilweise/noch nicht umgesetzt werden...
Feedback	
Zusammenarbeit	Kompetenzentwicklung
	☐ aktuellen Stand der Kompetenzeinschätzung besprochen ☐ aktuellen Stand der Arbeits- u. Lernaufgaben besprochen/ ergänzt
Gemeinsame Vereinbarungen für den weiteren Einsatzverlauf	

Unterschrift Auszubildende/r ____________________

Unterschrift Praxisanleitung ____________________

Abschlussgespräch (geführt am:______________________)

Vom Auszubildenden im Vorfeld auszufüllen:

Reflexion Zusammenarbeit	
Eigenes Arbeits- und Lernverhalten	Teamarbeit und Anleitungssituationen

Reflexion vereinbarter Ziele	
Das konnte ich erfolgreich umsetzen...	Das konnte ich nur teilweise/noch nicht erreichen...

Anmerkungen Das habe ich aus diesem Einsatz mitgenommen... Das fand ich sehr gut/lernförderlich.../Das fand ich schade und habe folgende Verbesserungsvorschläge...

Von der Praxisanleitung auszufüllen:

Reflexion vereinbarter Ziele	
Das konnte erfolgreich umgesetzt werden...	Hier gibt es noch Unterstützungs-/Übungsbedarf...

Feedback	
Zusammenarbeit	Kompetenzentwicklung
	☐ Kompetenzeinschätzung vollständig ausgefüllt ☐ Praxiseinsatzbewertung liegt vor ☐ Ergebnisse (Kompetenzeinschätzung & Praxiseinsatzbewertung) mit der/dem Auszubildenden besprochen ☐ Arbeits- u. Lernaufgaben notiert und umgesetzt ☐ Lern- u. Arbeitsaufgaben bearbeitet

Empfehlungen für weitere Praxiseinsätze bzw. persönliche Entwicklung

☐ Einsatznachweis ist ausgefüllt und unterschrieben/gestempelt
☐ Dienstzeitnachweise sind von der Praxiseinrichtung mit Unterschrift/Stempel bestätigt
☐ Praxisanleitungen sind dokumentiert

Nachweise wurden vom Auszubildenden, soweit möglich, eigenverantwortlich und sorgfältig geführt ☐ ja ☐ nein

_______________________________ _______________________________

Unterschrift Auszubildende/r Unterschrift Praxisanleitung

Kompetenzeinschätzungen mit Praxiseinsatzbewertung: Pflichteinsatz (Erstes Ausbildungsdrittel)

Kompetenzbereiche *(lt. Rahmenausbildungsplan der Fachkommission nach § 53 PflBG)*		**Selbstreflexion***				**Praxisanleitung***			
	I.1 Die Pflege von Menschen aller Altersstufen verantwortlich planen, organisieren, gestalten, durchführen, steuern und evaluieren (bewerten). *Die/der Auszubildende...*								
Pflegekonzept	...erkennt die Grundprinzipien zum Pflegekonzept am Einsatzort.								
	...unterstützt geringgradig Pflegebedürftige in der Mobilität u. Selbstversorgung nach Plan.								
	...bezieht dabei Bezugspersonen ein u. passt ggf. Pflegeprozesse an.								
	...dokumentiert die durchgeführte Pflege.								
	I.2 Pflegeprozesse und Pflegediagnostik bei Menschen aller Altersstufen mit gesundheitlichen Problemlagen planen, organisieren, gestalten, durchführen, steuern und evaluieren (bewerten) unter dem Fokus von Gesundheitsförderung und Prävention. *Die/der Auszubildende...*								
Vital-zeichen	...erhebt systematisch Veränderungen des Gesundheitszustandes anhand verschiedener Vitalzeichen, Laborwerte u. anderer Faktoren.								
	...interpretiert die erhobenen Parameter mithilfe des bereits erworbenen Wissens (nutzt hierfür Arztberichte, Pflegedokumentationen u. a.).								
Mobilität	...beobachtet Bewegungs- u. Haltungsmuster Pflegebedürftiger.								
	...spricht diese auf u. a. Bewegungsgewohnheiten an.								
	...führt einfache, bewegungsbezogene Assessmentverfahren durch.								
	...erkennt Risiken im Bewegungsverhalten.								
	...bietet gezielt Interventionen zur Bewegungsförderung/Transfer/Positionswechsel an u. führt sie durch (nutzt Hilfsmittel).								
	...dokumentiert diese Maßnahmen.								
	...spricht Pflegebedürftige auf Gesundheitsüberzeugungen/Gewohnheiten in der Selbstpflege an (z. B. Haut- u. Körperpflege, Schlaf).								
Präven-tion	...identifiziert gesundheitsförderliche/-schädliche Momente u. leitet Aspekte d. Gesundheitsförderung/Prävention für d. Pflegeprozesses ab (inkl. Prophylaxen).								
Wun-den	...übernimmt in kompl. Pflegesituationen bei der Körper-/Hautpflege u. d. Wundversorgung Teilaufgaben sowie die Dokumentation.								
Ernährung Ausscheidung	...erhebt anhand von Assessmentverfahren den Gesundheitszustand Pflegebedürftiger in Bezug auf Ernährung u. Ausscheidung.								
	...bietet geeignete Interventionsangebote für unterschiedliche Zielgruppen an, führt diese durch u. dokumentiert sie.								
	...unterstützt mit Pflegefachpersonen bei kompl. Problemlagen d. Ernährung/Ausscheidung (z. B. bei Schluckstörungen, Nahrungsablehnung, der Versorgung mit künstl. Zu-/Abgangssystemen).								
	...erhebt den Pflegebedarf von Menschen mit gesundheitl. Problemen im Bereich d. Inneren Medizin.								
	...plant/evaluiert den Pflegeprozess anhand von Theoriekenntnissen.								

Kompetenzbereiche *(lt. Rahmenausbildungsplan der Fachkommission nach § 53 PflBG)*		**Selbstreflexion***				**Praxisanleitung***			
Prä-/post-operative Pflege	...versorgt Menschen mit einfachen Standardeingriffen prä- u. postoperativ nach Plan.								
	...übernimmt Teilaufgaben d. prä- u. postoperativen Pflege in kompl. Situationen.								
	...passt Pflegeprozesse ggf. an u. dokumentiert die Durchführung.								
	I.3 **Pflegeprozesse und Pflegediagnostik von Menschen aller Altersstufen in hoch belasteten und kritischen Lebenssituationen verantwortlich planen, organisieren, gestalten, durchführen, steuern und evaluieren.** *Die/der Auszubildende...*								
Pflege Schwerstkranker	...versorgt/unterstützt schwer pflegebedürftige u./o. wahrnehmungsbeeinträchtigte Menschen bei körperbezogenen Interventionen.								
	...kann diese Interventionen fachlich begründen.								
	...arbeitet in indiv. Pflegeprozessen bei schwerstkranken/sterbenden Menschen mit.								
	...wirkt in der Begleitung/Unterstützung sterbender Menschen sowie seiner Bezugspersonen mit.								
	...nimmt eigene Emotionen sowie Belastungen in der Begegnung mit schweren Erkrankungen, Leid u. Tod wahr.								
	...spricht Erfahrungen/Emotionen im berufl. Kontext an.								
	I.4 **In lebensbedrohlichen sowie in Krisen- oder Katastrophensituationen zielgerichtet handeln.** *Die/der Auszubildende...*								
Risikomanagement	...erkennt Sicherheitsrisiken in d. diversen Versorgungsbereichen.								
	...nutzt verschiedene (technische) Lösungen zur Erhöhung der Patientensicherheit u. des Arbeitsschutzes.								
	...begleitet Pflegebedürftige inner- u. außerhalb d. Einrichtung bei Ortswechseln u. berücksichtigt dabei Sicherheitsrisiken u. -vorkehrungen (z.B. zum Röntgen, Hausarzt).								
	...erkennt Besonderheiten in der Institutions-/Organisations- u. Sicherheitsstruktur im Vergleich zum vorherigen Setting.								
	...entwickelt Ansatzpunkte zur Organisation u. Aktualisierung der erforderlichen und geltenden Standards.								
Notfälle	...nimmt Abläufe in Notfallsituationen bewusst wahr u. kann entsprechend eigener Kompetenzen mitwirken.								
	...berücksichtigt in Notfallsituationen fachliche Standards.								
	...reflektiert die Perspektiven von Betroffenen u. Mitwirkenden.								

* Kompetenz ist nicht ausgeprägt, keine Grundkenntnisse vorhanden
Kompetenz gering ausgeprägt, Grundkenntnisse vorhanden
Kompetenz ausgeprägt, Fachkenntnisse sichtbar
Kompetenz deutlich ausgeprägt, sichere Anwendung, fachlich begründetes Handeln

Kompetenzbereiche *(lt. Rahmenausbildungsplan der Fachkommission nach § 53 PflBG)*		**Selbstreflexion***				**Praxisanleitung***			
	I.5 **Menschen aller Altersstufen bei der Lebensgestaltung unterstützen, begleiten und beraten.** *Die/der Auszubildende...*								
Biografiearbeit	...nimmt Tages- u. Nachtabläufe Pflegebedürftiger aus ihrer Sicht wahr.								
	...vollzieht die Bedeutung von Biografie- u. Lebensweltorientierung für Pflegeprozesse nach.								
	...sammelt u. beurteilt pflegerelevante Informationen zur Lebenssituation Pflegebedürftiger.								
	...gestaltet Pflegeprozesse unter Berücksichtigung individueller Lebenssituationen, sozialer Netzwerke, religiöser u. kultureller Bedürfnisse sowie dem Versorgungskontext u. Unterstützungsbedarf.								
	...erschließt gemeinsam mit Menschen mit Behinderung, innerhalb der Pflegeprozessgestaltung, Möglichkeiten zur Teilhabe am gesellschaftlichen u. kulturellen Leben.								
	...entwickelt Gedanken u. Hypothesen zur Lebenssituation Pflegebedürftiger u. tauscht sich dazu im Pflegeteam aus.								
	I.6 **Entwicklung und Autonomie in der Lebensspanne fördern.** *Die/der Auszubildende...*								
Autonomie	...beobachtet Lebens-/Entwicklungsphasen Pflegebedürftiger und ordnet sie kriteriengeleitet ein (z. B. aktuelle Lebenskrise).								
	...bringt relevante Informationen in die Dokumentation ein.								
	II.1 **Kommunikation und Interaktion mit Menschen aller Altersstufen und ihren Bezugspersonen personen- und situationsbezogen gestalten und eine angemessene Information sicherstellen.** *Die/der Auszubildende...*								
Aufnahme	...führt ein Aufnahmegespräch, ggf. auch mit Bezugspersonen, entsprechend dem einrichtungsspezifischen Standard.								
	...erfasst die Ergebnisse im analogen o. digitalen Dokumentationssystem und beachtet dabei den Datenschutz.								
Kommuniktion / Interaktion	...nimmt Formen nonverbaler Interaktion (v.a. leibkörperliche u./o. pflegerische Berührungen) bewusst wahr und setzt sie gezielt ein.								
	...übernimmt dabei Teilaufgaben in der Interaktionsgestaltung mit kommunikativ (v.a. verbal) stark eingeschränkten Menschen.								
	...unterstützt Menschen in der Orientierung und Handlungsplanung im Zuge des Assessments von Ressourcen und Einschränkungen.								
	...vermittelt Orientierung im Umfeld.								
	...beobachtet Stimmungen u. emotionales Erleben Pflegebedürftiger.								
	...beschreibt/berücksichtigt diese im Pflegeprozess (z. B. Angst, Wut).								
	...macht Vorschläge für Interventionen bzw. setzt sie um.								
	...nimmt eigene Gefühle u. emotionale Reaktionsmuster in der Begegnung mit Pflegebedürftigen und ihrer Lebenssituation wahr (z. B. gegenüber Schmerzen, Ängsten, Ablehnung).								
	...benennt u. reflektiert diese im koll./fachbez. Austausch.								

Kompetenzbereiche *(lt. Rahmenausbildungsplan der Fachkommission nach § 53 PflBG)*		**Selbstreflexion***				**Praxisanleitung***			
	II.2 **Information, Schulung und Beratung bei Menschen aller Altersstufen / Kindern und Jugendlichen / alten Menschen verantwortlich organisieren, gestalten, steuern und evaluieren (bewerten).** *Die/der Auszubildende...*								
Information & Anleitung	...informiert Pflegebedürftige/Bezugspersonen zu einfachen pflege-/gesundheitsbezogenen Themen (inkl. Selbstpflege).								
	...beantwortet fachgerecht einfache Fragen zur pfleg./med. Versorgung o. zu sozialrechtl. Aspekten.								
	...leitet kontextabhängig auch Angehörige/Bezugspersonen zu einfachen Pflegehandlungen an.								
	...richtet Informationen/Anleitungen an einfachen didakt./method. Prinzipien aus.								
	II.3 **Ethisch reflektiert handeln.** *Die/der Auszubildende...*								
Ethik	...erkennt u. benennt zentrale Wertvorstellungen der Pflege in alltäglichen Versorgungssituationen.								
	...erkennt u. unterscheidet Konflikte/Dilemmata im Pflegealltag.								
	III.1 **Verantwortung in der Organisation des qualifikationsheterogenen Pflegeteams übernehmen.** *Die/der Auszubildende...*								
Arbeitsorganisation Übergabe	...orientiert sich im Arbeitsfeld u. sammelt Informationen zur Organisationsstruktur (z. B. Pflegeselbstverständnis, Leitbilder, Hygienemanagement, Dienst-/Tourenplanung).								
	...vollzieht Tages- u. Arbeitsabläufe der Schichten nach.								
	...nimmt Übergabeinformationen aus Sicht d. Pflege auf u. bringt sie ein.								
	...vergleicht Strukturen des Arbeitsfeldes mit denen, die im Orientierungseinsatz erhoben wurden.								
	...erfährt kolleg. Beratung u./o. Supervision im Alltag von Pflegeteams.								
	III.2 **Ärztliche Anordnungen im Pflegekontext eigenständig durchführen.** *Die/der Auszubildende...*								
Hygiene & ärztl. Anordnungen	...beachtet umfassend die Anforderungen der Hygiene.								
	...organisiert das Hygienehandeln u. kann Unterschiede zw. Versorgungsbereichen wahrnehmen, benennen u. fachlich begründet einordnen.								
	...handelt in Pflegesituationen mit erhöhtem Infektionsrisiko nach Plan.								
	...kann Versorgungsabläufe, wenn erforderlich, situativ begründet anpassen und die Durchführung dokumentieren (Bsp. bei MRE).								
	...führt einfache, ärztlich veranlasste Maßnahmen der Diagnostik/Therapie mit geringem Risikopotenzial durch.								
	...erarbeitet sich dabei in der Einrichtung gängige Maßnahmen und baut zunehmend Selbstständigkeit in der Durchführung auf (z. B. Stellen/ Verabreichen von Medikamenten, Wundverbände, Injektionen).								

* Kompetenz ist nicht ausgeprägt, keine Grundkenntnisse vorhanden
Kompetenz gering ausgeprägt, Grundkenntnisse vorhanden
Kompetenz ausgeprägt, Fachkenntnisse sichtbar
Kompetenz deutlich ausgeprägt, sichere Anwendung, fachlich begründetes Handeln

Kompetenzbereiche *(lt. Rahmenausbildungsplan der Fachkommission nach § 53 PflBG)*		**Selbstreflexion***				**Praxisanleitung***			
	III.3 In interdisziplinären Teams an der Versorgung und Behandlung von Menschen aller Altersstufen mitwirken und Kontinuität an Schnittstellen sichern. *Die/der Auszubildende…*								
Team-arbeit	…erfasst Strukturen der intra- u. interprof. Zusammenarbeit (z. B. mit Haus-, Fach- /Stationsärzten, Therapeuten, Hospizen).								
	…nimmt an Fallbesprechungen im intra-/interdisziplinären Team teil.								
	V.2 Verantwortung für die Entwicklung (lebenslangen Lernens) der eigenen Persönlichkeit sowie das berufliche Selbstverständnis übernehmen. *Die/der Auszubildende…*								
Selbstmanagement	…integriert Maßnahmen eig. Gesundheitsförderung in Pflegetätigkeiten u. Arbeitsabläufe u. kann sie an Beispielen reflektieren.								
	…setzt Strategien der persönl. Gesunderhaltung ein (z. B. rückengerechtes Arbeiten).								
	…berichtet von erlebten Situationen sachgerecht und kann eigene Gefühle/Gedanken nachvollziehbar darstellen.								
	…sucht im Austausch mit anleitenden Pflegefachpersonen o. bei kollegialer Beratung u./o. Supervision nach persönlichen Lösungen.								

* Kompetenz ist nicht ausgeprägt, keine Grundkenntnisse vorhanden
Kompetenz gering ausgeprägt, Grundkenntnisse vorhanden
Kompetenz ausgeprägt, Fachkenntnisse sichtbar
Kompetenz deutlich ausgeprägt, sichere Anwendung, fachlich begründetes Handeln

Anmerkungen

Praxiseinsatzbewertung unter Berücksichtigung der Kompetenzeinschätzung
(qualifizierte Leistungseinschätzung lt. § 6 Absatz 2 PflAPrV):

☐ 1 **(sehr gut)**	☐ 2 **(gut)**	☐ 3 **(befriedigend)**	☐ 4 **(ausreichend)**	☐ 5 **(mangelhaft)**	☐ 6 **(ungenügend)**
Die Leistung entsprach den Anforderungen in besonderem Maß.	*Die Leistung entsprach voll den Anforderungen.*	*Die Leistung entsprach im Allgemeinen den Anforderungen.*	*Die Leistung wies zwar Mängel auf, entsprach aber im Ganzen noch den Anforderungen.*	*Die Leistung entsprach nicht den Anforderungen, ließ jedoch die notwendigen Grundkenntnisse erkennen, um die Mängel in absehbarer Zeit zu beheben.*	*Die Leistung entsprach den Anforderungen nicht. Selbst die Grundkenntnisse waren so lückenhaft, dass die Mängel in absehbarer Zeit nicht behoben werden können.*

Verbale Gesamteinschätzung:

Fehlzeiten siehe Einsatznachweis

Datum/Unterschrift Praxisanleitung
[Stempel Praxiseinrichtung]

Datum/Unterschrift Auszubildende/r

Unterschrift Kursleitung (zur Kenntnis)

Diese Vorlage kann auch über den Webcode-Bereich ausgedruckt, separat ausgefüllt und aufbewahrt werden, falls Auszubildende keine Praxiseinsatzbewertungen im Heft wünschen.

Einsatznachweis 3 – Pflichteinsätze: Erstes Ausbildungsdrittel

Name, Vorname: ____________________
(Auszubildende/r)

Einsatzort: ____________________
(Praxiseinrichtung mit Anschrift)

____

____

Versorgungsbereich:

☐ stationäre Akutpflege ☐ stationäre Langzeitpflege ☐ ambulante Akut-/Langzeitpflege

Einsatzzeitraum vom: ____________________ bis: ____________________

Geplante Praxiszeit: ____________________h Absolvierte Praxiszeit: ____________________h

Fehlzeiten: ____________________h (davon unentschuldigt: ____________________h)

Praxisanleitungszeit: ____________________h (mind. 10 % der Einsatzzeit)

Praxisanleiter/in: ____________________

Weitere Ansprechpartner/innen für Praxisanleitung während des Einsatzes:

____

Praxisbegleitung erfolgte durch: ____________________
(Name der/des Lehrenden der Pflegeschule)

____
Stempel/Unterschrift Praxiseinrichtung

____
Unterschrift Kursleitung (zur Kenntnis)

____
Unterschrift Auszubildende/r bzw. gesetzl. Vertreter
(zur Kenntnis)

Erstgespräch (geführt am:_____________________)

Vom Auszubildenden im Vorfeld auszufüllen:	
Erwartungen Ich möchte in diesem Einsatz lernen... Ich freue mich auf... /Das sind meine Vorstellungen...	**Hintergrundwissen Theorie** Schwerpunktthemen im Unterricht vor dem Einsatz
Selbstreflexion	
In diesen Bereichen/ Themen kenne ich mich schon aus... Ich habe Vorerfahrungen (Bsp. Praktika)...	In diesen Bereichen/ Themen bin ich noch unsicher... Ich habe noch Fragen zu...
Lern- und Arbeitsaufgaben: Für diesen Einsatz bringe ich Aufgaben von der Schule mit: ☐ Nein ☐ Ja *(Meine Praxisanleitung ist informiert)*	

Von der Praxisanleitung auszufüllen:	
Lernangebot Das bietet unser Einsatzbereich... Das kann hier kennengelernt und geübt werden...	**Erwartungen** Wir erwarten von Auszubildenden... Das setzen wir voraus...
☐ Arbeits- und Lernaufgaben *(siehe Tab. Kap. 4)* sind geplant und notiert.	
Gemeinsame Vereinbarungen/Zielsetzungen:	
Termin Zwischengespräch (optional):	**Termin Abschlussgespräch:**

_______________________________ Unterschrift Auszubildende/r

_______________________________ Unterschrift Praxisanleitung

Zwischengespräch (geführt am:________________________)

Vom Auszubildenden im Vorfeld auszufüllen:	
Reflexion Zusammenarbeit	
Eigenes Arbeits- und Lernverhalten	Teamarbeit und Anleitungssituationen
Reflexion vereinbarter Ziele	
Das konnte ich erfolgreich umsetzen...	Das konnte ich nur teilweise/noch nicht erreichen...
Anmerkungen Das habe ich bisher mitgenommen.../Das würde ich mir für die weitere Einsatzzeit wünschen...	

Von der Praxisanleitung auszufüllen:	
Reflexion vereinbarter Ziele	
Das konnte bisher umgesetzt werden...	Das konnte nur teilweise/noch nicht umgesetzt werden...
Feedback	
Zusammenarbeit	Kompetenzentwicklung
	☐ aktuellen Stand der Kompetenzeinschätzung besprochen ☐ aktuellen Stand der Arbeits- u. Lernaufgaben besprochen/ ergänzt
Gemeinsame Vereinbarungen für den weiteren Einsatzverlauf	

Unterschrift Auszubildende/r

Unterschrift Praxisanleitung

Abschlussgespräch (geführt am:________________________)

Vom Auszubildenden im Vorfeld auszufüllen:

Reflexion Zusammenarbeit

Eigenes Arbeits- und Lernverhalten	Teamarbeit und Anleitungssituationen

Reflexion vereinbarter Ziele

Das konnte ich erfolgreich umsetzen...	Das konnte ich nur teilweise/noch nicht erreichen...

Anmerkungen

Das habe ich aus diesem Einsatz mitgenommen...
Das fand ich sehr gut/lernförderlich.../Das fand ich schade und habe folgende Verbesserungsvorschläge...

Von der Praxisanleitung auszufüllen:

Reflexion vereinbarter Ziele

Das konnte erfolgreich umgesetzt werden...	Hier gibt es noch Unterstützungs-/Übungsbedarf...

Feedback

Zusammenarbeit	Kompetenzentwicklung
	☐ Kompetenzeinschätzung vollständig ausgefüllt ☐ Praxiseinsatzbewertung liegt vor ☐ Ergebnisse (Kompetenzeinschätzung & Praxiseinsatz-bewertung) mit der/dem Auszubildenden besprochen ☐ Arbeits- u. Lernaufgaben notiert und umgesetzt ☐ Lern- u. Arbeitsaufgaben bearbeitet

Empfehlungen für weitere Praxiseinsätze bzw. persönliche Entwicklung

- ☐ Einsatznachweis ist ausgefüllt und unterschrieben/gestempelt
- ☐ Dienstzeitnachweise sind von der Praxiseinrichtung mit Unterschrift/Stempel bestätigt
- ☐ Praxisanleitungen sind dokumentiert

Nachweise wurden vom Auszubildenden, soweit möglich, eigenverantwortlich und sorgfältig geführt ☐ ja ☐ nein

______________________________ ______________________________

Unterschrift Auszubildende/r Unterschrift Praxisanleitung

Kompetenzeinschätzungen mit Praxiseinsatzbewertung: Pflichteinsatz (Erstes Ausbildungsdrittel)

Kompetenzbereiche *(lt. Rahmenausbildungsplan der Fachkommission nach § 53 PflBG)*		**Selbstreflexion***				**Praxisanleitung***			
	I.1 **Die Pflege von Menschen aller Altersstufen verantwortlich planen, organisieren, gestalten, durchführen, steuern und evaluieren (bewerten).** *Die/der Auszubildende...*								
Pflegekonzept	...erkennt die Grundprinzipien zum Pflegekonzept am Einsatzort.								
	...unterstützt geringgradig Pflegebedürftige in der Mobilität u. Selbstversorgung nach Plan.								
	...bezieht dabei Bezugspersonen ein u. passt ggf. Pflegeprozesse an.								
	...dokumentiert die durchgeführte Pflege.								
	I.2 **Pflegeprozesse und Pflegediagnostik bei Menschen aller Altersstufen mit gesundheitlichen Problemlagen planen, organisieren, gestalten, durchführen, steuern und evaluieren (bewerten) unter dem Fokus von Gesundheitsförderung und Prävention.** *Die/der Auszubildende...*								
Vitalzeichen	...erhebt systematisch Veränderungen des Gesundheitszustandes anhand verschiedener Vitalzeichen, Laborwerte u. anderer Faktoren.								
	...interpretiert die erhobenen Parameter mithilfe des bereits erworbenen Wissens (nutzt hierfür Arztberichte, Pflegedokumentationen u. a.).								
Mobilität	...beobachtet Bewegungs- u. Haltungsmuster Pflegebedürftiger.								
	...spricht diese auf u. a. Bewegungsgewohnheiten an.								
	...führt einfache, bewegungsbezogene Assessmentverfahren durch.								
	...erkennt Risiken im Bewegungsverhalten.								
	...bietet gezielt Interventionen zur Bewegungsförderung/Transfer/Positionswechsel an u. führt sie durch (nutzt Hilfsmittel).								
	...dokumentiert diese Maßnahmen.								
	...spricht Pflegebedürftige auf Gesundheitsüberzeugungen/Gewohnheiten in der Selbstpflege an (z. B. Haut- u. Körperpflege, Schlaf).								
Prävention	...identifiziert gesundheitsförderliche/-schädliche Momente u. leitet Aspekte d. Gesundheitsförderung/Prävention für d. Pflegeprozesses ab (inkl. Prophylaxen).								
Wunden	...übernimmt in kompl. Pflegesituationen bei der Körper-/Hautpflege u. d. Wundversorgung Teilaufgaben sowie die Dokumentation.								
Ernährung Ausscheidung	...erhebt anhand von Assessmentverfahren den Gesundheitszustand Pflegebedürftiger in Bezug auf Ernährung u. Ausscheidung.								
	...bietet geeignete Interventionsangebote für unterschiedliche Zielgruppen an, führt diese durch u. dokumentiert sie.								
	...unterstützt mit Pflegefachpersonen bei kompl. Problemlagen d. Ernährung/Ausscheidung (z. B. bei Schluckstörungen, Nahrungsablehnung, der Versorgung mit künstl. Zu-/Abgangssystemen).								
	...erhebt den Pflegebedarf von Menschen mit gesundheitl. Problemen im Bereich d. Inneren Medizin.								
	...plant/evaluiert den Pflegeprozess anhand von Theoriekenntnissen.								

Kompetenzbereiche *(lt. Rahmenausbildungsplan der Fachkommission nach § 53 PflBG)*		**Selbstreflexion***				**Praxisanleitung***			
Prä-/post-operative Pflege	...versorgt Menschen mit einfachen Standardeingriffen prä- u. postoperativ nach Plan.								
	...übernimmt Teilaufgaben d. prä- u. postoperativen Pflege in kompl. Situationen.								
	...passt Pflegeprozesse ggf. an u. dokumentiert die Durchführung.								
	I.3 **Pflegeprozesse und Pflegediagnostik von Menschen aller Altersstufen in hoch belasteten und kritischen Lebenssituationen verantwortlich planen, organisieren, gestalten, durchführen, steuern und evaluieren.** *Die/der Auszubildende...*								
Pflege Schwerstkranker	...versorgt/unterstützt schwer pflegebedürftige u./o. wahrnehmungsbeeinträchtigte Menschen bei körperbezogenen Interventionen.								
	...kann diese Interventionen fachlich begründen.								
	...arbeitet in indiv. Pflegeprozessen bei schwerstkranken/sterbenden Menschen mit.								
	...wirkt in der Begleitung/Unterstützung sterbender Menschen sowie seiner Bezugspersonen mit.								
	...nimmt eigene Emotionen sowie Belastungen in der Begegnung mit schweren Erkrankungen, Leid u. Tod wahr.								
	...spricht Erfahrungen/Emotionen im berufl. Kontext an.								
	I.4 **In lebensbedrohlichen sowie in Krisen- oder Katastrophensituationen zielgerichtet handeln.** *Die/der Auszubildende...*								
Risikomanagement	...erkennt Sicherheitsrisiken in d. diversen Versorgungsbereichen.								
	...nutzt verschiedene (technische) Lösungen zur Erhöhung der Patientensicherheit u. des Arbeitsschutzes.								
	...begleitet Pflegebedürftige inner- u. außerhalb d. Einrichtung bei Ortswechseln u. berücksichtigt dabei Sicherheitsrisiken u. -vorkehrungen (z. B. zum Röntgen, Hausarzt).								
	...erkennt Besonderheiten in der Institutions-/Organisations- u. Sicherheitsstruktur im Vergleich zum vorherigen Setting.								
	...entwickelt Ansatzpunkte zur Organisation u. Aktualisierung der erforderlichen und geltenden Standards.								
Notfälle	...nimmt Abläufe in Notfallsituationen bewusst wahr u. kann entsprechend eigener Kompetenzen mitwirken.								
	...berücksichtigt in Notfallsituationen fachliche Standards.								
	...reflektiert die Perspektiven von Betroffenen u. Mitwirkenden.								

* Kompetenz ist nicht ausgeprägt, keine Grundkenntnisse vorhanden
Kompetenz gering ausgeprägt, Grundkenntnisse vorhanden
Kompetenz ausgeprägt, Fachkenntnisse sichtbar
Kompetenz deutlich ausgeprägt, sichere Anwendung, fachlich begründetes Handeln

Kompetenzbereiche *(lt. Rahmenausbildungsplan der Fachkommission nach § 53 PflBG)*		**Selbstreflexion***				**Praxisanleitung***			
	I.5 **Menschen aller Altersstufen bei der Lebensgestaltung unterstützen, begleiten und beraten.** *Die/der Auszubildende...*								
Biografiearbeit	...nimmt Tages- u. Nachtabläufe Pflegebedürftiger aus ihrer Sicht wahr.								
	...vollzieht die Bedeutung von Biografie- u. Lebensweltorientierung für Pflegeprozesse nach.								
	...sammelt u. beurteilt pflegerelevante Informationen zur Lebenssituation Pflegebedürftiger.								
	...gestaltet Pflegeprozesse unter Berücksichtigung individueller Lebenssituationen, sozialer Netzwerke, religiöser u. kultureller Bedürfnisse sowie dem Versorgungskontext u. Unterstützungsbedarf.								
	...erschließt gemeinsam mit Menschen mit Behinderung, innerhalb der Pflegeprozessgestaltung, Möglichkeiten zur Teilhabe am gesellschaftlichen u. kulturellen Leben.								
	...entwickelt Gedanken u. Hypothesen zur Lebenssituation Pflegebedürftiger u. tauscht sich dazu im Pflegeteam aus.								
	I.6 **Entwicklung und Autonomie in der Lebensspanne fördern.** *Die/der Auszubildende...*								
Autonomie	...beobachtet Lebens-/Entwicklungsphasen Pflegebedürftiger und ordnet sie kriteriengeleitet ein (z. B. aktuelle Lebenskrise).								
	...bringt relevante Informationen in die Dokumentation ein.								
	II.1 **Kommunikation und Interaktion mit Menschen aller Altersstufen und ihren Bezugspersonen personen- und situationsbezogen gestalten und eine angemessene Information sicherstellen.** *Die/der Auszubildende...*								
Aufnahme	...führt ein Aufnahmegespräch, ggf. auch mit Bezugspersonen, entsprechend dem einrichtungsspezifischen Standard.								
	...erfasst die Ergebnisse im analogen o. digitalen Dokumentationssystem und beachtet dabei den Datenschutz.								
Kommuniktion / Interaktion	...nimmt Formen nonverbaler Interaktion (v.a. leibkörperliche u./o. pflegerische Berührungen) bewusst wahr und setzt sie gezielt ein.								
	...übernimmt dabei Teilaufgaben in der Interaktionsgestaltung mit kommunikativ (v.a. verbal) stark eingeschränkten Menschen.								
	...unterstützt Menschen in der Orientierung und Handlungsplanung im Zuge des Assessments von Ressourcen und Einschränkungen.								
	...vermittelt Orientierung im Umfeld.								
	...beobachtet Stimmungen u. emotionales Erleben Pflegebedürftiger.								
	...beschreibt/berücksichtigt diese im Pflegeprozess (z. B. Angst, Wut).								
	...macht Vorschläge für Interventionen bzw. setzt sie um.								
	...nimmt eigene Gefühle u. emotionale Reaktionsmuster in der Begegnung mit Pflegebedürftigen und ihrer Lebenssituation wahr (z. B. gegenüber Schmerzen, Ängsten, Ablehnung).								
	...benennt u. reflektiert diese im koll./fachbez. Austausch.								

Kompetenzbereiche *(lt. Rahmenausbildungsplan der Fachkommission nach § 53 PflBG)*		**Selbstreflexion***				**Praxisanleitung***			
		🏆 (nicht ausgeprägt)	🏆 (gering)	🏆 (ausgeprägt)	🏆 (deutlich)	🏆 (nicht ausgeprägt)	🏆 (gering)	🏆 (ausgeprägt)	🏆 (deutlich)
	II.2 **Information, Schulung und Beratung bei Menschen aller Altersstufen / Kindern und Jugendlichen / alten Menschen verantwortlich organisieren, gestalten, steuern und evaluieren (bewerten).** *Die/der Auszubildende...*								
Information & Anleitung	...informiert Pflegebedürftige/Bezugspersonen zu einfachen pflege-/gesundheitsbezogenen Themen (inkl. Selbstpflege).								
	...beantwortet fachgerecht einfache Fragen zur pfleg./med. Versorgung o. zu sozialrechtl. Aspekten.								
	...leitet kontextabhängig auch Angehörige/Bezugspersonen zu einfachen Pflegehandlungen an.								
	...richtet Informationen/Anleitungen an einfachen didakt./method. Prinzipien aus.								
	II.3 **Ethisch reflektiert handeln.** *Die/der Auszubildende...*								
Ethik	...erkennt u. benennt zentrale Wertvorstellungen der Pflege in alltäglichen Versorgungssituationen.								
	...erkennt u. unterscheidet Konflikte/Dilemmata im Pflegealltag.								
	III.1 **Verantwortung in der Organisation des qualifikationsheterogenen Pflegeteams übernehmen.** *Die/der Auszubildende...*								
Arbeitsorganisation Übergabe	...orientiert sich im Arbeitsfeld u. sammelt Informationen zur Organisationsstruktur (z. B. Pflegeselbstverständnis, Leitbilder, Hygienemanagement, Dienst-/Tourenplanung).								
	...vollzieht Tages- u. Arbeitsabläufe der Schichten nach.								
	...nimmt Übergabeinformationen aus Sicht d. Pflege auf u. bringt sie ein.								
	...vergleicht Strukturen des Arbeitsfeldes mit denen, die im Orientierungseinsatz erhoben wurden.								
	...erfährt kolleg. Beratung u./o. Supervision im Alltag von Pflegeteams.								
	III.2 **Ärztliche Anordnungen im Pflegekontext eigenständig durchführen.** *Die/der Auszubildende...*								
Hygiene & ärztl. Anordnungen	...beachtet umfassend die Anforderungen der Hygiene.								
	...organisiert das Hygienehandeln u. kann Unterschiede zw. Versorgungsbereichen wahrnehmen, benennen u. fachlich begründet einordnen.								
	...handelt in Pflegesituationen mit erhöhtem Infektionsrisiko nach Plan.								
	...kann Versorgungsabläufe, wenn erforderlich, situativ begründet anpassen und die Durchführung dokumentieren (Bsp. bei MRE).								
	...führt einfache, ärztlich veranlasste Maßnahmen der Diagnostik/Therapie mit geringem Risikopotenzial durch.								
	...erarbeitet sich dabei in der Einrichtung gängige Maßnahmen und baut zunehmend Selbstständigkeit in der Durchführung auf (z. B. Stellen/ Verabreichen von Medikamenten, Wundverbände, Injektionen).								

* 🏆 Kompetenz ist nicht ausgeprägt, keine Grundkenntnisse vorhanden
🏆 Kompetenz gering ausgeprägt, Grundkenntnisse vorhanden
🏆 Kompetenz ausgeprägt, Fachkenntnisse sichtbar
🏆 Kompetenz deutlich ausgeprägt, sichere Anwendung, fachlich begründetes Handeln

Kompetenzbereiche *(lt. Rahmenausbildungsplan der Fachkommission nach § 53 PflBG)*		Selbstreflexion*				Praxisanleitung*			
	III.3 In interdisziplinären Teams an der Versorgung und Behandlung von Menschen aller Altersstufen mitwirken und Kontinuität an Schnittstellen sichern. *Die/der Auszubildende...*								
Team-arbeit	...erfasst Strukturen der intra- u. interprof. Zusammenarbeit (z. B. mit Haus-, Fach- /Stationsärzten, Therapeuten, Hospizen).								
	...nimmt an Fallbesprechungen im intra-/interdisziplinären. Team teil.								
	V.2 Verantwortung für die Entwicklung (lebenslangen Lernens) der eigenen Persönlichkeit sowie das berufliche Selbstverständnis übernehmen. *Die/der Auszubildende...*								
Selbstmanagement	...integriert Maßnahmen eig. Gesundheitsförderung in Pflegetätigkeiten u. Arbeitsabläufe u. kann sie an Beispielen reflektieren.								
	...setzt Strategien der persönl. Gesunderhaltung ein (z. B. rückengerechtes Arbeiten).								
	...berichtet von erlebten Situationen sachgerecht und kann eigene Gefühle/Gedanken nachvollziehbar darstellen.								
	...sucht im Austausch mit anleitenden Pflegefachpersonen o. bei kollegialer Beratung u./o. Supervision nach persönlichen Lösungen.								

* Kompetenz ist nicht ausgeprägt, keine Grundkenntnisse vorhanden
Kompetenz gering ausgeprägt, Grundkenntnisse vorhanden
Kompetenz ausgeprägt, Fachkenntnisse sichtbar
Kompetenz deutlich ausgeprägt, sichere Anwendung, fachlich begründetes Handeln

Anmerkungen

Praxiseinsatzbewertung unter Berücksichtigung der Kompetenzeinschätzung

(qualifizierte Leistungseinschätzung lt. § 6 Absatz 2 PflAPrV):

☐ 1 (sehr gut)	☐ 2 (gut)	☐ 3 (befriedigend)	☐ 4 (ausreichend)	☐ 5 (mangelhaft)	☐ 6 (ungenügend)
Die Leistung entsprach den Anforderungen in besonderem Maß.	*Die Leistung entsprach voll den Anforderungen.*	*Die Leistung entsprach im Allgemeinen den Anforderungen.*	*Die Leistung wies zwar Mängel auf, entsprach aber im Ganzen noch den Anforderungen.*	*Die Leistung entsprach nicht den Anforderungen, ließ jedoch die notwendigen Grundkenntnisse erkennen, um die Mängel in absehbarer Zeit zu beheben.*	*Die Leistung entsprach den Anforderungen nicht. Selbst die Grundkenntnisse waren so lückenhaft, dass die Mängel in absehbarer Zeit nicht behoben werden können.*

Verbale Gesamteinschätzung:

____

____

____

____

____

____

____

____

____

____

____

____

Fehlzeiten siehe Einsatznachweis

____
Datum/Unterschrift Praxisanleitung
[Stempel Praxiseinrichtung]

____
Datum/Unterschrift Auszubildende/r

____
Unterschrift Kursleitung (zur Kenntnis)

Diese Vorlage kann auch über den Webcode-Bereich ausgedruckt, separat ausgefüllt und aufbewahrt werden, falls Auszubildende keine Praxiseinsatzbewertungen im Heft wünschen.

2.4 Pflichteinsätze: Zweites Ausbildungsdrittel

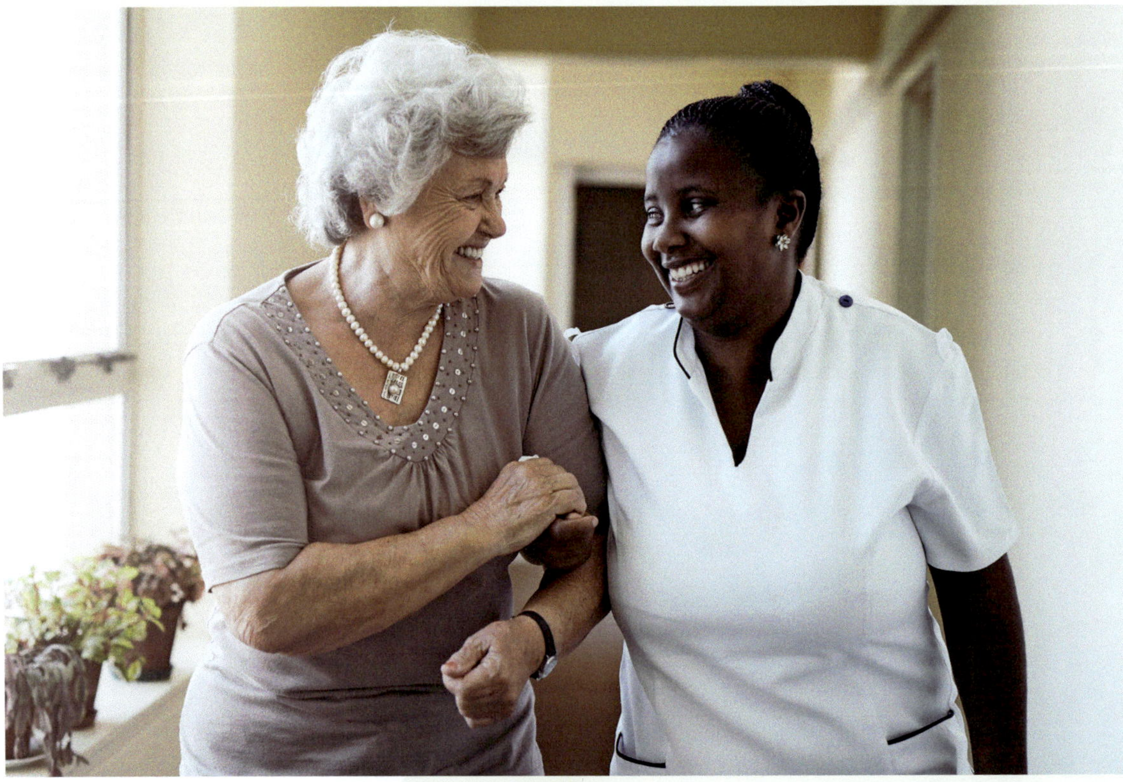

Wann?

Zweites Ausbildungsdrittel

Welche Ziele?

Sicherheit in allen Kompetenzen (I–V)

Mehr Selbstständigkeit bei der Versorgung mittelgradig Pflegebedürftiger

Bei instabilen, risikoreichen, psych. belastenden Situationen Übernahme von Teilaufgaben o. gemeinsame Versorgung mit Pflegefachpersonen

Wo und wie lange?

Stat. Akutpflege, stat. Langzeitpflege u./o. ambulante Akut-/Langzeitpflege

Mind. 400 h jeweils

Einsatznachweis 1 – Pflichteinsätze: Zweites Ausbildungsdrittel

Name, Vorname: ______________________________
(Auszubildende/r)

Einsatzort: ______________________________
(Praxiseinrichtung mit Anschrift)

____

____

Versorgungsbereich:

☐ stationäre Akutpflege ☐ stationäre Langzeitpflege ☐ ambulante Akut-/Langzeitpflege

Einsatzzeitraum vom: ______________ bis: ______________

Geplante Praxiszeit: ______________ h Absolvierte Praxiszeit: ______________ h

Fehlzeiten: ______________ h (davon unentschuldigt: ______________ h)

Praxisanleitungszeit: ______________ h (mind. 10 % der Einsatzzeit)

Praxisanleiter/in: ______________________________

Weitere Ansprechpartner/innen für Praxisanleitung während des Einsatzes:

____

Praxisbegleitung erfolgte durch: ______________________________
(Name der/des Lehrenden der Pflegeschule)

______________________________ ______________________________
Stempel/Unterschrift Praxiseinrichtung Unterschrift Kursleitung (zur Kenntnis)

____
Unterschrift Auszubildende/r bzw. gesetzl. Vertreter
(zur Kenntnis)

Erstgespräch (geführt am:____________________)

Vom Auszubildenden im Vorfeld auszufüllen:	
Erwartungen Ich möchte in diesem Einsatz lernen... Ich freue mich auf... /Das sind meine Vorstellungen...	**Hintergrundwissen Theorie** Schwerpunktthemen im Unterricht vor dem Einsatz
Selbstreflexion	
In diesen Bereichen/ Themen kenne ich mich schon aus... Ich habe Vorerfahrungen (Bsp. Praktika)...	In diesen Bereichen/ Themen bin ich noch unsicher... Ich habe noch Fragen zu...
Lern- und Arbeitsaufgaben: Für diesen Einsatz bringe ich Aufgaben von der Schule mit: ☐ Nein ☐ Ja *(Meine Praxisanleitung ist informiert)*	

Von der Praxisanleitung auszufüllen:	
Lernangebot Das bietet unser Einsatzbereich... Das kann hier kennengelernt und geübt werden...	**Erwartungen** Wir erwarten von Auszubildenden... Das setzen wir voraus...
☐ Arbeits- und Lernaufgaben *(siehe Tab. Kap. 4)* sind geplant und notiert.	
Gemeinsame Vereinbarungen/Zielsetzungen:	
Termin Zwischengespräch (optional):	**Termin Abschlussgespräch:**

_______________________________ _______________________________

Unterschrift Auszubildende/r Unterschrift Praxisanleitung

Zwischengespräch (geführt am:___________________)

Vom Auszubildenden im Vorfeld auszufüllen:	
Reflexion Zusammenarbeit	
Eigenes Arbeits- und Lernverhalten	Teamarbeit und Anleitungssituationen
Reflexion vereinbarter Ziele	
Das konnte ich erfolgreich umsetzen...	Das konnte ich nur teilweise/noch nicht erreichen...
Anmerkungen Das habe ich bisher mitgenommen.../Das würde ich mir für die weitere Einsatzzeit wünschen...	

Von der Praxisanleitung auszufüllen:	
Reflexion vereinbarter Ziele	
Das konnte bisher umgesetzt werden...	Das konnte nur teilweise/noch nicht umgesetzt werden...
Feedback	
Zusammenarbeit	Kompetenzentwicklung
	☐ aktuellen Stand der Kompetenzeinschätzung besprochen ☐ aktuellen Stand der Arbeits- u. Lernaufgaben besprochen/ergänzt
Gemeinsame Vereinbarungen für den weiteren Einsatzverlauf	

_______________________________ _______________________________

Unterschrift Auszubildende/r

Unterschrift Praxisanleitung

Abschlussgespräch (geführt am:______________________)

Vom Auszubildenden im Vorfeld auszufüllen:

Reflexion Zusammenarbeit	
Eigenes Arbeits- und Lernverhalten	Teamarbeit und Anleitungssituationen

Reflexion vereinbarter Ziele	
Das konnte ich erfolgreich umsetzen...	Das konnte ich nur teilweise/noch nicht erreichen...

Anmerkungen Das habe ich aus diesem Einsatz mitgenommen... Das fand ich sehr gut/lernförderlich.../Das fand ich schade und habe folgende Verbesserungsvorschläge...

Von der Praxisanleitung auszufüllen:

Reflexion vereinbarter Ziele	
Das konnte erfolgreich umgesetzt werden...	Hier gibt es noch Unterstützungs-/Übungsbedarf...

Feedback	
Zusammenarbeit	Kompetenzentwicklung
	☐ Kompetenzeinschätzung vollständig ausgefüllt ☐ Praxiseinsatzbewertung liegt vor ☐ Ergebnisse (Kompetenzeinschätzung & Praxiseinsatzbewertung) mit der/dem Auszubildenden besprochen ☐ Arbeits- u. Lernaufgaben notiert und umgesetzt ☐ Lern- u. Arbeitsaufgaben bearbeitet

Empfehlungen für weitere Praxiseinsätze bzw. persönliche Entwicklung

☐ Einsatznachweis ist ausgefüllt und unterschrieben/gestempelt
☐ Dienstzeitnachweise sind von der Praxiseinrichtung mit Unterschrift/Stempel bestätigt
☐ Praxisanleitungen sind dokumentiert

Nachweise wurden vom Auszubildenden, soweit möglich, eigenverantwortlich und sorgfältig geführt ☐ ja ☐ nein

____________________________ ____________________________

Unterschrift Auszubildende/r | Unterschrift Praxisanleitung

Kompetenzeinschätzungen mit Praxiseinsatzbewertung: Pflichteinsatz (Zweites Ausbildungsdrittel)

Kompetenzbereiche *(lt. Rahmenausbildungsplan der Fachkommission nach § 53 PflBG)*		Selbstreflexion*				Praxisanleitung*			
	I.1 **Die Pflege von Menschen aller Altersstufen verantwortlich planen, organisieren, gestalten, durchführen, steuern und evaluieren (bewerten).** *Die/der Auszubildende...*								
Pflegeplanung	...kann das Pflegekonzept d. Bereiches mit anderen vergleichen.								
	...stellt den Pflegebedarf mittelgradig Pflegebedürftiger bei Neuaufnahmen o. bei Situationsänderung fest.								
	...setzt notw. Pflegeziele, wählt geeign. Pflegemaßn. u. führt sie durch.								
	...bespricht sich dabei mit Pflegeteam, Pflegebed./Bezugspersonen.								
	...überprüft kontinuierlich die Wirksamkeit der Pflegeinterventionen.								
	...dokumentiert die Pflege/beobachtete Veränderungen digital/analog.								
Entlassung	...erfasst fallbezogen das Entlassungs-/Überleitungsmanagement zw. Versorgungsbereichen aus unterschiedl. Perspektiven und wirkt mit.								
	I.2 **Pflegeprozesse und Pflegediagnostik bei Menschen aller Altersstufen mit gesundheitlichen Problemlagen planen, organisieren, gestalten, durchführen, steuern und evaluieren (bewerten) unter dem Fokus von Gesundheitsförderung und Prävention.** *Die/der Auszubildende...*								
Vitalzeichen	...erhebt systematisch Veränderungen d. Gesundheitszustandes anhand verschiedener Vitalzeichen, Laborwerte u. Beobachtungen.								
	...kann diese beschreiben u. mit Arzt-/Pflegeberichten deuten.								
	...erkennt klin. Auffälligkeiten v. Pflegebedürftigen mit med. Diagnosen o. akuten Pflegephänomenen u. kann sie einordnen/erklären.								
Mobiliät	...erhebt Bewegungs-, Lage- u. Haltungsmuster bei gesundheitl. Problemlagen (z. B. angeborene Fehlstellungen) durch Assessments.								
	...kann die Erhebungen anhand v. Wissen interpretieren u. Bewegungsressourcen durch gezielte Pflegeinterventionen mit Therapeuten fördern/ausbauen.								
	...beachtet bei Menschen mit Bewegungseinschränkungen rehabilitative Aspekte im Pflegeprozess und nutzt spez. Assessmentinstrumente.								
	...spricht Pflegebedürftige u. a. auf gesundheitsförd./-hemmendes Verhalten, eig. Überzeugungen u. soziale Ressourcen an.								
	...bündelt Informationen u. schätzt sie für Pflegediagnosen ein.								
	...bespricht mit Pflegebed. real. Ziele u. gesundheitsförderl./präventive Maßnahmen, um akzept. Interventionen auszuwählen.								
	...evaluiert mit Pflegebedürftigen d. Wirksamkeit d. Interventionen.								
	...nutzt dabei ggf. Gesundheits-Apps o. andere digitale Begleiter.								

Kompetenzbereiche *(lt. Rahmenausbildungsplan der Fachkommission nach § 53 PflBG)*		**Selbstreflexion***				**Praxisanleitung***			
Allg.-/prä-u. postoperative Pflege	...unterstützt mittelgradig Pflegebedürftige in der Mobilität, der Selbstversorgung, Krankheitsbewältigung u. bei Therapien.								
	...richtet Pflegehandeln an d. gesundheitl. Situation/d. Bedürfnissen Pflegebedürftiger aus.								
	...kann in neuen/unbek. Problemlagen wichtiges Wissen herleiten u. durch Recherche selbständig erweitern (z. B. zu Pflegediagnostik, Pflegeinterventionen, Krankheitsbild, med. Diagnostik/Therapie).								
	...baut neue Handlungskomp. durch intraprof. Dialog auf.								
	...versorgt Menschen mit chirurg. Routine-Eingriffen prä-/postoperativ (plant Pflegeproz., setz um, evaluiert, dokumentiert).								
	...nutzt dabei u. a. Behandlungspfade, Wissensrecherche.								
Psychiatrische Pflege	...versorgt Menschen mit typ. Pflegediagnosen in Verbindung mit häufigen psych./(geronto-)psychiatr. Erkrankungen u. kogn. Defiziten, z. B. bei Entw.- u. Verhaltensstörungen, Depression, Demenz (plant Pflegeproz., achtet auf Beziehungsgestaltung, evaluiert, dokumentiert).								
	...nutzt hierzu die bisher erworbenen Kenntnisse aus Theorie u. Praxis.								
	...bezieht Bezugspersonen in die Pflege mit ein (fragt nach, leitet an).								
	I.3 **Pflegeprozesse und Pflegediagnostik von Menschen aller Altersstufen in hoch belasteten und kritischen Lebenssituationen verantwortlich planen, organisieren, gestalten, durchführen, steuern und evaluieren.** *Die/der Auszubildende...*								
Pflege Schwerstkranker/Sterbender	...setzt körperbezog. Interventionen zur Förderung psych./ physisch. Wohlbefindens bei schwer pflegebedürftigen u./o. wahrnehmungsbeeinträchtigten Menschen fachl. begründet um.								
	...erkennt/respektiert spez. Bedürfnisse schwerstkranker/ sterbender Menschen in ihren relig., kulturell. u. milieuspezif. Dimensionen.								
	...sucht Wege für deren Unterstützung u. orientiert sich dabei an Modellen palliativer Versorgung (Gestaltung indiv. Pflegeprozesse).								
	...schätzt Phasen der Krankheitsbewältigung ein u. unterstützt durch Strategien. (z. B. im Hinblick auf die Sinnsuche).								
	...begegnet Schmerz/ Leid v. Pflegebed./ Bezugspers. verständnisvoll.								
	...benennt/reflektiert herausfordernde Gespräche im kolleg. Austausch (z. B. Reaktion auf infauste Diagnose, Beileid aussprechen).								
	...reflektiert Kongruenz/Empathie hinsichtlich ihrer Wirkung für sich selbst u. am Pflegeprozess Beteiligter im kolleg. Austausch.								

* Kompetenz ist nicht ausgeprägt, keine Grundkenntnisse vorhanden
Kompetenz gering ausgeprägt, Grundkenntnisse vorhanden
Kompetenz ausgeprägt, Fachkenntnisse sichtbar
Kompetenz deutlich ausgeprägt, sichere Anwendung, fachlich begründetes Handeln

Kompetenzbereiche *(lt. Rahmenausbildungsplan der Fachkommission nach § 53 PflBG)*		**Selbstreflexion***				**Praxisanleitung***			
	I.4 In lebensbedrohlichen sowie in Krisen- oder Katastrophensituationen zielgerichtet handeln. *Die/der Auszubildende…*								
Risikomanagement	…erkennt d. Institutions-/Organisations- u. Sicherheitsstruktur im Vergleich zu anderen Einsatzbereichen u. kann diese einordnen/ erklären (Fokus Pat.sicherheit, Arbeitsschutz).								
	…recherchiert, passt an / entwickelt (techn.) Lösungsansätze zu pot. Sicherheitsgefährdungen Pflegebedürftiger in öffentl. Bereichen d. Pflegeeinrichtung bzw. im persönl. (Wohn-)Umfeld.								
	…stellt diese im kollegialen Austausch vor.								
Transporte	…begleitet Pflegebedürftige in komplikationsarmen Situationen inner-u.-außerhalb der Einrichtung bei Ortswechseln u. Transporten unter Einhaltung d. Sicherheitsvorkehrungen.								
	…führt hierzu strukturierte Übergaben durch u. dokumentiert sie.								
Notfälle	…nimmt Abläufe in Notfallsituationen bewusst wahr u. wirkt mit.								
	…reflektiert Sit. unter fachl. Standards u. Perspekt. Betroffener/ Beteiligter.								
	I.5 Menschen aller Altersstufen bei der Lebensgestaltung unterstützen, begleiten und beraten. *Die/der Auszubildende…*								
Biografiearbeit	…führt biografie-/ lebensweltbezog. Gespräche mit Pflegebed.								
	…wertet Informationen unter d. Datenschutz u. pflege-/sozialwissenschaftl. Modellen aus (Bsp. Verlaufskurvenmodell).								
	…integriert die Biografiearbeit in den Pflegeprozess.								
Tagestruktur/Teilhabe	…macht Angebote zur Tagesstruktur für Menschen mit Einschränkungen in ihren Alltagskompetenzen, z. B. durch akut./chron., physisch./ psych. Erkrankungen.								
	…führt dafür eine umfassende Pflegeanamnese- u. diagnostik durch.								
	…organisiert mit Pflegebed./Bezugspers. u. d. Team Aktivitäten zur Teilhabe am gesell./kulturell. Leben (z. B. für Kinder mit langem Klinikaufenthalt, Demenzkranke) u. dokumentiert, evaluiert sie.								
	…kontaktiert Einrichtungen in Rückspr. mit Pflegebed./Bezugspers. u. integriert sie im Pflegeprozess (Bsp. Hospiz, Selbsthilfegruppen).								
	I.6 Entwicklung und Autonomie in der Lebensspanne fördern. *Die/der Auszubildende…*								
Autonomie	…nimmt entwicklungsbed. Anforderungen v. Pflegebedürftigen, ihrem soz. Umfeld u. die fam. Lebenssit. in d. Pflegeanamnese auf u. integriert sie im Pflegeprozess.								
	…nutzt hierbei auch geeignete Erhebungsinstrumente.								
	…integriert rehabilitative Aufgaben in Pflegeprozesse.								
	…recherchiert Hilfsmittel (techn./digitale) zur Kompensation v. nicht (mehr) vorhandenen Alltagskompetenzen je nach Fall.								
	…leitet daraus Anwendungen für Pflegebed./Bezugspersonen ab.								

Kompetenzbereiche *(lt. Rahmenausbildungsplan der Fachkommission nach § 53 PflBG)*		**Selbstreflexion***				**Praxisanleitung***			
	II.1 Kommunikation und Interaktion mit Menschen aller Altersstufen und ihren Bezugspersonen personen- und situationsbezogen gestalten und eine angemessene Information sicherstellen. *Die/der Auszubildende...*								
Kommunikation/Nähe und Distanz	...führt informelle/formelle Gespräche während d. Begleitung v. Pflegebedürftigen (z. B. Alltags-/Aufnahmegespräche).								
	...integriert dabei Prinzipien einer beteiligungsorientierten Gesprächsführung (z. B. zur Absprache v. Pflegezielen).								
	...fördert durch Berührungsinterventionen Wahrnehmungs- u. Ausdrucksmöglichkeit. v. Pflegebed. mit sens./kogn. Defiziten.								
	...nimmt gezielt Kontakt zu Pflegebed. auf, deren Wahrnehmung/Erleben nicht d. eig. Verständnis v. Realität/„Normalität" entspricht (z. B. bei Angststörungen, Depressionen, Demenz).								
	...reflektiert Ansätze d. Interaktions-/Beziehungsgestaltung u. Erfahrung. im koll. Austausch bzgl. Pflegeanamnese u. -diagnostik.								
	...nimmt in ausgewählten Pflegesituationen (stimmt sich hierzu mit PAL ab) bewusst eine personenzentrierte Haltung ein, um eine unterstütz. Beziehung zum Pflegebedürftigen aufzubauen.								
	...berücksichtigt dabei die Balance zw. Nähe u. Distanz sowie die Kurz-/Langfristigkeit des Beziehungsaufbaus.								
	...reflektiert Bziehungsgestaltungen bzgl. beteiligungsorientierter Gesprächsführung (z. B. Verh. Nähe/Distanz, Selbstschutz/Empathie).								
	...macht sich in diesen Interaktionssituationen v. a. die persönl. Anteile bewusst u. sucht Unterstützung im kollegialen Austausch.								
	II.2 Information, Schulung und Beratung bei Menschen aller Altersstufen / Kindern und Jugendlichen / alten Menschen verantwortlich organisieren, gestalten, steuern und evaluieren (bewerten). *Die/der Auszubildende...*								
Information/Schulung	...informiert Pflegebedürftige/Bezugspersonen zu schwierigeren, umfassenden pflege-/gesundheitsbez. Themen.								
	...recherchiert zu Fragen, (z. B. zur persönl. Gesundheitserhaltung, pfleg./med. Versorgung), um fachl. zu antworten.								
	...bereitet Informationen nachvollziehbar/verständlich anhand v. didakt./method. Grundprinzipien auf.								
	...plant, führt, dokumentiert u. evaluiert formelle Informationsgespräche bzgl. kogn./psych. Fähigkeiten zur Informationsverarbeitung sowie beteiligungsorientierter Gesprächsführung.								
	...wählt fallbezogen sinnvolle Angebote der (Mikro-)Schulung zu spezifischen Aktivitäten d. Selbstversorgung sowie zu einfachen krankheits- u. therapiebedingten Anforderungen aus.								
	...passt Angebote situativ an, dokumentiert u. evaluiert sie.								

* Kompetenz ist nicht ausgeprägt, keine Grundkenntnisse vorhanden
Kompetenz ausgeprägt, Fachkenntnisse sichtbar
Kompetenz gering ausgeprägt, Grundkenntnisse vorhanden
Kompetenz deutlich ausgeprägt, sichere Anwendung, fachlich begründetes Handeln

Kompetenzbereiche *(lt. Rahmenausbildungsplan der Fachkommission nach § 53 PflBG)*		**Selbstreflexion***				**Praxisanleitung***			
	II.3 Ethisch reflektiert handeln. *Die/der Auszubildende...*								
Ethik	...erkennt zentrale Wertvorstellungen d. Pflege in verschiedenen Versorgungssituationen, benennt sie u. orientiert sich daran.								
	...erkennt Konflikte/Dilemmata in Pflegesituationen, v. a. bei schwerstkranken/sterbenden Menschen diversen Alters.								
	...sucht zu ausgewählten Dilemmasituationen d. kolleg. Austausch in Fragen d. Urteilsbildung/Entscheidungsfindung.								
	...wägt im Einzelfall zw. der Anerkennung v. Autonomie und den Prinzipien v. Schutz u. Sicherheit ab.								
	III.1 Verantwortung in der Organisation des qualifikationsheterogenen Pflegeteams übernehmen. *Die/der Auszubildende...*								
Arbeitsorganisation	...vergleicht Strukturen des Praxiseinsatzes mit denen anderer Einsatzbereiche (z. B. zu Rollen u. Aufg. inter-/intraprof Arbeit).								
	...berücksichtigt bei d. Abstimmung v. Arbeitsprozessen u. Aufgaben die Verantwortungs- u. Aufgabenbereiche im intraprof. Team.								
	...stellt bei Problemen Verbesserungsansätze intern zur Diskussion.								
	...integriert sich ins Team u. reflektiert dabei auch (selbst-)kritisch im kolleg. Austausch eig. Strategien kollegialer Beziehungsgestaltung.								
	...nimmt Teamentwicklungsprozesse wahr u. bringt sich ein (z. B. Lösungen für Konflikte im Team mit PAL reflektieren u. umsetzen).								
	...wirkt an der Einarbeitung v. Auszubildenden im ersten Ausbildungsjahr bzw. Praktikant*innen mit.								
	...leitet verschied. kollegiale Gruppen zu Aspekten pfleg. Handelns an (z. B. zu rückengerechter Arbeitsweise) u. evaluiert durch Feedback.								
	...erfährt Prozesse kolleg. Beratung u./o. Supervision im Pflegeteam.								
	III.2 Ärztliche Anordnungen im Pflegekontext eigenständig durchführen. *Die/der Auszubildende...*								
Hygiene	...beachtet umfassend die Anforderungen der Hygiene.								
	...organisiert das Hygienehandeln mithilfe der Hygienepläne.								
	...nimmt Unterschiede zw. Versorgungsbereichen wahr, benennt u. ordnet sie fachlich begründet durch interne/externe Leitlinien ein.								
	...reflektiert die persönliche Compliance in der Umsetzung von Hygienerichtlinien im kolleg. Austausch mit der Praxisanleitung.								
Ärztl. Anordnungen	...gewinnt fallbezogen Informationen zu Krankheitsbildern, med. Diagnostik u. Therapie (z. B. durch Teiln. an ärztl. Visiten, Begl. zu Arztbesuchen, Einblicke med. Dokumente) u. ordnet sie ein.								
	...wirkt bei schwerstkranken/sterbenden Menschen an der Durchführung ärztl. Anordnungen palliativmed. Diagnostik/Therapie mit.								
	...führt med. Verordnungen in stabilen gesundheitl. Sit. durch.								
	...erweitert schrittweise Kenntnisse/Fertigkeiten pfleg. Aufgaben durch Mitwirkung bei d. med. Versorgung (z. B. Verabreichen v. Sondenkost, Stomapflege, Legen eines Blasenverweilkatheters).								

Kompetenzbereiche *(lt. Rahmenausbildungsplan der Fachkommission nach § 53 PflBG)*		**Selbstreflexion***				**Praxisanleitung***			
Wunden	...schätzt chronische Wunden ein.								
	...wendet Grundprinzipien der Wundversorgung orientiert an Leitlinien/ Standards an.								
	III.3 **In interdisziplinären Teams an der Versorgung und Behandlung von Menschen aller Altersstufen mitwirken und Kontinuität an Schnittstellen sichern.** *Die/der Auszubildende...*								
Teamarbeit	...erfasst Strukturen der intra-/interprof. Zusammenarbeit u. übernimmt Teilaufgaben bezgl. (mit-) verantworteter Pflegeprozesse (z. B. mit Haus-, Fachärzten, Therapeuten, Beratungsstellen, Hospizen).								
	...nimmt an Fallbesprechungen, Ethikkomitees im intra-/interdiszipl. Team teil u. bringt eig. Sichtweisen zum Pflegeprozess ein.								
	IV.1 **Die Qualität der pflegerischen Leistungen und der Versorgung in den verschiedenen Institutionen sicherstellen.** *Die/der Auszubildende...*								
Pflegequalität	...beobachtet Akzeptanz/Anwendung evidenzbas. Leitl./Standards.								
	...bezieht das eigene Handeln in der Pflegeprozessgestaltung auf Erkenntnisse aus: Theorieunterricht, Expertenstandards, Leitlinien.								
	...nimmt an akt. Prozessen/Maßn. zur internen Qualitätssicherung teil (z. B. bei Implementierung v. Expertenstandards, Umsetzung v. Angeboten zur Partizipation Pflegebed., Einführung v. Pflegevisiten).								
	IV.2 **Versorgungskontexte und Systemzusammenhänge im Pflegehandeln berücksichtigen und dabei ökonomische und ökologische Prinzipien beachten.** *Die/der Auszubildende...*								
Ökonomie/Ökologie	...formuliert rechtl. Fragen, die sich situativ ergeben (z. B. zu haftungs- o. arbeitsrechtl. Probl.) u. klärt sie durch: Recherche, Austausch.								
	...sammelt fallbezogen wichtige Informationen für rechtl./finanzielle Möglichkeiten weiterer Versorgung (z. B. für ein Informationsgespräch bei d. Entlassungsplanung).								
	...spricht situativ ökologische Fragen an, recherchiert/reflektiert Lösungsmöglichkeiten bzw. arbeitet sie im kollegialen Diskurs auf (z. B. bei Entsorgung v. Problemabfällen, der Sammlung/Aufarbeitung v. Wertstoffen, bei Energieeinsparmöglichkeiten).								
	V.1 **Verantwortung für die Entwicklung (lebenslangen Lernens) der eigenen Persönlichkeit sowie das berufliche Selbstverständnis übernehmen.** *Die/der Auszubildende...*								
Evidenzbasierte Pflege	...hinterfragt u. begründet eig. Handeln im Pflegeprozess durch: im Theorieunterricht erlernte pflege- u. bezugswissenschaftl. Konzepte, Modelle, Studien (z. B. Publikationen in Expertenstandards).								
	...entdeckt/fixiert Fragen/Widersprüche in Pflegeprozessen, die durch pflegewissenschaftliche Studien Klärungsbedarf haben.								

* Kompetenz ist nicht ausgeprägt, keine Grundkenntnisse vorhanden
Kompetenz gering ausgeprägt, Grundkenntnisse vorhanden
Kompetenz ausgeprägt, Fachkenntnisse sichtbar
Kompetenz deutlich ausgeprägt, sichere Anwendung, fachlich begründetes Handeln

Kompetenzbereiche *(lt. Rahmenausbildungsplan der Fachkommission nach § 53 PflBG)*		**Selbstreflexion***				**Praxisanleitung***			
		🏆	🏆	🏆	🏆	🏆	🏆	🏆	🏆
V.2 Verantwortung für die Entwicklung (lebenslangen Lernens) der eigenen Persönlichkeit sowie das berufliche Selbstverständnis übernehmen. *Die/der Auszubildende...*									
Selbstmanagement	...nimmt eig. Fragen aus Arbeitsprozessen, Konflikt-/ Dilemmasituationen des Berufsalltags wahr u. findet Lösungswege mithilfe Informations-/ Kommunikationstechnologien u. kolleg. Austausch.								
	...integriert gesundheitsfördernde Maßnahmen in d. Pflegealltag u. reflektiert diese an Beispielen (z. B. zum rückengerechten Arbeiten, Zeitmanagement, Umgang mit physisch./psych. Belastungen).								
	...gestaltet Arbeitsprozesse bewusst selbstfürsorglich präventiv u. setzt unterstützende Hilfsmittel ein.								
	...sucht nach persönl. Lösungswegen für den Umgang mit Konflikten/ Spannungen im Ausbildungs-/Berufsalltag (z. B. durch kolleg. Beratung, Supervision).								
	...reflektiert eig. Lernproz. u. erlangte/ noch offene Komp.								
	...verfolgt bewusst Strategien zum Kompetenzerwerb.								
	...sucht d. Austausch im Pflegeteam, um d. eig. Sicht auf aktuelle berufspolitische Fragen zu erweitern.								
	...reflektiert im kollegialen Austausch anhand von Beispielen die Wirkung und Ästhetik professioneller Pflege.								

* 🏆 Kompetenz ist nicht ausgeprägt, keine Grundkenntnisse vorhanden
🏆 Kompetenz gering ausgeprägt, Grundkenntnisse vorhanden
🏆 Kompetenz ausgeprägt, Fachkenntnisse sichtbar
🏆 Kompetenz deutlich ausgeprägt, sichere Anwendung, fachlich begründetes Handeln

Anmerkungen

Praxiseinsatzbewertung unter Berücksichtigung der Kompetenzeinschätzung
(qualifizierte Leistungseinschätzung lt. § 6 Absatz 2 PflAPrV):

☐ 1 **(sehr gut)**	☐ 2 **(gut)**	☐ 3 **(befriedigend)**	☐ 4 **(ausreichend)**	☐ 5 **(mangelhaft)**	☐ 6 **(ungenügend)**
Die Leistung entsprach den Anforderungen in besonderem Maß.	*Die Leistung entsprach voll den Anforderungen.*	*Die Leistung entsprach im Allgemeinen den Anforderungen.*	*Die Leistung wies zwar Mängel auf, entsprach aber im Ganzen noch den Anforderungen.*	*Die Leistung entsprach nicht den Anforderungen, ließ jedoch die notwendigen Grundkenntnisse erkennen, um die Mängel in absehbarer Zeit zu beheben.*	*Die Leistung entsprach den Anforderungen nicht. Selbst die Grundkenntnisse waren so lückenhaft, dass die Mängel in absehbarer Zeit nicht behoben werden können.*

Verbale Gesamteinschätzung:

Fehlzeiten siehe Einsatznachweis

Datum/Unterschrift Praxisanleitung
[Stempel Praxiseinrichtung]

Datum/Unterschrift Auszubildende/r

Unterschrift Kursleitung (zur Kenntnis)

Diese Vorlage kann auch über den Webcode-Bereich ausgedruckt, separat ausgefüllt und aufbewahrt werden, falls Auszubildende keine Praxiseinsatzbewertungen im Heft wünschen.

Einsatznachweis 2 – Pflichteinsätze: Zweites Ausbildungsdrittel

Name, Vorname: ______________________________
(Auszubildende/r)

Einsatzort: ______________________________
(Praxiseinrichtung mit Anschrift)

____

____

Versorgungsbereich:

☐ stationäre Akutpflege ☐ stationäre Langzeitpflege ☐ ambulante Akut-/Langzeitpflege

Einsatzzeitraum vom: ______________ bis: ______________

Geplante Praxiszeit: ______________ h Absolvierte Praxiszeit: ______________ h

Fehlzeiten: ______________ h (davon unentschuldigt: ______________ h)

Praxisanleitungszeit: ______________ h (mind. 10 % der Einsatzzeit)

Praxisanleiter/in: ______________________________

Weitere Ansprechpartner/innen für Praxisanleitung während des Einsatzes:

____

Praxisbegleitung erfolgte durch: ______________________________
(Name der/des Lehrenden der Pflegeschule)

____
Stempel/Unterschrift Praxiseinrichtung

____
Unterschrift Kursleitung (zur Kenntnis)

____
Unterschrift Auszubildende/r bzw. gesetzl. Vertreter
(zur Kenntnis)

Erstgespräch (geführt am:____________________)

Vom Auszubildenden im Vorfeld auszufüllen:	
Erwartungen Ich möchte in diesem Einsatz lernen... Ich freue mich auf... /Das sind meine Vorstellungen...	**Hintergrundwissen Theorie** Schwerpunktthemen im Unterricht vor dem Einsatz
Selbstreflexion	
In diesen Bereichen/ Themen kenne ich mich schon aus... Ich habe Vorerfahrungen (Bsp. Praktika)...	In diesen Bereichen/ Themen bin ich noch unsicher... Ich habe noch Fragen zu...
Lern- und Arbeitsaufgaben: Für diesen Einsatz bringe ich Aufgaben von der Schule mit: ☐ Nein ☐ Ja *(Meine Praxisanleitung ist informiert)*	

Von der Praxisanleitung auszufüllen:	
Lernangebot Das bietet unser Einsatzbereich... Das kann hier kennengelernt und geübt werden...	**Erwartungen** Wir erwarten von Auszubildenden... Das setzen wir voraus...
☐ Arbeits- und Lernaufgaben *(siehe Tab. Kap. 4)* sind geplant und notiert.	
Gemeinsame Vereinbarungen/Zielsetzungen:	
Termin Zwischengespräch (optional):	**Termin Abschlussgespräch:**

Unterschrift Auszubildende/r

Unterschrift Praxisanleitung

Zwischengespräch (geführt am:_______________)

Vom Auszubildenden im Vorfeld auszufüllen:	
Reflexion Zusammenarbeit	
Eigenes Arbeits- und Lernverhalten	Teamarbeit und Anleitungssituationen
Reflexion vereinbarter Ziele	
Das konnte ich erfolgreich umsetzen...	Das konnte ich nur teilweise/noch nicht erreichen...
Anmerkungen Das habe ich bisher mitgenommen.../Das würde ich mir für die weitere Einsatzzeit wünschen...	

Von der Praxisanleitung auszufüllen:	
Reflexion vereinbarter Ziele	
Das konnte bisher umgesetzt werden...	Das konnte nur teilweise/noch nicht umgesetzt werden...
Feedback	
Zusammenarbeit	Kompetenzentwicklung
	☐ aktuellen Stand der Kompetenzeinschätzung besprochen ☐ aktuellen Stand der Arbeits- u. Lernaufgaben besprochen/ergänzt
Gemeinsame Vereinbarungen für den weiteren Einsatzverlauf	

Unterschrift Auszubildende/r

Unterschrift Praxisanleitung

Abschlussgespräch (geführt am:_____________________)

Vom Auszubildenden im Vorfeld auszufüllen:	
Reflexion Zusammenarbeit	
Eigenes Arbeits- und Lernverhalten	Teamarbeit und Anleitungssituationen
Reflexion vereinbarter Ziele	
Das konnte ich erfolgreich umsetzen...	Das konnte ich nur teilweise/noch nicht erreichen...
Anmerkungen Das habe ich aus diesem Einsatz mitgenommen... Das fand ich sehr gut/lernförderlich.../Das fand ich schade und habe folgende Verbesserungsvorschläge...	

Von der Praxisanleitung auszufüllen:	
Reflexion vereinbarter Ziele	
Das konnte erfolgreich umgesetzt werden...	Hier gibt es noch Unterstützungs-/Übungsbedarf...
Feedback	
Zusammenarbeit	Kompetenzentwicklung
	☐ Kompetenzeinschätzung vollständig ausgefüllt ☐ Praxiseinsatzbewertung liegt vor ☐ Ergebnisse (Kompetenzeinschätzung & Praxiseinsatzbewertung) mit der/dem Auszubildenden besprochen ☐ Arbeits- u. Lernaufgaben notiert und umgesetzt ☐ Lern- u. Arbeitsaufgaben bearbeitet
Empfehlungen für weitere Praxiseinsätze bzw. persönliche Entwicklung	
☐ Einsatznachweis ist ausgefüllt und unterschrieben/gestempelt ☐ Dienstzeitnachweise sind von der Praxiseinrichtung mit Unterschrift/Stempel bestätigt ☐ Praxisanleitungen sind dokumentiert Nachweise wurden vom Auszubildenden, soweit möglich, eigenverantwortlich und sorgfältig geführt ☐ ja ☐ nein	

_____________________ Unterschrift Auszubildende/r

_____________________ Unterschrift Praxisanleitung

Kompetenzeinschätzungen mit Praxiseinsatzbewertung: Pflichteinsatz (Zweites Ausbildungsdrittel)

Kompetenzbereiche *(lt. Rahmenausbildungsplan der Fachkommission nach § 53 PflBG)*		**Selbstreflexion***				**Praxisanleitung***			
	I.1 Die Pflege von Menschen aller Altersstufen verantwortlich planen, organisieren, gestalten, durchführen, steuern und evaluieren (bewerten). *Die/der Auszubildende...*								
Pflegeplanung	...kann das Pflegekonzept d. Bereiches mit anderen vergleichen.								
	...stellt den Pflegebedarf mittelgradig Pflegebedürftiger bei Neuaufnahmen o. bei Situationsänderung fest.								
	...setzt notw. Pflegeziele, wählt geeign. Pflegemaßn. u. führt sie durch.								
	...bespricht sich dabei mit Pflegeteam, Pflegebed./Bezugspersonen.								
	...überprüft kontinuierlich die Wirksamkeit der Pflegeinterventionen.								
	...dokumentiert die Pflege/beobachtete Veränderungen digital/analog.								
Entlas-sung	...erfasst fallbezogen das Entlassungs-/Überleitungsmanagement zw. Versorgungsbereichen aus unterschiedl. Perspektiven und wirkt mit.								
	I.2 Pflegeprozesse und Pflegediagnostik bei Menschen aller Altersstufen mit gesundheitlichen Problemlagen planen, organisieren, gestalten, durchführen, steuern und evaluieren (bewerten) unter dem Fokus von Gesundheitsförderung und Prävention. *Die/der Auszubildende...*								
Vitalzeichen	...erhebt systematisch Veränderungen d. Gesundheitszustandes anhand verschiedener Vitalzeichen, Laborwerte u. Beobachtungen.								
	...kann diese beschreiben u. mit Arzt-/Pflegeberichten deuten.								
	...erkennt klin. Auffälligkeiten v. Pflegebedürftigen mit med. Diagnosen o. akuten Pflegephänomenen u. kann sie einordnen/erklären.								
Mobiliät	...erhebt Bewegungs-, Lage- u. Haltungsmuster bei gesundheitl. Problemlagen (z. B. angeborene Fehlstellungen) durch Assessments.								
	...kann die Erhebungen anhand v. Wissen interpretieren u. Bewegungsressourcen durch gezielte Pflegeinterventionen mit Therapeuten fördern/ausbauen.								
	...beachtet bei Menschen mit Bewegungseinschränkungen rehabilitative Aspekte im Pflegeprozess und nutzt spez. Assessmentinstrumente.								
	...spricht Pflegebedürftige u. a. auf gesundheitsförd./-hemmendes Verhalten, eig. Überzeugungen u. soziale Ressourcen an.								
	...bündelt Informationen u. schätzt sie für Pflegediagnosen ein.								
	...bespricht mit Pflegebed. real. Ziele u. gesundheitsförderl./präventive Maßnahmen, um akzept. Interventionen auszuwählen.								
	...evaluiert mit Pflegebedürftigen d. Wirksamkeit d. Interventionen.								
	...nutzt dabei ggf. Gesundheits-Apps o. andere digitale Begleiter.								

Kompetenzbereiche *(lt. Rahmenausbildungsplan der Fachkommission nach § 53 PflBG)*		**Selbstreflexion***				**Praxisanleitung***			
Allg. /prä-u. postoperative Pflege	...unterstützt mittelgradig Pflegebedürftige in der Mobilität, der Selbstversorgung, Krankheitsbewältigung u. bei Therapien.								
	...richtet Pflegehandeln an d. gesundheitl. Situation/d. Bedürfnissen Pflegebedürftiger aus.								
	...kann in neuen/unbek. Problemlagen wichtiges Wissen herleiten u. durch Recherche selbständig erweitern (z. B. zu Pflegediagnostik, Pflegeinterventionen, Krankheitsbild, med. Diagnostik/Therapie).								
	...baut neue Handlungskomp. durch intraprof. Dialog auf.								
	...versorgt Menschen mit chirurg. Routine-Eingriffen prä-/postoperativ (plant Pflegeproz., setz um, evaluiert, dokumentiert).								
	...nutzt dabei u. a. Behandlungspfade, Wissensrecherche.								
Psychiatrische Pflege	...versorgt Menschen mit typ. Pflegediagnosen in Verbindung mit häufigen psych./(geronto-)psychiatr. Erkrankungen u. kogn. Defiziten, z. B. bei Entw.- u. Verhaltensstörungen, Depression, Demenz (plant Pflegeproz., achtet auf Beziehungsgestaltung, evaluiert, dokumentiert).								
	...nutzt hierzu die bisher erworbenen Kenntnisse aus Theorie u. Praxis.								
	...bezieht Bezugspersonen in die Pflege mit ein (fragt nach, leitet an).								
	I.3 **Pflegeprozesse und Pflegediagnostik von Menschen aller Altersstufen in hoch belasteten und kritischen Lebenssituationen verantwortlich planen, organisieren, gestalten, durchführen, steuern und evaluieren.** *Die/der Auszubildende...*								
Pflege Schwerstkranker/Sterbender	...setzt körperbezog. Interventionen zur Förderung psych./ physisch. Wohlbefindens bei schwer pflegebedürftigen u./o. wahrnehmungsbeeinträchtigten Menschen fachl. begründet um.								
	...erkennt/respektiert spez. Bedürfnisse schwerstkranker/ sterbender Menschen in ihren relig., kulturell. u. milieuspezif. Dimensionen.								
	...sucht Wege für deren Unterstützung u. orientiert sich dabei an Modellen palliativer Versorgung (Gestaltung indiv. Pflegeprozesse).								
	...schätzt Phasen der Krankheitsbewältigung ein u. unterstützt durch Strategien. (z. B. im Hinblick auf die Sinnsuche).								
	...begegnet Schmerz/ Leid v. Pflegebed./ Bezugspers. verständnisvoll.								
	...benennt/reflektiert herausfordernde Gespräche im kolleg. Austausch (z. B. Reaktion auf infauste Diagnose, Beileid aussprechen).								
	...reflektiert Kongruenz/Empathie hinsichtlich ihrer Wirkung für sich selbst u. am Pflegeprozess Beteiligter im kolleg. Austausch.								

* Kompetenz ist nicht ausgeprägt, keine Grundkenntnisse vorhanden
Kompetenz gering ausgeprägt, Grundkenntnisse vorhanden
Kompetenz ausgeprägt, Fachkenntnisse sichtbar
Kompetenz deutlich ausgeprägt, sichere Anwendung, fachlich begründetes Handeln

Kompetenzbereiche *(lt. Rahmenausbildungsplan der Fachkommission nach § 53 PflBG)*		Selbstreflexion*				Praxisanleitung*			
	I.4 **In lebensbedrohlichen sowie in Krisen- oder Katastrophensituationen zielgerichtet handeln.** *Die/der Auszubildende...*								
Risikomanagement	...erkennt d. Institutions-/Organisations- u. Sicherheitsstruktur im Vergleich zu anderen Einsatzbereichen u. kann diese einordnen/erklären (Fokus Pat.sicherheit, Arbeitsschutz).								
	...recherchiert, passt an / entwickelt (techn.) Lösungsansätze zu pot. Sicherheitsgefährdungen Pflegebedürftiger in öffentl. Bereichen d. Pflegeeinrichtung bzw. im persönl. (Wohn-)Umfeld.								
	...stellt diese im kollegialen Austausch vor.								
Transporte	...begleitet Pflegebedürftige in komplikationsarmen Situationen inner-u.-außerhalb der Einrichtung bei Ortswechseln u. Transporten unter Einhaltung d. Sicherheitsvorkehrungen.								
	...führt hierzu strukturierte Übergaben durch u. dokumentiert sie.								
Notfälle	...nimmt Abläufe in Notfallsituationen bewusst wahr u. wirkt mit.								
	...reflektiert Sit. unter fachl. Standards u. Perspekt. Betroffener/Beteiligter.								
	I.5 **Menschen aller Altersstufen bei der Lebensgestaltung unterstützen, begleiten und beraten.** *Die/der Auszubildende...*								
Biografiearbeit	...führt biografie-/ lebensweltbezog. Gespräche mit Pflegebed.								
	...wertet Informationen unter d. Datenschutz u. pflege-/sozialwissenschaftl. Modellen aus (Bsp. Verlaufskurvenmodell).								
	...integriert die Biografiearbeit in den Pflegeprozess.								
Tagestruktur/Teilhabe	...macht Angebote zur Tagesstruktur für Menschen mit Einschränkungen in ihren Alltagskompetenzen, z.B. durch akut./chron., physisch./psych. Erkrankungen.								
	...führt dafür eine umfassende Pflegeanamnese- u. diagnostik durch.								
	...organisiert mit Pflegebed./Bezugspers. u. d. Team Aktivitäten zur Teilhabe am gesell./kulturell. Leben (z.B. für Kinder mit langem Klinikaufenthalt, Demenzkranke) u. dokumentiert, evaluiert sie.								
	...kontaktiert Einrichtungen in Rückspr. mit Pflegebed./Bezugspers. u. integriert sie im Pflegeprozess (Bsp. Hospiz, Selbsthilfegruppen).								
	I.6 **Entwicklung und Autonomie in der Lebensspanne fördern.** *Die/der Auszubildende...*								
Autonomie	...nimmt entwicklungsbed. Anforderungen v. Pflegebedürftigen, ihrem soz. Umfeld u. die fam. Lebenssit. in d. Pflegeanamnese auf u. integriert sie im Pflegeprozess.								
	...nutzt hierbei auch geeignete Erhebungsinstrumente.								
	...integriert rehabilitative Aufgaben in Pflegeprozesse.								
	...recherchiert Hilfsmittel (techn./digitale) zur Kompensation v. nicht (mehr) vorhandenen Alltagskompetenzen je nach Fall.								
	...leitet daraus Anwendungen für Pflegebed./Bezugspersonen ab.								

Kompetenzbereiche	(lt. Rahmenausbildungsplan der Fachkommission nach § 53 PflBG)	Selbstreflexion*				Praxisanleitung*			
	II.1 Kommunikation und Interaktion mit Menschen aller Altersstufen und ihren Bezugspersonen personen- und situationsbezogen gestalten und eine angemessene Information sicherstellen. *Die/der Auszubildende...*								
Kommunikation/Nähe und Distanz	...führt informelle/formelle Gespräche während d. Begleitung v. Pflegebedürftigen (z. B. Alltags-/Aufnahmegespräche).								
	...integriert dabei Prinzipien einer beteiligungsorientierten Gesprächsführung (z. B. zur Absprache v. Pflegezielen).								
	...fördert durch Berührungsinterventionen Wahrnehmungs- u. Ausdrucksmöglichkeit. v. Pflegebed. mit sens./kogn. Defiziten.								
	...nimmt gezielt Kontakt zu Pflegebed. auf, deren Wahrnehmung/Erleben nicht d. eig. Verständnis v. Realität/„Normalität" entspricht (z. B. bei Angststörungen, Depressionen, Demenz).								
	...reflektiert Ansätze d. Interaktions-/Beziehungsgestaltung u. Erfahrung. im koll. Austausch bzgl. Pflegeanamnese u. -diagnostik.								
	...nimmt in ausgewählten Pflegesituationen (stimmt sich hierzu mit PAL ab) bewusst eine personenzentrierte Haltung ein, um eine unterstütz. Beziehung zum Pflegebedürftigen aufzubauen.								
	...berücksichtigt dabei die Balance zw. Nähe u. Distanz sowie die Kurz-/Langfristigkeit des Beziehungsaufbaus.								
	...reflektiert Bziehungsgestaltungen bzgl. beteiligungsorientierter Gesprächsführung (z. B. Verh. Nähe/Distanz, Selbstschutz/Empathie).								
	...macht sich in diesen Interaktionssituationen v. a. die persönl. Anteile bewusst u. sucht Unterstützung im kollegialen Austausch.								
	II.2 Information, Schulung und Beratung bei Menschen aller Altersstufen / Kindern und Jugendlichen / alten Menschen verantwortlich organisieren, gestalten, steuern und evaluieren (bewerten). *Die/der Auszubildende...*								
Information/Schulung	...informiert Pflegebedürftige/Bezugspersonen zu schwierigeren, umfassenden pflege-/gesundheitsbez. Themen.								
	...recherchiert zu Fragen, (z. B. zur persönl. Gesundheitserhaltung, pfleg./med. Versorgung), um fachl. zu antworten.								
	...bereitet Informationen nachvollziehbar/verständlich anhand v. didakt./method. Grundprinzipien auf.								
	...plant, führt, dokumentiert u. evaluiert formelle Informationsgespräche bzgl. kogn./psych. Fähigkeiten zur Informationsverarbeitung sowie beteiligungsorientierter Gesprächsführung.								
	...wählt fallbezogen sinnvolle Angebote der (Mikro-)Schulung zu spezifischen Aktivitäten d. Selbstversorgung sowie zu einfachen krankheits- u. therapiebedingten Anforderungen aus.								
	...passt Angebote situativ an, dokumentiert u. evaluiert sie.								

* Kompetenz ist nicht ausgeprägt, keine Grundkenntnisse vorhanden
Kompetenz gering ausgeprägt, Grundkenntnisse vorhanden
Kompetenz ausgeprägt, Fachkenntnisse sichtbar
Kompetenz deutlich ausgeprägt, sichere Anwendung, fachlich begründetes Handeln

	Kompetenzbereiche *(lt. Rahmenausbildungsplan der Fachkommission nach § 53 PflBG)*	**Selbstreflexion***				**Praxisanleitung***			
	II.3 Ethisch reflektiert handeln. *Die/der Auszubildende...*								
Ethik	...erkennt zentrale Wertvorstellungen d. Pflege in verschiedenen Versorgungssituationen, benennt sie u. orientiert sich daran.								
	...erkennt Konflikte/Dilemmata in Pflegesituationen, v. a. bei schwerstkranken/sterbenden Menschen diversen Alters.								
	...sucht zu ausgewählten Dilemmasituationen d. kolleg. Austausch in Fragen d. Urteilsbildung/Entscheidungsfindung.								
	...wägt im Einzelfall zw. der Anerkennung v. Autonomie und den Prinzipien v. Schutz u. Sicherheit ab.								
	III.1 Verantwortung in der Organisation des qualifikationsheterogenen Pflegeteams übernehmen. *Die/der Auszubildende...*								
Arbeitsorganisation	...vergleicht Strukturen des Praxiseinsatzes mit denen anderer Einsatzbereiche (z. B. zu Rollen u. Aufg. inter-/intraprof Arbeit).								
	...berücksichtigt bei d. Abstimmung v. Arbeitsprozessen u. Aufgaben die Verantwortungs- u. Aufgabenbereiche im intraprof. Team.								
	...stellt bei Problemen Verbesserungsansätze intern zur Diskussion.								
	...integriert sich ins Team u. reflektiert dabei auch (selbst-)kritisch im kolleg. Austausch eig. Strategien kollegialer Beziehungsgestaltung.								
	...nimmt Teamentwicklungsprozesse wahr u. bringt sich ein (z. B. Lösungen für Konflikte im Team mit PAL reflektieren u. umsetzen).								
	...wirkt an der Einarbeitung v. Auszubildenden im ersten Ausbildungsjahr bzw. Praktikant*innen mit.								
	...leitet verschied. kollegiale Gruppen zu Aspekten pfleg. Handelns an (z. B. zu rückengerechter Arbeitsweise) u. evaluiert durch Feedback.								
	...erfährt Prozesse kolleg. Beratung u./o. Supervision im Pflegeteam.								
	III.2 Ärztliche Anordnungen im Pflegekontext eigenständig durchführen. *Die/der Auszubildende...*								
Hygiene	...beachtet umfassend die Anforderungen der Hygiene.								
	...organisiert das Hygienehandeln mithilfe der Hygienepläne.								
	...nimmt Unterschiede zw. Versorgungsbereichen wahr, benennt u. ordnet sie fachlich begründet durch interne/externe Leitlinien ein.								
	...reflektiert die persönliche Compliance in der Umsetzung von Hygienerichtlinien im kolleg. Austausch mit der Praxisanleitung.								
Ärztl. Anordnungen	...gewinnt fallbezogen Informationen zu Krankheitsbildern, med. Diagnostik u. Therapie (z. B. durch Teiln. an ärztl. Visiten, Begl. zu Arztbesuchen, Einblicke med. Dokumente) u. ordnet sie ein.								
	...wirkt bei schwerstkranken/sterbenden Menschen an der Durchführung ärztl. Anordnungen palliativmed. Diagnostik/Therapie mit.								
	...führt med. Verordnungen in stabilen gesundheitl. Sit. durch.								
	...erweitert schrittweise Kenntnisse/Fertigkeiten pfleg. Aufgaben durch Mitwirkung bei d. med. Versorgung (z. B. Verabreichen v. Sondenkost, Stomapflege, Legen eines Blasenverweilkatheters).								

Kompetenzbereiche *(lt. Rahmenausbildungsplan der Fachkommission nach § 53 PflBG)*		**Selbstreflexion***				**Praxisanleitung***			
Wunden	...schätzt chronische Wunden ein.								
	...wendet Grundprinzipien der Wundversorgung orientiert an Leitlinien/ Standards an.								
	III.3 **In interdisziplinären Teams an der Versorgung und Behandlung von Menschen aller Altersstufen mitwirken und Kontinuität an Schnittstellen sichern.** *Die/der Auszubildende...*								
Teamarbeit	...erfasst Strukturen der intra-/interprof. Zusammenarbeit u. übernimmt Teilaufgaben bezgl. (mit-) verantworteter Pflegeprozesse (z. B. mit Haus-, Fachärzten, Therapeuten, Beratungsstellen, Hospizen).								
	...nimmt an Fallbesprechungen, Ethikkomitees im intra-/interdiszipl. Team teil u. bringt eig. Sichtweisen zum Pflegeprozess ein.								
	IV.1 **Die Qualität der pflegerischen Leistungen und der Versorgung in den verschiedenen Institutionen sicherstellen.** *Die/der Auszubildende...*								
Pflegequalität	...beobachtet Akzeptanz/Anwendung evidenzbas. Leitl./Standards.								
	...bezieht das eigene Handeln in der Pflegeprozessgestaltung auf Erkenntnisse aus: Theorieunterricht, Expertenstandards, Leitlinien.								
	...nimmt an akt. Prozessen/Maßn. zur internen Qualitätssicherung teil (z. B. bei Implementierung v. Expertenstandards, Umsetzung v. Angeboten zur Partizipation Pflegebed., Einführung v. Pflegevisiten).								
	IV.2 **Versorgungskontexte und Systemzusammenhänge im Pflegehandeln berücksichtigen und dabei ökonomische und ökologische Prinzipien beachten.** *Die/der Auszubildende...*								
Ökonomie/Ökologie	...formuliert rechtl. Fragen, die sich situativ ergeben (z. B. zu haftungs- o. arbeitsrechtl. Probl.) u. klärt sie durch: Recherche, Austausch.								
	...sammelt fallbezogen wichtige Informationen für rechtl./finanzielle Möglichkeiten weiterer Versorgung (z. B. für ein Informationsgespräch bei d. Entlassungsplanung).								
	...spricht situativ ökologische Fragen an, recherchiert/reflektiert Lösungsmöglichkeiten bzw. arbeitet sie im kollegialen Diskurs auf (z. B. bei Entsorgung v. Problemabfällen, der Sammlung/Aufarbeitung v. Wertstoffen, bei Energieeinsparmöglichkeiten).								
	V.1 **Verantwortung für die Entwicklung (lebenslangen Lernens) der eigenen Persönlichkeit sowie das berufliche Selbstverständnis übernehmen.** *Die/der Auszubildende...*								
Evidenzbasierte Pflege	...hinterfragt u. begründet eig. Handeln im Pflegeprozess durch: im Theorieunterricht erlernte pflege- u. bezugswissenschaftl. Konzepte, Modelle, Studien (z. B. Publikationen in Expertenstandards).								
	...entdeckt/fixiert Fragen/Widersprüche in Pflegeprozessen, die durch pflegewissenschaftliche Studien Klärungsbedarf haben.								

* Kompetenz ist nicht ausgeprägt, keine Grundkenntnisse vorhanden
Kompetenz gering ausgeprägt, Grundkenntnisse vorhanden
Kompetenz ausgeprägt, Fachkenntnisse sichtbar
Kompetenz deutlich ausgeprägt, sichere Anwendung, fachlich begründetes Handeln

Kompetenzbereiche *(lt. Rahmenausbildungsplan der Fachkommission nach § 53 PflBG)*		**Selbstreflexion***				**Praxisanleitung***			
		🏆	🏆	🏆	🏆	🏆	🏆	🏆	🏆
	V.2 Verantwortung für die Entwicklung (lebenslangen Lernens) der eigenen Persönlichkeit sowie das berufliche Selbstverständnis übernehmen. *Die/der Auszubildende...*								
Selbstmanagement	...nimmt eig. Fragen aus Arbeitsprozessen, Konflikt-/ Dilemmasituationen des Berufsalltags wahr u. findet Lösungswege mithilfe Informations-/ Kommunikationstechnologien u. kolleg. Austausch.								
	...integriert gesundheitsfördernde Maßnahmen in d. Pflegealltag u. reflektiert diese an Beispielen (z. B. zum rückengerechten Arbeiten, Zeitmanagement, Umgang mit physisch./psych. Belastungen).								
	...gestaltet Arbeitsprozesse bewusst selbstfürsorglich präventiv u. setzt unterstützende Hilfsmittel ein.								
	...sucht nach persönl. Lösungswegen für den Umgang mit Konflikten/ Spannungen im Ausbildungs-/Berufsalltag (z. B. durch kolleg. Beratung, Supervision).								
	...reflektiert eig. Lernproz. u. erlangte/ noch offene Komp.								
	...verfolgt bewusst Strategien zum Kompetenzerwerb.								
	...sucht d. Austausch im Pflegeteam, um d. eig. Sicht auf aktuelle berufspolitische Fragen zu erweitern.								
	...reflektiert im kollegialen Austausch anhand von Beispielen die Wirkung und Ästhetik professioneller Pflege.								

* 🏆 Kompetenz ist nicht ausgeprägt, keine Grundkenntnisse vorhanden
🏆 Kompetenz gering ausgeprägt, Grundkenntnisse vorhanden
🏆 Kompetenz ausgeprägt, Fachkenntnisse sichtbar
🏆 Kompetenz deutlich ausgeprägt, sichere Anwendung, fachlich begründetes Handeln

Anmerkungen

Praxiseinsatzbewertung unter Berücksichtigung der Kompetenzeinschätzung
(qualifizierte Leistungseinschätzung lt. § 6 Absatz 2 PflAPrV):

☐ 1 (sehr gut)	☐ 2 (gut)	☐ 3 (befriedigend)	☐ 4 (ausreichend)	☐ 5 (mangelhaft)	☐ 6 (ungenügend)
Die Leistung entsprach den Anforderungen in besonderem Maß.	*Die Leistung entsprach voll den Anforderungen.*	*Die Leistung entsprach im Allgemeinen den Anforderungen.*	*Die Leistung wies zwar Mängel auf, entsprach aber im Ganzen noch den Anforderungen.*	*Die Leistung entsprach nicht den Anforderungen, ließ jedoch die notwendigen Grundkenntnisse erkennen, um die Mängel in absehbarer Zeit zu beheben.*	*Die Leistung entsprach den Anforderungen nicht. Selbst die Grundkenntnisse waren so lückenhaft, dass die Mängel in absehbarer Zeit nicht behoben werden können.*

Verbale Gesamteinschätzung:

____

____

____

____

____

____

____

____

____

____

____

____

Fehlzeiten siehe Einsatznachweis

____
Datum/Unterschrift Praxisanleitung
[Stempel Praxiseinrichtung]

____
Datum/Unterschrift Auszubildende/r

____
Unterschrift Kursleitung (zur Kenntnis)

Diese Vorlage kann auch über den Webcode-Bereich ausgedruckt, separat ausgefüllt und aufbewahrt werden, falls Auszubildende keine Praxiseinsatzbewertungen im Heft wünschen.

Einsatznachweis 3 – Pflichteinsätze: Zweites Ausbildungsdrittel

Name, Vorname: ____________________
(Auszubildende/r)

Einsatzort: ____________________
(Praxiseinrichtung mit Anschrift)

____

____

Versorgungsbereich:

☐ stationäre Akutpflege ☐ stationäre Langzeitpflege ☐ ambulante Akut-/Langzeitpflege

Einsatzzeitraum vom: ____________________ bis: ____________________

Geplante Praxiszeit: ____________________h Absolvierte Praxiszeit: ____________________h

Fehlzeiten: ____________________h (davon unentschuldigt: ____________________h)

Praxisanleitungszeit: ____________________h (mind. 10 % der Einsatzzeit)

Praxisanleiter/in: ____________________

Weitere Ansprechpartner/innen für Praxisanleitung während des Einsatzes:

____

Praxisbegleitung erfolgte durch: ____________________
(Name der/des Lehrenden der Pflegeschule)

____
Stempel/Unterschrift Praxiseinrichtung

____
Unterschrift Kursleitung (zur Kenntnis)

____
Unterschrift Auszubildende/r bzw. gesetzl. Vertreter (zur Kenntnis)

Erstgespräch (geführt am:____________________)

Vom Auszubildenden im Vorfeld auszufüllen:	
Erwartungen Ich möchte in diesem Einsatz lernen... Ich freue mich auf... /Das sind meine Vorstellungen...	**Hintergrundwissen Theorie** Schwerpunktthemen im Unterricht vor dem Einsatz
Selbstreflexion	
In diesen Bereichen/ Themen kenne ich mich schon aus... Ich habe Vorerfahrungen (Bsp. Praktika)...	In diesen Bereichen/ Themen bin ich noch unsicher... Ich habe noch Fragen zu...
Lern- und Arbeitsaufgaben: Für diesen Einsatz bringe ich Aufgaben von der Schule mit: ☐ Nein ☐ Ja *(Meine Praxisanleitung ist informiert)*	

Von der Praxisanleitung auszufüllen:	
Lernangebot Das bietet unser Einsatzbereich... Das kann hier kennengelernt und geübt werden...	**Erwartungen** Wir erwarten von Auszubildenden... Das setzen wir voraus...
☐ Arbeits- und Lernaufgaben *(siehe Tab. Kap. 4)* sind geplant und notiert.	
Gemeinsame Vereinbarungen/Zielsetzungen:	
Termin Zwischengespräch (optional):	**Termin Abschlussgespräch:**

Unterschrift Auszubildende/r

Unterschrift Praxisanleitung

Zwischengespräch (geführt am:____________________)

Vom Auszubildenden im Vorfeld auszufüllen:	
Reflexion Zusammenarbeit	
Eigenes Arbeits- und Lernverhalten	Teamarbeit und Anleitungssituationen
Reflexion vereinbarter Ziele	
Das konnte ich erfolgreich umsetzen...	Das konnte ich nur teilweise/noch nicht erreichen...
Anmerkungen Das habe ich bisher mitgenommen.../Das würde ich mir für die weitere Einsatzzeit wünschen...	

Von der Praxisanleitung auszufüllen:	
Reflexion vereinbarter Ziele	
Das konnte bisher umgesetzt werden...	Das konnte nur teilweise/noch nicht umgesetzt werden...
Feedback	
Zusammenarbeit	Kompetenzentwicklung
	☐ aktuellen Stand der Kompetenzeinschätzung besprochen ☐ aktuellen Stand der Arbeits- u. Lernaufgaben besprochen/ergänzt
Gemeinsame Vereinbarungen für den weiteren Einsatzverlauf	

Unterschrift Auszubildende/r

Unterschrift Praxisanleitung

Abschlussgespräch (geführt am:________________________)

Vom Auszubildenden im Vorfeld auszufüllen:	
Reflexion Zusammenarbeit	
Eigenes Arbeits- und Lernverhalten	Teamarbeit und Anleitungssituationen
Reflexion vereinbarter Ziele	
Das konnte ich erfolgreich umsetzen...	Das konnte ich nur teilweise/noch nicht erreichen...
Anmerkungen Das habe ich aus diesem Einsatz mitgenommen... Das fand ich sehr gut/lernförderlich.../Das fand ich schade und habe folgende Verbesserungsvorschläge...	

Von der Praxisanleitung auszufüllen:	
Reflexion vereinbarter Ziele	
Das konnte erfolgreich umgesetzt werden...	Hier gibt es noch Unterstützungs-/Übungsbedarf...
Feedback	
Zusammenarbeit	Kompetenzentwicklung
	☐ Kompetenzeinschätzung vollständig ausgefüllt ☐ Praxiseinsatzbewertung liegt vor ☐ Ergebnisse (Kompetenzeinschätzung & Praxiseinsatz-bewertung) mit der/dem Auszubildenden besprochen ☐ Arbeits- u. Lernaufgaben notiert und umgesetzt ☐ Lern- u. Arbeitsaufgaben bearbeitet
Empfehlungen für weitere Praxiseinsätze bzw. persönliche Entwicklung	
☐ Einsatznachweis ist ausgefüllt und unterschrieben/gestempelt ☐ Dienstzeitnachweise sind von der Praxiseinrichtung mit Unterschrift/Stempel bestätigt ☐ Praxisanleitungen sind dokumentiert Nachweise wurden vom Auszubildenden, soweit möglich, eigenverantwortlich und sorgfältig geführt ☐ ja ☐ nein	

_______________________________ Unterschrift Auszubildende/r

_______________________________ Unterschrift Praxisanleitung

Kompetenzeinschätzungen mit Praxiseinsatzbewertung: Pflichteinsatz (Zweites Ausbildungsdrittel)

	Kompetenzbereiche *(lt. Rahmenausbildungsplan der Fachkommission nach § 53 PflBG)*	**Selbstreflexion***				**Praxisanleitung***			
	I.1 **Die Pflege von Menschen aller Altersstufen verantwortlich planen, organisieren, gestalten, durchführen, steuern und evaluieren (bewerten).** *Die/der Auszubildende...*								
Pflegeplanung	...kann das Pflegekonzept d. Bereiches mit anderen vergleichen.								
	...stellt den Pflegebedarf mittelgradig Pflegebedürftiger bei Neuaufnahmen o. bei Situationsänderung fest.								
	...setzt notw. Pflegeziele, wählt geeign. Pflegemaßn. u. führt sie durch.								
	...bespricht sich dabei mit Pflegeteam, Pflegebed./Bezugspersonen.								
	...überprüft kontinuierlich die Wirksamkeit der Pflegeinterventionen.								
	...dokumentiert die Pflege/beobachtete Veränderungen digital/analog.								
Entlas-sung	...erfasst fallbezogen das Entlassungs-/Überleitungsmanagement zw. Versorgungsbereichen aus unterschiedl. Perspektiven und wirkt mit.								
	I.2 **Pflegeprozesse und Pflegediagnostik bei Menschen aller Altersstufen mit gesundheitlichen Problemlagen planen, organisieren, gestalten, durchführen, steuern und evaluieren (bewerten) unter dem Fokus von Gesundheitsförderung und Prävention.** *Die/der Auszubildende...*								
Vitalzeichen	...erhebt systematisch Veränderungen d. Gesundheitszustandes anhand verschiedener Vitalzeichen, Laborwerte u. Beobachtungen.								
	...kann diese beschreiben u. mit Arzt-/Pflegeberichten deuten.								
	...erkennt klin. Auffälligkeiten v. Pflegebedürftigen mit med. Diagnosen o. akuten Pflegephänomenen u. kann sie einordnen/erklären.								
Mobiliät	...erhebt Bewegungs-, Lage- u. Haltungsmuster bei gesundheitl. Problemlagen (z. B. angeborene Fehlstellungen) durch Assessments.								
	...kann die Erhebungen anhand v. Wissen interpretieren u. Bewegungsressourcen durch gezielte Pflegeinterventionen mit Therapeuten fördern/ausbauen.								
	...beachtet bei Menschen mit Bewegungseinschränkungen rehabilitative Aspekte im Pflegeprozess und nutzt spez. Assessmentinstrumente.								
	...spricht Pflegebedürftige u. a. auf gesundheitsförd./-hemmendes Verhalten, eig. Überzeugungen u. soziale Ressourcen an.								
	...bündelt Informationen u. schätzt sie für Pflegediagnosen ein.								
	...bespricht mit Pflegebed. real. Ziele u. gesundheitsförderl./präventive Maßnahmen, um akzept. Interventionen auszuwählen.								
	...evaluiert mit Pflegebedürftigen d. Wirksamkeit d. Interventionen.								
	...nutzt dabei ggf. Gesundheits-Apps o. andere digitale Begleiter.								

Kompetenzbereiche *(lt. Rahmenausbildungsplan der Fachkommission nach § 53 PflBG)*		**Selbstreflexion***				**Praxisanleitung***			
Allg. /prä-u. postoperative Pflege	...unterstützt mittelgradig Pflegebedürftige in der Mobilität, der Selbstversorgung, Krankheitsbewältigung u. bei Therapien.								
	...richtet Pflegehandeln an d. gesundheitl. Situation/d. Bedürfnissen Pflegebedürftiger aus.								
	...kann in neuen/unbek. Problemlagen wichtiges Wissen herleiten u. durch Recherche selbständig erweitern (z. B. zu Pflegediagnostik, Pflegeinterventionen, Krankheitsbild, med. Diagnostik/Therapie).								
	...baut neue Handlungskomp. durch intraprof. Dialog auf.								
	...versorgt Menschen mit chirurg. Routine-Eingriffen prä-/postoperativ (plant Pflegeproz., setz um, evaluiert, dokumentiert).								
	...nutzt dabei u. a. Behandlungspfade, Wissensrecherche.								
Psychiatrische Pflege	...versorgt Menschen mit typ. Pflegediagnosen in Verbindung mit häufigen psych./(geronto-)psychiatr. Erkrankungen u. kogn. Defiziten, z. B. bei Entw.- u. Verhaltensstörungen, Depression, Demenz (plant Pflegeproz., achtet auf Beziehungsgestaltung, evaluiert, dokumentiert).								
	...nutzt hierzu die bisher erworbenen Kenntnisse aus Theorie u. Praxis.								
	...bezieht Bezugspersonen in die Pflege mit ein (fragt nach, leitet an).								
I.3 **Pflegeprozesse und Pflegediagnostik von Menschen aller Altersstufen in hoch belasteten und kritischen Lebenssituationen verantwortlich planen, organisieren, gestalten, durchführen, steuern und evaluieren.** *Die/der Auszubildende...*									
Pflege Schwerstkranker/Sterbender	...setzt körperbezog. Interventionen zur Förderung psych./ physisch. Wohlbefindens bei schwer pflegebedürftigen u./o. wahrnehmungsbeeinträchtigten Menschen fachl. begründet um.								
	...erkennt/respektiert spez. Bedürfnisse schwerstkranker/ sterbender Menschen in ihren relig., kulturell. u. milieuspezif. Dimensionen.								
	...sucht Wege für deren Unterstützung u. orientiert sich dabei an Modellen palliativer Versorgung (Gestaltung indiv. Pflegeprozesse).								
	...schätzt Phasen der Krankheitsbewältigung ein u. unterstützt durch Strategien. (z. B. im Hinblick auf die Sinnsuche).								
	...begegnet Schmerz/ Leid v. Pflegebed./ Bezugspers. verständnisvoll.								
	...benennt/reflektiert herausfordernde Gespräche im kolleg. Austausch (z. B. Reaktion auf infauste Diagnose, Beileid aussprechen).								
	...reflektiert Kongruenz/Empathie hinsichtlich ihrer Wirkung für sich selbst u. am Pflegeprozess Beteiligter im kolleg. Austausch.								

* Kompetenz ist nicht ausgeprägt, keine Grundkenntnisse vorhanden
Kompetenz gering ausgeprägt, Grundkenntnisse vorhanden
Kompetenz ausgeprägt, Fachkenntnisse sichtbar
Kompetenz deutlich ausgeprägt, sichere Anwendung, fachlich begründetes Handeln

Kompetenzbereiche *(lt. Rahmenausbildungsplan der Fachkommission nach § 53 PflBG)*		Selbstreflexion*				Praxisanleitung*			
	I.4 **In lebensbedrohlichen sowie in Krisen- oder Katastrophensituationen zielgerichtet handeln.** *Die/der Auszubildende...*								
Risikomanagement	...erkennt d. Institutions-/Organisations- u. Sicherheitsstruktur im Vergleich zu anderen Einsatzbereichen u. kann diese einordnen/ erklären (Fokus Pat.sicherheit, Arbeitsschutz).								
	...recherchiert, passt an / entwickelt (techn.) Lösungsansätze zu pot. Sicherheitsgefährdungen Pflegebedürftiger in öffentl. Bereichen d. Pflegeeinrichtung bzw. im persönl. (Wohn-)Umfeld.								
	...stellt diese im kollegialen Austausch vor.								
Transporte	...begleitet Pflegebedürftige in komplikationsarmen Situationen inner-u.-außerhalb der Einrichtung bei Ortswechseln u. Transporten unter Einhaltung d. Sicherheitsvorkehrungen.								
	...führt hierzu strukturierte Übergaben durch u. dokumentiert sie.								
Notfälle	...nimmt Abläufe in Notfallsituationen bewusst wahr u. wirkt mit.								
	...reflektiert Sit. unter fachl. Standards u. Perspekt. Betroffener/ Beteiligter.								
	I.5 **Menschen aller Altersstufen bei der Lebensgestaltung unterstützen, begleiten und beraten.** *Die/der Auszubildende...*								
Biografiearbeit	...führt biografie-/ lebensweltbezog. Gespräche mit Pflegebed.								
	...wertet Informationen unter d. Datenschutz u. pflege-/sozialwissenschaftl. Modellen aus (Bsp. Verlaufskurvenmodell).								
	...integriert die Biografiearbeit in den Pflegeprozess.								
Tagestruktur/Teilhabe	...macht Angebote zur Tagesstruktur für Menschen mit Einschränkungen in ihren Alltagskompetenzen, z. B. durch akut./chron., physisch./ psych. Erkrankungen.								
	...führt dafür eine umfassende Pflegeanamnese- u. diagnostik durch.								
	...organisiert mit Pflegebed./Bezugspers. u. d. Team Aktivitäten zur Teilhabe am gesell./kulturell. Leben (z. B. für Kinder mit langem Klinikaufenthalt, Demenzkranke) u. dokumentiert, evaluiert sie.								
	...kontaktiert Einrichtungen in Rückspr. mit Pflegebed./Bezugspers. u. integriert sie im Pflegeprozess (Bsp. Hospiz, Selbsthilfegruppen).								
	I.6 **Entwicklung und Autonomie in der Lebensspanne fördern.** *Die/der Auszubildende...*								
Autonomie	...nimmt entwicklungsbed. Anforderungen v. Pflegebedürftigen, ihrem soz. Umfeld u. die fam. Lebenssit. in d. Pflegeanamnese auf u. integriert sie im Pflegeprozess.								
	...nutzt hierbei auch geeignete Erhebungsinstrumente.								
	...integriert rehabilitative Aufgaben in Pflegeprozesse.								
	...recherchiert Hilfsmittel (techn./digitale) zur Kompensation v. nicht (mehr) vorhandenen Alltagskompetenzen je nach Fall.								
	...leitet daraus Anwendungen für Pflegebed./Bezugspersonen ab.								

Kompetenzbereiche (*lt. Rahmenausbildungsplan der Fachkommission nach § 53 PflBG*)		**Selbstreflexion***				**Praxisanleitung***			
	II.1 Kommunikation und Interaktion mit Menschen aller Altersstufen und ihren Bezugspersonen personen- und situationsbezogen gestalten und eine angemessene Information sicherstellen. *Die/der Auszubildende...*								
Kommunikation/Nähe und Distanz	...führt informelle/formelle Gespräche während d. Begleitung v. Pflegebedürftigen (z. B. Alltags-/Aufnahmegespräche).								
	...integriert dabei Prinzipien einer beteiligungsorientierten Gesprächsführung (z. B. zur Absprache v. Pflegezielen).								
	...fördert durch Berührungsinterventionen Wahrnehmungs- u. Ausdrucksmöglichkeit. v. Pflegebed. mit sens./kogn. Defiziten.								
	...nimmt gezielt Kontakt zu Pflegebed. auf, deren Wahrnehmung/Erleben nicht d. eig. Verständnis v. Realität/„Normalität" entspricht (z. B. bei Angststörungen, Depressionen, Demenz).								
	...reflektiert Ansätze d. Interaktions-/Beziehungsgestaltung u. Erfahrung. im koll. Austausch bzgl. Pflegeanamnese u. -diagnostik.								
	...nimmt in ausgewählten Pflegesituationen (stimmt sich hierzu mit PAL ab) bewusst eine personenzentrierte Haltung ein, um eine unterstütz. Beziehung zum Pflegebedürftigen aufzubauen.								
	...berücksichtigt dabei die Balance zw. Nähe u. Distanz sowie die Kurz-/Langfristigkeit des Beziehungsaufbaus.								
	...reflektiert Bziehungsgestaltungen bzgl. beteiligungsorientierter Gesprächsführung (z. B. Verh. Nähe/Distanz, Selbstschutz/Empathie).								
	...macht sich in diesen Interaktionssituationen v. a. die persönl. Anteile bewusst u. sucht Unterstützung im kollegialen Austausch.								
	II.2 Information, Schulung und Beratung bei Menschen aller Altersstufen / Kindern und Jugendlichen / alten Menschen verantwortlich organisieren, gestalten, steuern und evaluieren (bewerten). *Die/der Auszubildende...*								
Information/Schulung	...informiert Pflegebedürftige/Bezugspersonen zu schwierigeren, umfassenden pflege-/gesundheitsbez. Themen.								
	...recherchiert zu Fragen, (z. B. zur persönl. Gesundheitserhaltung, pfleg./med. Versorgung), um fachl. zu antworten.								
	...bereitet Informationen nachvollziehbar/verständlich anhand v. didakt./method. Grundprinzipien auf.								
	...plant, führt, dokumentiert u. evaluiert formelle Informationsgespräche bzgl. kogn./psych. Fähigkeiten zur Informationsverarbeitung sowie beteiligungsorientierter Gesprächsführung.								
	...wählt fallbezogen sinnvolle Angebote der (Mikro-)Schulung zu spezifischen Aktivitäten d. Selbstversorgung sowie zu einfachen krankheits- u. therapiebedingten Anforderungen aus.								
	...passt Angebote situativ an, dokumentiert u. evaluiert sie.								

* Kompetenz ist nicht ausgeprägt, keine Grundkenntnisse vorhanden
Kompetenz gering ausgeprägt, Grundkenntnisse vorhanden
Kompetenz ausgeprägt, Fachkenntnisse sichtbar
Kompetenz deutlich ausgeprägt, sichere Anwendung, fachlich begründetes Handeln

Kompetenzbereiche *(lt. Rahmenausbildungsplan der Fachkommission nach § 53 PflBG)*		**Selbstreflexion***				**Praxisanleitung***			
	II.3 Ethisch reflektiert handeln. *Die/der Auszubildende...*								
Ethik	...erkennt zentrale Wertvorstellungen d. Pflege in verschiedenen Versorgungssituationen, benennt sie u. orientiert sich daran.								
Ethik	...erkennt Konflikte/Dilemmata in Pflegesituationen, v. a. bei schwerstkranken/sterbenden Menschen diversen Alters.								
Ethik	...sucht zu ausgewählten Dilemmasituationen d. kolleg. Austausch in Fragen d. Urteilsbildung/Entscheidungsfindung.								
Ethik	...wägt im Einzelfall zw. der Anerkennung v. Autonomie und den Prinzipien v. Schutz u. Sicherheit ab.								
	III.1 Verantwortung in der Organisation des qualifikationsheterogenen Pflegeteams übernehmen. *Die/der Auszubildende...*								
Arbeitsorganisation	...vergleicht Strukturen des Praxiseinsatzes mit denen anderer Einsatzbereiche (z. B. zu Rollen u. Aufg. inter-/intraprof Arbeit).								
Arbeitsorganisation	...berücksichtigt bei d. Abstimmung v. Arbeitsprozessen u. Aufgaben die Verantwortungs- u. Aufgabenbereiche im intraprof. Team.								
Arbeitsorganisation	...stellt bei Problemen Verbesserungsansätze intern zur Diskussion.								
Arbeitsorganisation	...integriert sich ins Team u. reflektiert dabei auch (selbst-)kritisch im kolleg. Austausch eig. Strategien kollegialer Beziehungsgestaltung.								
Arbeitsorganisation	...nimmt Teamentwicklungsprozesse wahr u. bringt sich ein (z. B. Lösungen für Konflikte im Team mit PAL reflektieren u. umsetzen).								
Arbeitsorganisation	...wirkt an der Einarbeitung v. Auszubildenden im ersten Ausbildungsjahr bzw. Praktikant*innen mit.								
Arbeitsorganisation	...leitet verschied. kollegiale Gruppen zu Aspekten pfleg. Handelns an (z. B. zu rückengerechter Arbeitsweise) u. evaluiert durch Feedback.								
Arbeitsorganisation	...erfährt Prozesse kolleg. Beratung u./o. Supervision im Pflegeteam.								
	III.2 Ärztliche Anordnungen im Pflegekontext eigenständig durchführen. *Die/der Auszubildende...*								
Hygiene	...beachtet umfassend die Anforderungen der Hygiene.								
Hygiene	...organisiert das Hygienehandeln mithilfe der Hygienepläne.								
Hygiene	...nimmt Unterschiede zw. Versorgungsbereichen wahr, benennt u. ordnet sie fachlich begründet durch interne/externe Leitlinien ein.								
Hygiene	...reflektiert die persönliche Compliance in der Umsetzung von Hygienerichtlinien im kolleg. Austausch mit der Praxisanleitung.								
Ärztl. Anordnungen	...gewinnt fallbezogen Informationen zu Krankheitsbildern, med. Diagnostik u. Therapie (z. B. durch Teiln. an ärztl. Visiten, Begl. zu Arztbesuchen, Einblicke med. Dokumente) u. ordnet sie ein.								
Ärztl. Anordnungen	...wirkt bei schwerstkranken/sterbenden Menschen an der Durchführung ärztl. Anordnungen palliativmed. Diagnostik/Therapie mit.								
Ärztl. Anordnungen	...führt med. Verordnungen in stabilen gesundheitl. Sit. durch.								
Ärztl. Anordnungen	...erweitert schrittweise Kenntnisse/Fertigkeiten pfleg. Aufgaben durch Mitwirkung bei d. med. Versorgung (z. B. Verabreichen v. Sondenkost, Stomapflege, Legen eines Blasenverweilkatheters).								

	Kompetenzbereiche *(lt. Rahmenausbildungsplan der Fachkommission nach § 53 PflBG)*	**Selbstreflexion***				**Praxisanleitung***			
Wunden	...schätzt chronische Wunden ein.								
Wunden	...wendet Grundprinzipien der Wundversorgung orientiert an Leitlinien/ Standards an.								
	III.3 **In interdisziplinären Teams an der Versorgung und Behandlung von Menschen aller Altersstufen mitwirken und Kontinuität an Schnittstellen sichern.** *Die/der Auszubildende...*								
Teamarbeit	...erfasst Strukturen der intra-/interprof. Zusammenarbeit u. übernimmt Teilaufgaben bezgl. (mit-) verantworteter Pflegeprozesse (z. B. mit Haus-, Fachärzten, Therapeuten, Beratungsstellen, Hospizen).								
Teamarbeit	...nimmt an Fallbesprechungen, Ethikkomitees im intra-/interdiszipl. Team teil u. bringt eig. Sichtweisen zum Pflegeprozess ein.								
	IV.1 **Die Qualität der pflegerischen Leistungen und der Versorgung in den verschiedenen Institutionen sicherstellen.** *Die/der Auszubildende...*								
Pflegequalität	...beobachtet Akzeptanz/Anwendung evidenzbas. Leitl./Standards.								
Pflegequalität	...bezieht das eigene Handeln in der Pflegeprozessgestaltung auf Erkenntnisse aus: Theorieunterricht, Expertenstandards, Leitlinien.								
Pflegequalität	...nimmt an akt. Prozessen/Maßn. zur internen Qualitätssicherung teil (z. B. bei Implementierung v. Expertenstandards, Umsetzung v. Angeboten zur Partizipation Pflegebed., Einführung v. Pflegevisiten).								
	IV.2 **Versorgungskontexte und Systemzusammenhänge im Pflegehandeln berücksichtigen und dabei ökonomische und ökologische Prinzipien beachten.** *Die/der Auszubildende...*								
Ökonomie/Ökologie	...formuliert rechtl. Fragen, die sich situativ ergeben (z. B. zu haftungs- o. arbeitsrechtl. Probl.) u. klärt sie durch: Recherche, Austausch.								
Ökonomie/Ökologie	...sammelt fallbezogen wichtige Informationen für rechtl./finanzielle Möglichkeiten weiterer Versorgung (z. B. für ein Informationsgespräch bei d. Entlassungsplanung).								
Ökonomie/Ökologie	...spricht situativ ökologische Fragen an, recherchiert/reflektiert Lösungsmöglichkeiten bzw. arbeitet sie im kollegialen Diskurs auf (z. B. bei Entsorgung v. Problemabfällen, der Sammlung/Aufarbeitung v. Wertstoffen, bei Energieeinsparmöglichkeiten).								
	V.1 **Verantwortung für die Entwicklung (lebenslangen Lernens) der eigenen Persönlichkeit sowie das berufliche Selbstverständnis übernehmen.** *Die/der Auszubildende...*								
Evidenz-basierte Pflege	...hinterfragt u. begründet eig. Handeln im Pflegeprozess durch: im Theorieunterricht erlernte pflege- u. bezugswissenschaftl. Konzepte, Modelle, Studien (z. B. Publikationen in Expertenstandards).								
Evidenz-basierte Pflege	...entdeckt/fixiert Fragen/Widersprüche in Pflegeprozessen, die durch pflegewissenschaftliche Studien Klärungsbedarf haben.								

* Kompetenz ist nicht ausgeprägt, keine Grundkenntnisse vorhanden
Kompetenz gering ausgeprägt, Grundkenntnisse vorhanden
Kompetenz ausgeprägt, Fachkenntnisse sichtbar
Kompetenz deutlich ausgeprägt, sichere Anwendung, fachlich begründetes Handeln

Kompetenzbereiche *(lt. Rahmenausbildungsplan der Fachkommission nach § 53 PflBG)*		**Selbstreflexion***				**Praxisanleitung***			
	V.2 Verantwortung für die Entwicklung (lebenslangen Lernens) der eigenen Persönlichkeit sowie das berufliche Selbstverständnis übernehmen. *Die/der Auszubildende...*								
Selbstmanagement	...nimmt eig. Fragen aus Arbeitsprozessen, Konflikt-/ Dilemmasituationen des Berufsalltags wahr u. findet Lösungswege mithilfe Informations-/ Kommunikationstechnologien u. kolleg. Austausch.								
	...integriert gesundheitsfördernde Maßnahmen in d. Pflegealltag u. reflektiert diese an Beispielen (z. B. zum rückengerechten Arbeiten, Zeitmanagement, Umgang mit physisch./psych. Belastungen).								
	...gestaltet Arbeitsprozesse bewusst selbstfürsorglich präventiv u. setzt unterstützende Hilfsmittel ein.								
	...sucht nach persönl. Lösungswegen für den Umgang mit Konflikten/ Spannungen im Ausbildungs-/Berufsalltag (z. B. durch kolleg. Beratung, Supervision).								
	...reflektiert eig. Lernproz. u. erlangte/ noch offene Komp.								
	...verfolgt bewusst Strategien zum Kompetenzerwerb.								
	...sucht d. Austausch im Pflegeteam, um d. eig. Sicht auf aktuelle berufspolitische Fragen zu erweitern.								
	...reflektiert im kollegialen Austausch anhand von Beispielen die Wirkung und Ästhetik professioneller Pflege.								

* Kompetenz ist nicht ausgeprägt, keine Grundkenntnisse vorhanden
Kompetenz gering ausgeprägt, Grundkenntnisse vorhanden
Kompetenz ausgeprägt, Fachkenntnisse sichtbar
Kompetenz deutlich ausgeprägt, sichere Anwendung, fachlich begründetes Handeln

Anmerkungen

Praxiseinsatzbewertung unter Berücksichtigung der Kompetenzeinschätzung

(qualifizierte Leistungseinschätzung lt. § 6 Absatz 2 PflAPrV):

☐ 1 (sehr gut)	☐ 2 (gut)	☐ 3 (befriedigend)	☐ 4 (ausreichend)	☐ 5 (mangelhaft)	☐ 6 (ungenügend)
Die Leistung entsprach den Anforderungen in besonderem Maß.	*Die Leistung entsprach voll den Anforderungen.*	*Die Leistung entsprach im Allgemeinen den Anforderungen.*	*Die Leistung wies zwar Mängel auf, entsprach aber im Ganzen noch den Anforderungen.*	*Die Leistung entsprach nicht den Anforderungen, ließ jedoch die notwendigen Grundkenntnisse erkennen, um die Mängel in absehbarer Zeit zu beheben.*	*Die Leistung entsprach den Anforderungen nicht. Selbst die Grundkenntnisse waren so lückenhaft, dass die Mängel in absehbarer Zeit nicht behoben werden können.*

Verbale Gesamteinschätzung:

Fehlzeiten siehe Einsatznachweis

Datum/Unterschrift Praxisanleitung
[Stempel Praxiseinrichtung]

Datum/Unterschrift Auszubildende/r

Unterschrift Kursleitung (zur Kenntnis)

Diese Vorlage kann auch über den Webcode-Bereich ausgedruckt, separat ausgefüllt und aufbewahrt werden, falls Auszubildende keine Praxiseinsatzbewertungen im Heft wünschen.

Einsatznachweis 4 – Pflichteinsätze: Zweites Ausbildungsdrittel

Name, Vorname: ____________________
(Auszubildende/r)

Einsatzort: ____________________
(Praxiseinrichtung mit Anschrift)

____

____

Versorgungsbereich:

☐ stationäre Akutpflege ☐ stationäre Langzeitpflege ☐ ambulante Akut-/Langzeitpflege

Einsatzzeitraum vom: ____________________ bis: ____________________

Geplante Praxiszeit: ____________________h Absolvierte Praxiszeit: ____________________h

Fehlzeiten: ____________________h (davon unentschuldigt: ____________________h)

Praxisanleitungszeit: ____________________h (mind. 10 % der Einsatzzeit)

Praxisanleiter/in: ____________________

Weitere Ansprechpartner/innen für Praxisanleitung während des Einsatzes:

____

Praxisbegleitung erfolgte durch: ____________________
(Name der/des Lehrenden der Pflegeschule)

____
Stempel/Unterschrift Praxiseinrichtung

____
Unterschrift Kursleitung (zur Kenntnis)

____
Unterschrift Auszubildende/r bzw. gesetzl. Vertreter
(zur Kenntnis)

Erstgespräch (geführt am:____________________)

Vom Auszubildenden im Vorfeld auszufüllen:	
Erwartungen Ich möchte in diesem Einsatz lernen... Ich freue mich auf... /Das sind meine Vorstellungen...	**Hintergrundwissen Theorie** Schwerpunktthemen im Unterricht vor dem Einsatz
Selbstreflexion	
In diesen Bereichen/ Themen kenne ich mich schon aus... Ich habe Vorerfahrungen (Bsp. Praktika)...	In diesen Bereichen/ Themen bin ich noch unsicher... Ich habe noch Fragen zu...
Lern- und Arbeitsaufgaben: Für diesen Einsatz bringe ich Aufgaben von der Schule mit: ☐ Nein ☐ Ja *(Meine Praxisanleitung ist informiert)*	

Von der Praxisanleitung auszufüllen:	
Lernangebot Das bietet unser Einsatzbereich... Das kann hier kennengelernt und geübt werden...	**Erwartungen** Wir erwarten von Auszubildenden... Das setzen wir voraus...
☐ Arbeits- und Lernaufgaben *(siehe Tab. Kap. 4)* sind geplant und notiert.	
Gemeinsame Vereinbarungen/Zielsetzungen:	
Termin Zwischengespräch (optional):	**Termin Abschlussgespräch:**

______________________________ ______________________________

Unterschrift Auszubildende/r Unterschrift Praxisanleitung

Zwischengespräch (geführt am:________________)

Vom Auszubildenden im Vorfeld auszufüllen:	
Reflexion Zusammenarbeit	
Eigenes Arbeits- und Lernverhalten	Teamarbeit und Anleitungssituationen
Reflexion vereinbarter Ziele	
Das konnte ich erfolgreich umsetzen...	Das konnte ich nur teilweise/noch nicht erreichen...
Anmerkungen Das habe ich bisher mitgenommen.../Das würde ich mir für die weitere Einsatzzeit wünschen...	

Von der Praxisanleitung auszufüllen:	
Reflexion vereinbarter Ziele	
Das konnte bisher umgesetzt werden...	Das konnte nur teilweise/noch nicht umgesetzt werden...
Feedback	
Zusammenarbeit	Kompetenzentwicklung
	☐ aktuellen Stand der Kompetenzeinschätzung besprochen ☐ aktuellen Stand der Arbeits- u. Lernaufgaben besprochen/ ergänzt
Gemeinsame Vereinbarungen für den weiteren Einsatzverlauf	

_______________________________ Unterschrift Auszubildende/r

_______________________________ Unterschrift Praxisanleitung

Abschlussgespräch (geführt am:__________________)

Vom Auszubildenden im Vorfeld auszufüllen:	
Reflexion Zusammenarbeit	
Eigenes Arbeits- und Lernverhalten	Teamarbeit und Anleitungssituationen
Reflexion vereinbarter Ziele	
Das konnte ich erfolgreich umsetzen...	Das konnte ich nur teilweise/noch nicht erreichen...
Anmerkungen Das habe ich aus diesem Einsatz mitgenommen... Das fand ich sehr gut/lernförderlich.../Das fand ich schade und habe folgende Verbesserungsvorschläge...	

Von der Praxisanleitung auszufüllen:	
Reflexion vereinbarter Ziele	
Das konnte erfolgreich umgesetzt werden...	Hier gibt es noch Unterstützungs-/Übungsbedarf...
Feedback	
Zusammenarbeit	Kompetenzentwicklung
	☐ Kompetenzeinschätzung vollständig ausgefüllt ☐ Praxiseinsatzbewertung liegt vor ☐ Ergebnisse (Kompetenzeinschätzung & Praxiseinsatzbewertung) mit der/dem Auszubildenden besprochen ☐ Arbeits- u. Lernaufgaben notiert und umgesetzt ☐ Lern- u. Arbeitsaufgaben bearbeitet
Empfehlungen für weitere Praxiseinsätze bzw. persönliche Entwicklung	
☐ Einsatznachweis ist ausgefüllt und unterschrieben/gestempelt ☐ Dienstzeitnachweise sind von der Praxiseinrichtung mit Unterschrift/Stempel bestätigt ☐ Praxisanleitungen sind dokumentiert Nachweise wurden vom Auszubildenden, soweit möglich, eigenverantwortlich und sorgfältig geführt ☐ ja ☐ nein	

______________________________ Unterschrift Auszubildende/r

______________________________ Unterschrift Praxisanleitung

Kompetenzeinschätzungen mit Praxiseinsatzbewertung: Pflichteinsatz (Zweites Ausbildungsdrittel)

Kompetenzbereiche *(lt. Rahmenausbildungsplan der Fachkommission nach § 53 PflBG)*		**Selbstreflexion***				**Praxisanleitung***			
	I.1 **Die Pflege von Menschen aller Altersstufen verantwortlich planen, organisieren, gestalten, durchführen, steuern und evaluieren (bewerten).** *Die/der Auszubildende...*								
Pflegeplanung	...kann das Pflegekonzept d. Bereiches mit anderen vergleichen.								
	...stellt den Pflegebedarf mittelgradig Pflegebedürftiger bei Neuaufnahmen o. bei Situationsänderung fest.								
	...setzt notw. Pflegeziele, wählt geeign. Pflegemaßn. u. führt sie durch.								
	...bespricht sich dabei mit Pflegeteam, Pflegebed./Bezugspersonen.								
	...überprüft kontinuierlich die Wirksamkeit der Pflegeinterventionen.								
	...dokumentiert die Pflege/beobachtete Veränderungen digital/analog.								
Entlas-sung	...erfasst fallbezogen das Entlassungs-/Überleitungsmanagement zw. Versorgungsbereichen aus unterschiedl. Perspektiven und wirkt mit.								
	I.2 **Pflegeprozesse und Pflegediagnostik bei Menschen aller Altersstufen mit gesundheitlichen Problemlagen planen, organisieren, gestalten, durchführen, steuern und evaluieren (bewerten) unter dem Fokus von Gesundheitsförderung und Prävention.** *Die/der Auszubildende...*								
Vitalzeichen	...erhebt systematisch Veränderungen d. Gesundheitszustandes anhand verschiedener Vitalzeichen, Laborwerte u. Beobachtungen.								
	...kann diese beschreiben u. mit Arzt-/Pflegeberichten deuten.								
	...erkennt klin. Auffälligkeiten v. Pflegebedürftigen mit med. Diagnosen o. akuten Pflegephänomenen u. kann sie einordnen/erklären.								
Mobiliät	...erhebt Bewegungs-, Lage- u. Haltungsmuster bei gesundheitl. Problemlagen (z. B. angeborene Fehlstellungen) durch Assessments.								
	...kann die Erhebungen anhand v. Wissen interpretieren u. Bewegungsressourcen durch gezielte Pflegeinterventionen mit Therapeuten fördern/ausbauen.								
	...beachtet bei Menschen mit Bewegungseinschränkungen rehabilitative Aspekte im Pflegeprozess und nutzt spez. Assessmentinstrumente.								
	...spricht Pflegebedürftige u. a. auf gesundheitsförd./-hemmendes Verhalten, eig. Überzeugungen u. soziale Ressourcen an.								
	...bündelt Informationen u. schätzt sie für Pflegediagnosen ein.								
	...bespricht mit Pflegebed. real. Ziele u. gesundheitsförderl./präventive Maßnahmen, um akzept. Interventionen auszuwählen.								
	...evaluiert mit Pflegebedürftigen d. Wirksamkeit d. Interventionen.								
	...nutzt dabei ggf. Gesundheits-Apps o. andere digitale Begleiter.								

Kompetenzbereiche *(lt. Rahmenausbildungsplan der Fachkommission nach § 53 PflBG)*		**Selbstreflexion***				**Praxisanleitung***			
Allg. /prä-u. postoperative Pflege	...unterstützt mittelgradig Pflegebedürftige in der Mobilität, der Selbstversorgung, Krankheitsbewältigung u. bei Therapien.								
	...richtet Pflegehandeln an d. gesundheitl. Situation/d. Bedürfnissen Pflegebedürftiger aus.								
	...kann in neuen/unbek. Problemlagen wichtiges Wissen herleiten u. durch Recherche selbständig erweitern (z. B. zu Pflegediagnostik, Pflegeinterventionen, Krankheitsbild, med. Diagnostik/Therapie).								
	...baut neue Handlungskomp. durch intraprof. Dialog auf.								
	...versorgt Menschen mit chirurg. Routine-Eingriffen prä-/postoperativ (plant Pflegeproz., setz um, evaluiert, dokumentiert).								
	...nutzt dabei u. a. Behandlungspfade, Wissensrecherche.								
Psychiatrische Pflege	...versorgt Menschen mit typ. Pflegediagnosen in Verbindung mit häufigen psych./(geronto-)psychiatr. Erkrankungen u. kogn. Defiziten, z. B. bei Entw.- u. Verhaltensstörungen, Depression, Demenz (plant Pflegeproz., achtet auf Beziehungsgestaltung, evaluiert, dokumentiert).								
	...nutzt hierzu die bisher erworbenen Kenntnisse aus Theorie u. Praxis.								
	...bezieht Bezugspersonen in die Pflege mit ein (fragt nach, leitet an).								
	I.3 **Pflegeprozesse und Pflegediagnostik von Menschen aller Altersstufen in hoch belasteten und kritischen Lebenssituationen verantwortlich planen, organisieren, gestalten, durchführen, steuern und evaluieren.** *Die/der Auszubildende...*								
Pflege Schwerstkranker/Sterbender	...setzt körperbezog. Interventionen zur Förderung psych./ physisch. Wohlbefindens bei schwer pflegebedürftigen u./o. wahrnehmungsbeeinträchtigten Menschen fachl. begründet um.								
	...erkennt/respektiert spez. Bedürfnisse schwerstkranker/ sterbender Menschen in ihren relig., kulturell. u. milieuspezif. Dimensionen.								
	...sucht Wege für deren Unterstützung u. orientiert sich dabei an Modellen palliativer Versorgung (Gestaltung indiv. Pflegeprozesse).								
	...schätzt Phasen der Krankheitsbewältigung ein u. unterstützt durch Strategien. (z. B. im Hinblick auf die Sinnsuche).								
	...begegnet Schmerz/ Leid v. Pflegebed./ Bezugspers. verständnisvoll.								
	...benennt/reflektiert herausfordernde Gespräche im kolleg. Austausch (z. B. Reaktion auf infauste Diagnose, Beileid aussprechen).								
	...reflektiert Kongruenz/Empathie hinsichtlich ihrer Wirkung für sich selbst u. am Pflegeprozess Beteiligter im kolleg. Austausch.								

* Kompetenz ist nicht ausgeprägt, keine Grundkenntnisse vorhanden
Kompetenz gering ausgeprägt, Grundkenntnisse vorhanden
Kompetenz ausgeprägt, Fachkenntnisse sichtbar
Kompetenz deutlich ausgeprägt, sichere Anwendung, fachlich begründetes Handeln

Kompetenzbereiche *(lt. Rahmenausbildungsplan der Fachkommission nach § 53 PflBG)*		**Selbstreflexion***				**Praxisanleitung***			
	I.4 In lebensbedrohlichen sowie in Krisen- oder Katastrophensituationen zielgerichtet handeln. *Die/der Auszubildende...*								
Risikomanagement	...erkennt d. Institutions-/Organisations- u. Sicherheitsstruktur im Vergleich zu anderen Einsatzbereichen u. kann diese einordnen/ erklären (Fokus Pat.sicherheit, Arbeitsschutz).								
	...recherchiert, passt an / entwickelt (techn.) Lösungsansätze zu pot. Sicherheitsgefährdungen Pflegebedürftiger in öffentl. Bereichen d. Pflegeeinrichtung bzw. im persönl. (Wohn-)Umfeld.								
	...stellt diese im kollegialen Austausch vor.								
Transporte	...begleitet Pflegebedürftige in komplikationsarmen Situationen inner-u.-außerhalb der Einrichtung bei Ortswechseln u. Transporten unter Einhaltung d. Sicherheitsvorkehrungen.								
	...führt hierzu strukturierte Übergaben durch u. dokumentiert sie.								
Notfälle	...nimmt Abläufe in Notfallsituationen bewusst wahr u. wirkt mit.								
	...reflektiert Sit. unter fachl. Standards u. Perspekt. Betroffener/ Beteiligter.								
	I.5 Menschen aller Altersstufen bei der Lebensgestaltung unterstützen, begleiten und beraten. *Die/der Auszubildende...*								
Biografiearbeit	...führt biografie-/ lebensweltbezog. Gespräche mit Pflegebed.								
	...wertet Informationen unter d. Datenschutz u. pflege-/sozialwissenschaftl. Modellen aus (Bsp. Verlaufskurvenmodell).								
	...integriert die Biografiearbeit in den Pflegeprozess.								
Tagestruktur/Teilhabe	...macht Angebote zur Tagesstruktur für Menschen mit Einschränkungen in ihren Alltagskompetenzen, z. B. durch akut./chron., physisch./ psych. Erkrankungen.								
	...führt dafür eine umfassende Pflegeanamnese- u. diagnostik durch.								
	...organisiert mit Pflegebed./Bezugspers. u. d. Team Aktivitäten zur Teilhabe am gesell./kulturell. Leben (z. B. für Kinder mit langem Klinikaufenthalt, Demenzkranke) u. dokumentiert, evaluiert sie.								
	...kontaktiert Einrichtungen in Rückspr. mit Pflegebed./Bezugspers. u. integriert sie im Pflegeprozess (Bsp. Hospiz, Selbsthilfegruppen).								
	I.6 Entwicklung und Autonomie in der Lebensspanne fördern. *Die/der Auszubildende...*								
Autonomie	...nimmt entwicklungsbed. Anforderungen v. Pflegebedürftigen, ihrem soz. Umfeld u. die fam. Lebenssit. in d. Pflegeanamnese auf u. integriert sie im Pflegeprozess.								
	...nutzt hierbei auch geeignete Erhebungsinstrumente.								
	...integriert rehabilitative Aufgaben in Pflegeprozesse.								
	...recherchiert Hilfsmittel (techn./digitale) zur Kompensation v. nicht (mehr) vorhandenen Alltagskompetenzen je nach Fall.								
	...leitet daraus Anwendungen für Pflegebed./Bezugspersonen ab.								

Kompetenzbereiche *(lt. Rahmenausbildungsplan der Fachkommission nach § 53 PflBG)*		**Selbstreflexion***				**Praxisanleitung***			
		🏆 1	🏆 2	🏆 3	🏆 4	🏆 1	🏆 2	🏆 3	🏆 4
	II.1 Kommunikation und Interaktion mit Menschen aller Altersstufen und ihren Bezugspersonen personen- und situationsbezogen gestalten und eine angemessene Information sicherstellen. *Die/der Auszubildende...*								
Kommunikation/Nähe und Distanz	...führt informelle/formelle Gespräche während d. Begleitung v. Pflegebedürftigen (z. B. Alltags-/Aufnahmegespräche).								
	...integriert dabei Prinzipien einer beteiligungsorientierten Gesprächsführung (z. B. zur Absprache v. Pflegezielen).								
	...fördert durch Berührungsinterventionen Wahrnehmungs- u. Ausdrucksmöglichkeit. v. Pflegebed. mit sens./kogn. Defiziten.								
	...nimmt gezielt Kontakt zu Pflegebed. auf, deren Wahrnehmung/Erleben nicht d. eig. Verständnis v. Realität/„Normalität“ entspricht (z. B. bei Angststörungen, Depressionen, Demenz).								
	...reflektiert Ansätze d. Interaktions-/Beziehungsgestaltung u. Erfahrung. im koll. Austausch bzgl. Pflegeanamnese u. -diagnostik.								
	...nimmt in ausgewählten Pflegesituationen (stimmt sich hierzu mit PAL ab) bewusst eine personenzentrierte Haltung ein, um eine unterstütz. Beziehung zum Pflegebedürftigen aufzubauen.								
	...berücksichtigt dabei die Balance zw. Nähe u. Distanz sowie die Kurz-/Langfristigkeit des Beziehungsaufbaus.								
	...reflektiert Bziehungsgestaltungen bzgl. beteiligungsorientierter Gesprächsführung (z. B. Verh. Nähe/Distanz, Selbstschutz/Empathie).								
	...macht sich in diesen Interaktionssituationen v. a. die persönl. Anteile bewusst u. sucht Unterstützung im kollegialen Austausch.								
	II.2 Information, Schulung und Beratung bei Menschen aller Altersstufen / Kindern und Jugendlichen / alten Menschen verantwortlich organisieren, gestalten, steuern und evaluieren (bewerten). *Die/der Auszubildende...*								
Information/Schulung	...informiert Pflegebedürftige/Bezugspersonen zu schwierigeren, umfassenden pflege-/gesundheitsbez. Themen.								
	...recherchiert zu Fragen, (z. B. zur persönl. Gesundheitserhaltung, pfleg./med. Versorgung), um fachl. zu antworten.								
	...bereitet Informationen nachvollziehbar/verständlich anhand v. didakt./method. Grundprinzipien auf.								
	...plant, führt, dokumentiert u. evaluiert formelle Informationsgespräche bzgl. kogn./psych. Fähigkeiten zur Informationsverarbeitung sowie beteiligungsorientierter Gesprächsführung.								
	...wählt fallbezogen sinnvolle Angebote der (Mikro-)Schulung zu spezifischen Aktivitäten d. Selbstversorgung sowie zu einfachen krankheits- u. therapiebedingten Anforderungen aus.								
	...passt Angebote situativ an, dokumentiert u. evaluiert sie.								

* 🏆 1 Kompetenz ist nicht ausgeprägt, keine Grundkenntnisse vorhanden
🏆 2 Kompetenz gering ausgeprägt, Grundkenntnisse vorhanden
🏆 3 Kompetenz ausgeprägt, Fachkenntnisse sichtbar
🏆 4 Kompetenz deutlich ausgeprägt, sichere Anwendung, fachlich begründetes Handeln

	Kompetenzbereiche *(lt. Rahmenausbildungsplan der Fachkommission nach § 53 PflBG)*	**Selbstreflexion***				**Praxisanleitung***			
	II.3 **Ethisch reflektiert handeln.** *Die/der Auszubildende...*								
Ethik	...erkennt zentrale Wertvorstellungen d. Pflege in verschiedenen Versorgungssituationen, benennt sie u. orientiert sich daran.								
Ethik	...erkennt Konflikte/Dilemmata in Pflegesituationen, v. a. bei schwerstkranken/sterbenden Menschen diversen Alters.								
Ethik	...sucht zu ausgewählten Dilemmasituationen d. kolleg. Austausch in Fragen d. Urteilsbildung/Entscheidungsfindung.								
Ethik	...wägt im Einzelfall zw. der Anerkennung v. Autonomie und den Prinzipien v. Schutz u. Sicherheit ab.								
	III.1 **Verantwortung in der Organisation des qualifikationsheterogenen Pflegeteams übernehmen.** *Die/der Auszubildende...*								
Arbeitsorganisation	...vergleicht Strukturen des Praxiseinsatzes mit denen anderer Einsatzbereiche (z. B. zu Rollen u. Aufg. inter-/intraprof Arbeit).								
Arbeitsorganisation	...berücksichtigt bei d. Abstimmung v. Arbeitsprozessen u. Aufgaben die Verantwortungs- u. Aufgabenbereiche im intraprof. Team.								
Arbeitsorganisation	...stellt bei Problemen Verbesserungsansätze intern zur Diskussion.								
Arbeitsorganisation	...integriert sich ins Team u. reflektiert dabei auch (selbst-)kritisch im kolleg. Austausch eig. Strategien kollegialer Beziehungsgestaltung.								
Arbeitsorganisation	...nimmt Teamentwicklungsprozesse wahr u. bringt sich ein (z. B. Lösungen für Konflikte im Team mit PAL reflektieren u. umsetzen).								
Arbeitsorganisation	...wirkt an der Einarbeitung v. Auszubildenden im ersten Ausbildungsjahr bzw. Praktikant*innen mit.								
Arbeitsorganisation	...leitet verschied. kollegiale Gruppen zu Aspekten pfleg. Handelns an (z. B. zu rückengerechter Arbeitsweise) u. evaluiert durch Feedback.								
Arbeitsorganisation	...erfährt Prozesse kolleg. Beratung u./o. Supervision im Pflegeteam.								
	III.2 **Ärztliche Anordnungen im Pflegekontext eigenständig durchführen.** *Die/der Auszubildende...*								
Hygiene	...beachtet umfassend die Anforderungen der Hygiene.								
Hygiene	...organisiert das Hygienehandeln mithilfe der Hygienepläne.								
Hygiene	...nimmt Unterschiede zw. Versorgungsbereichen wahr, benennt u. ordnet sie fachlich begründet durch interne/externe Leitlinien ein.								
Hygiene	...reflektiert die persönliche Compliance in der Umsetzung von Hygienerichtlinien im kolleg. Austausch mit der Praxisanleitung.								
Ärztl. Anordnungen	...gewinnt fallbezogen Informationen zu Krankheitsbildern, med. Diagnostik u. Therapie (z. B. durch Teiln. an ärztl. Visiten, Begl. zu Arztbesuchen, Einblicke med. Dokumente) u. ordnet sie ein.								
Ärztl. Anordnungen	...wirkt bei schwerstkranken/sterbenden Menschen an der Durchführung ärztl. Anordnungen palliativmed. Diagnostik/Therapie mit.								
Ärztl. Anordnungen	...führt med. Verordnungen in stabilen gesundheitl. Sit. durch.								
Ärztl. Anordnungen	...erweitert schrittweise Kenntnisse/Fertigkeiten pfleg. Aufgaben durch Mitwirkung bei d. med. Versorgung (z. B. Verabreichen v. Sondenkost, Stomapflege, Legen eines Blasenverweilkatheters).								

Kompetenzbereiche *(lt. Rahmenausbildungsplan der Fachkommission nach § 53 PflBG)*		**Selbstreflexion***				**Praxisanleitung***			
		🏆 (1)	🏆 (2)	🏆 (3)	🏆 (4)	🏆 (1)	🏆 (2)	🏆 (3)	🏆 (4)
Wunden	...schätzt chronische Wunden ein.								
	...wendet Grundprinzipien der Wundversorgung orientiert an Leitlinien/ Standards an.								
	III.3 In interdisziplinären Teams an der Versorgung und Behandlung von Menschen aller Altersstufen mitwirken und Kontinuität an Schnittstellen sichern. *Die/der Auszubildende...*								
Teamarbeit	...erfasst Strukturen der intra-/interprof. Zusammenarbeit u. übernimmt Teilaufgaben bezgl. (mit-) verantworteter Pflegeprozesse (z. B. mit Haus-, Fachärzten, Therapeuten, Beratungsstellen, Hospizen).								
	...nimmt an Fallbesprechungen, Ethikkomitees im intra-/interdiszipl. Team teil u. bringt eig. Sichtweisen zum Pflegeprozess ein.								
	IV.1 Die Qualität der pflegerischen Leistungen und der Versorgung in den verschiedenen Institutionen sicherstellen. *Die/der Auszubildende...*								
Pflegequalität	...beobachtet Akzeptanz/Anwendung evidenzbas. Leitl./Standards.								
	...bezieht das eigene Handeln in der Pflegeprozessgestaltung auf Erkenntnisse aus: Theorieunterricht, Expertenstandards, Leitlinien.								
	...nimmt an akt. Prozessen/Maßn. zur internen Qualitätssicherung teil (z. B. bei Implementierung v. Expertenstandards, Umsetzung v. Angeboten zur Partizipation Pflegebed., Einführung v. Pflegevisiten).								
	IV.2 Versorgungskontexte und Systemzusammenhänge im Pflegehandeln berücksichtigen und dabei ökonomische und ökologische Prinzipien beachten. *Die/der Auszubildende...*								
Ökonomie/Ökologie	...formuliert rechtl. Fragen, die sich situativ ergeben (z. B. zu haftungs- o. arbeitsrechtl. Probl.) u. klärt sie durch: Recherche, Austausch.								
	...sammelt fallbezogen wichtige Informationen für rechtl./finanzielle Möglichkeiten weiterer Versorgung (z. B. für ein Informationsgespräch bei d. Entlassungsplanung).								
	...spricht situativ ökologische Fragen an, recherchiert/reflektiert Lösungsmöglichkeiten bzw. arbeitet sie im kollegialen Diskurs auf (z. B. bei Entsorgung v. Problemabfällen, der Sammlung/Aufarbeitung v. Wertstoffen, bei Energieeinsparmöglichkeiten).								
	V.1 Verantwortung für die Entwicklung (lebenslangen Lernens) der eigenen Persönlichkeit sowie das berufliche Selbstverständnis übernehmen. *Die/der Auszubildende...*								
Evidenz-basierte Pflege	...hinterfragt u. begründet eig. Handeln im Pflegeprozess durch: im Theorieunterricht erlernte pflege- u. bezugswissenschaftl. Konzepte, Modelle, Studien (z. B. Publikationen in Expertenstandards).								
	...entdeckt/fixiert Fragen/Widersprüche in Pflegeprozessen, die durch pflegewissenschaftliche Studien Klärungsbedarf haben.								

* 🏆 (1) Kompetenz ist nicht ausgeprägt, keine Grundkenntnisse vorhanden
🏆 (2) Kompetenz gering ausgeprägt, Grundkenntnisse vorhanden
🏆 (3) Kompetenz ausgeprägt, Fachkenntnisse sichtbar
🏆 (4) Kompetenz deutlich ausgeprägt, sichere Anwendung, fachlich begründetes Handeln

Kompetenzbereiche *(lt. Rahmenausbildungsplan der Fachkommission nach § 53 PflBG)*		**Selbstreflexion***				**Praxisanleitung***			
V.2 **Verantwortung für die Entwicklung (lebenslangen Lernens) der eigenen Persönlichkeit sowie das berufliche Selbstverständnis übernehmen.** *Die/der Auszubildende...*									
Selbstmanagement	...nimmt eig. Fragen aus Arbeitsprozessen, Konflikt-/ Dilemmasituationen des Berufsalltags wahr u. findet Lösungswege mithilfe Informations-/ Kommunikationstechnologien u. kolleg. Austausch.								
	...integriert gesundheitsfördernde Maßnahmen in d. Pflegealltag u. reflektiert diese an Beispielen (z. B. zum rückengerechten Arbeiten, Zeitmanagement, Umgang mit physisch./psych. Belastungen).								
	...gestaltet Arbeitsprozesse bewusst selbstfürsorglich präventiv u. setzt unterstützende Hilfsmittel ein.								
	...sucht nach persönl. Lösungswegen für den Umgang mit Konflikten/ Spannungen im Ausbildungs-/Berufsalltag (z. B. durch kolleg. Beratung, Supervision).								
	...reflektiert eig. Lernproz. u. erlangte/ noch offene Komp.								
	...verfolgt bewusst Strategien zum Kompetenzerwerb.								
	...sucht d. Austausch im Pflegeteam, um d. eig. Sicht auf aktuelle berufspolitische Fragen zu erweitern.								
	...reflektiert im kollegialen Austausch anhand von Beispielen die Wirkung und Ästhetik professioneller Pflege.								

* Kompetenz ist nicht ausgeprägt, keine Grundkenntnisse vorhanden
Kompetenz gering ausgeprägt, Grundkenntnisse vorhanden
Kompetenz ausgeprägt, Fachkenntnisse sichtbar
Kompetenz deutlich ausgeprägt, sichere Anwendung, fachlich begründetes Handeln

Anmerkungen

Praxiseinsatzbewertung unter Berücksichtigung der Kompetenzeinschätzung

(qualifizierte Leistungseinschätzung lt. § 6 Absatz 2 PflAPrV):

☐ 1 (sehr gut)	☐ 2 (gut)	☐ 3 (befriedigend)	☐ 4 (ausreichend)	☐ 5 (mangelhaft)	☐ 6 (ungenügend)
Die Leistung entsprach den Anforderungen in besonderem Maß.	*Die Leistung entsprach voll den Anforderungen.*	*Die Leistung entsprach im Allgemeinen den Anforderungen.*	*Die Leistung wies zwar Mängel auf, entsprach aber im Ganzen noch den Anforderungen.*	*Die Leistung entsprach nicht den Anforderungen, ließ jedoch die notwendigen Grundkenntnisse erkennen, um die Mängel in absehbarer Zeit zu beheben.*	*Die Leistung entsprach den Anforderungen nicht. Selbst die Grundkenntnisse waren so lückenhaft, dass die Mängel in absehbarer Zeit nicht behoben werden können.*

Verbale Gesamteinschätzung:

Fehlzeiten siehe Einsatznachweis

Datum/Unterschrift Praxisanleitung
[Stempel Praxiseinrichtung]

Datum/Unterschrift Auszubildende/r

Unterschrift Kursleitung (zur Kenntnis)

Diese Vorlage kann auch über den Webcode-Bereich ausgedruckt, separat ausgefüllt und aufbewahrt werden, falls Auszubildende keine Praxiseinsatzbewertungen im Heft wünschen.

Einsatznachweis 5 – Pflichteinsätze: Zweites Ausbildungsdrittel

Name, Vorname: ______________________________
(Auszubildende/r)

Einsatzort: ______________________________
(Praxiseinrichtung mit Anschrift)

____

____

Versorgungsbereich:

☐ stationäre Akutpflege ☐ stationäre Langzeitpflege ☐ ambulante Akut-/Langzeitpflege

Einsatzzeitraum vom: ______________ bis: ______________

Geplante Praxiszeit: ______________ h Absolvierte Praxiszeit: ______________ h

Fehlzeiten: ______________ h (davon unentschuldigt: ______________ h)

Praxisanleitungszeit: ______________ h (mind. 10 % der Einsatzzeit)

Praxisanleiter/in: ______________________________

Weitere Ansprechpartner/innen für Praxisanleitung während des Einsatzes:

____

Praxisbegleitung erfolgte durch: ______________________________
(Name der/des Lehrenden der Pflegeschule)

____
Stempel/Unterschrift Praxiseinrichtung

____
Unterschrift Kursleitung (zur Kenntnis)

____
Unterschrift Auszubildende/r bzw. gesetzl. Vertreter
(zur Kenntnis)

Erstgespräch (geführt am:______________________)

Vom Auszubildenden im Vorfeld auszufüllen:	
Erwartungen Ich möchte in diesem Einsatz lernen... Ich freue mich auf... /Das sind meine Vorstellungen...	**Hintergrundwissen Theorie** Schwerpunktthemen im Unterricht vor dem Einsatz
Selbstreflexion	
In diesen Bereichen/ Themen kenne ich mich schon aus... Ich habe Vorerfahrungen (Bsp. Praktika)...	In diesen Bereichen/ Themen bin ich noch unsicher... Ich habe noch Fragen zu...
Lern- und Arbeitsaufgaben: Für diesen Einsatz bringe ich Aufgaben von der Schule mit: ☐ Nein ☐ Ja *(Meine Praxisanleitung ist informiert)*	

Von der Praxisanleitung auszufüllen:	
Lernangebot Das bietet unser Einsatzbereich... Das kann hier kennengelernt und geübt werden...	**Erwartungen** Wir erwarten von Auszubildenden... Das setzen wir voraus...
☐ Arbeits- und Lernaufgaben *(siehe Tab. Kap. 4)* sind geplant und notiert.	
Gemeinsame Vereinbarungen/Zielsetzungen:	
Termin Zwischengespräch (optional):	**Termin Abschlussgespräch:**

Unterschrift Auszubildende/r

Unterschrift Praxisanleitung

Zwischengespräch (geführt am:_______________)

Vom Auszubildenden im Vorfeld auszufüllen:	
Reflexion Zusammenarbeit	
Eigenes Arbeits- und Lernverhalten	Teamarbeit und Anleitungssituationen
Reflexion vereinbarter Ziele	
Das konnte ich erfolgreich umsetzen...	Das konnte ich nur teilweise/noch nicht erreichen...
Anmerkungen Das habe ich bisher mitgenommen.../Das würde ich mir für die weitere Einsatzzeit wünschen...	

Von der Praxisanleitung auszufüllen:	
Reflexion vereinbarter Ziele	
Das konnte bisher umgesetzt werden...	Das konnte nur teilweise/noch nicht umgesetzt werden...
Feedback	
Zusammenarbeit	Kompetenzentwicklung
	☐ aktuellen Stand der Kompetenzeinschätzung besprochen ☐ aktuellen Stand der Arbeits- u. Lernaufgaben besprochen/ ergänzt
Gemeinsame Vereinbarungen für den weiteren Einsatzverlauf	

_______________________ Unterschrift Auszubildende/r

_______________________ Unterschrift Praxisanleitung

Abschlussgespräch (geführt am: ____________________)

Vom Auszubildenden im Vorfeld auszufüllen:	
Reflexion Zusammenarbeit	
Eigenes Arbeits- und Lernverhalten	Teamarbeit und Anleitungssituationen
Reflexion vereinbarter Ziele	
Das konnte ich erfolgreich umsetzen...	Das konnte ich nur teilweise/noch nicht erreichen...
Anmerkungen Das habe ich aus diesem Einsatz mitgenommen... Das fand ich sehr gut/lernförderlich.../Das fand ich schade und habe folgende Verbesserungsvorschläge...	

Von der Praxisanleitung auszufüllen:	
Reflexion vereinbarter Ziele	
Das konnte erfolgreich umgesetzt werden...	Hier gibt es noch Unterstützungs-/Übungsbedarf...
Feedback	
Zusammenarbeit	Kompetenzentwicklung
	☐ Kompetenzeinschätzung vollständig ausgefüllt ☐ Praxiseinsatzbewertung liegt vor ☐ Ergebnisse (Kompetenzeinschätzung & Praxiseinsatzbewertung) mit der/dem Auszubildenden besprochen ☐ Arbeits- u. Lernaufgaben notiert und umgesetzt ☐ Lern- u. Arbeitsaufgaben bearbeitet
Empfehlungen für weitere Praxiseinsätze bzw. persönliche Entwicklung	
☐ Einsatznachweis ist ausgefüllt und unterschrieben/gestempelt ☐ Dienstzeitnachweise sind von der Praxiseinrichtung mit Unterschrift/Stempel bestätigt ☐ Praxisanleitungen sind dokumentiert Nachweise wurden vom Auszubildenden, soweit möglich, eigenverantwortlich und sorgfältig geführt ☐ ja ☐ nein	

______________________________	______________________________
Unterschrift Auszubildende/r	Unterschrift Praxisanleitung

Kompetenzeinschätzungen mit Praxiseinsatzbewertung: Pflichteinsatz (Zweites Ausbildungsdrittel)

Kompetenzbereiche *(lt. Rahmenausbildungsplan der Fachkommission nach § 53 PflBG)*		**Selbstreflexion***				**Praxisanleitung***			
I.1 Die Pflege von Menschen aller Altersstufen verantwortlich planen, organisieren, gestalten, durchführen, steuern und evaluieren (bewerten). *Die/der Auszubildende...*									
Pflegeplanung	...kann das Pflegekonzept d. Bereiches mit anderen vergleichen.								
	...stellt den Pflegebedarf mittelgradig Pflegebedürftiger bei Neuaufnahmen o. bei Situationsänderung fest.								
	...setzt notw. Pflegeziele, wählt geeign. Pflegemaßn. u. führt sie durch.								
	...bespricht sich dabei mit Pflegeteam, Pflegebed./Bezugspersonen.								
	...überprüft kontinuierlich die Wirksamkeit der Pflegeinterventionen.								
	...dokumentiert die Pflege/beobachtete Veränderungen digital/analog.								
Entlassung	...erfasst fallbezogen das Entlassungs-/Überleitungsmanagement zw. Versorgungsbereichen aus unterschiedl. Perspektiven und wirkt mit.								
I.2 Pflegeprozesse und Pflegediagnostik bei Menschen aller Altersstufen mit gesundheitlichen Problemlagen planen, organisieren, gestalten, durchführen, steuern und evaluieren (bewerten) unter dem Fokus von Gesundheitsförderung und Prävention. *Die/der Auszubildende...*									
Vitalzeichen	...erhebt systematisch Veränderungen d. Gesundheitszustandes anhand verschiedener Vitalzeichen, Laborwerte u. Beobachtungen.								
	...kann diese beschreiben u. mit Arzt-/Pflegeberichten deuten.								
	...erkennt klin. Auffälligkeiten v. Pflegebedürftigen mit med. Diagnosen o. akuten Pflegephänomenen u. kann sie einordnen/erklären.								
Mobiliät	...erhebt Bewegungs-, Lage- u. Haltungsmuster bei gesundheitl. Problemlagen (z. B. angeborene Fehlstellungen) durch Assessments.								
	...kann die Erhebungen anhand v. Wissen interpretieren u. Bewegungsressourcen durch gezielte Pflegeinterventionen mit Therapeuten fördern/ausbauen.								
	...beachtet bei Menschen mit Bewegungseinschränkungen rehabilitative Aspekte im Pflegeprozess und nutzt spez. Assessmentinstrumente.								
	...spricht Pflegebedürftige u. a. auf gesundheitsförd./-hemmendes Verhalten, eig. Überzeugungen u. soziale Ressourcen an.								
	...bündelt Informationen u. schätzt sie für Pflegediagnosen ein.								
	...bespricht mit Pflegebed. real. Ziele u. gesundheitsförderl./präventive Maßnahmen, um akzept. Interventionen auszuwählen.								
	...evaluiert mit Pflegebedürftigen d. Wirksamkeit d. Interventionen.								
	...nutzt dabei ggf. Gesundheits-Apps o. andere digitale Begleiter.								

Kompetenzbereiche *(lt. Rahmenausbildungsplan der Fachkommission nach § 53 PflBG)*		**Selbstreflexion***				**Praxisanleitung***			
Allg. /prä-u. postoperative Pflege	...unterstützt mittelgradig Pflegebedürftige in der Mobilität, der Selbstversorgung, Krankheitsbewältigung u. bei Therapien.								
	...richtet Pflegehandeln an d. gesundheitl. Situation/d. Bedürfnissen Pflegebedürftiger aus.								
	...kann in neuen/unbek. Problemlagen wichtiges Wissen herleiten u. durch Recherche selbständig erweitern (z. B. zu Pflegediagnostik, Pflegeinterventionen, Krankheitsbild, med. Diagnostik/Therapie).								
	...baut neue Handlungskomp. durch intraprof. Dialog auf.								
	...versorgt Menschen mit chirurg. Routine-Eingriffen prä-/postoperativ (plant Pflegeproz., setz um, evaluiert, dokumentiert).								
	...nutzt dabei u. a. Behandlungspfade, Wissensrecherche.								
Psychiatrische Pflege	...versorgt Menschen mit typ. Pflegediagnosen in Verbindung mit häufigen psych./(geronto-)psychiatr. Erkrankungen u. kogn. Defiziten, z. B. bei Entw.- u. Verhaltensstörungen, Depression, Demenz (plant Pflegeproz., achtet auf Beziehungsgestaltung, evaluiert, dokumentiert).								
	...nutzt hierzu die bisher erworbenen Kenntnisse aus Theorie u. Praxis.								
	...bezieht Bezugspersonen in die Pflege mit ein (fragt nach, leitet an).								
	I.3 **Pflegeprozesse und Pflegediagnostik von Menschen aller Altersstufen in hoch belasteten und kritischen Lebenssituationen verantwortlich planen, organisieren, gestalten, durchführen, steuern und evaluieren.** *Die/der Auszubildende...*								
Pflege Schwerstkranker/Sterbender	...setzt körperbezog. Interventionen zur Förderung psych./ physisch. Wohlbefindens bei schwer pflegebedürftigen u./o. wahrnehmungsbeeinträchtigten Menschen fachl. begründet um.								
	...erkennt/respektiert spez. Bedürfnisse schwerstkranker/ sterbender Menschen in ihren relig., kulturell. u. milieuspezif. Dimensionen.								
	...sucht Wege für deren Unterstützung u. orientiert sich dabei an Modellen palliativer Versorgung (Gestaltung indiv. Pflegeprozesse).								
	...schätzt Phasen der Krankheitsbewältigung ein u. unterstützt durch Strategien. (z. B. im Hinblick auf die Sinnsuche).								
	...begegnet Schmerz/ Leid v. Pflegebed./ Bezugspers. verständnisvoll.								
	...benennt/reflektiert herausfordernde Gespräche im kolleg. Austausch (z. B. Reaktion auf infauste Diagnose, Beileid aussprechen).								
	...reflektiert Kongruenz/Empathie hinsichtlich ihrer Wirkung für sich selbst u. am Pflegeprozess Beteiligter im kolleg. Austausch.								

* Kompetenz ist nicht ausgeprägt, keine Grundkenntnisse vorhanden
Kompetenz ausgeprägt, Fachkenntnisse sichtbar
Kompetenz gering ausgeprägt, Grundkenntnisse vorhanden
Kompetenz deutlich ausgeprägt, sichere Anwendung, fachlich begründetes Handeln

Kompetenzbereiche *(lt. Rahmenausbildungsplan der Fachkommission nach § 53 PflBG)*		**Selbstreflexion***				**Praxisanleitung***			
	I.4 **In lebensbedrohlichen sowie in Krisen- oder Katastrophensituationen zielgerichtet handeln.** *Die/der Auszubildende...*								
Risikomanagement	...erkennt d. Institutions-/Organisations- u. Sicherheitsstruktur im Vergleich zu anderen Einsatzbereichen u. kann diese einordnen/ erklären (Fokus Pat.sicherheit, Arbeitsschutz).								
	...recherchiert, passt an / entwickelt (techn.) Lösungsansätze zu pot. Sicherheitsgefährdungen Pflegebedürftiger in öffentl. Bereichen d. Pflegeeinrichtung bzw. im persönl. (Wohn-)Umfeld.								
	...stellt diese im kollegialen Austausch vor.								
Transporte	...begleitet Pflegebedürftige in komplikationsarmen Situationen inner-u.-außerhalb der Einrichtung bei Ortswechseln u. Transporten unter Einhaltung d. Sicherheitsvorkehrungen.								
	...führt hierzu strukturierte Übergaben durch u. dokumentiert sie.								
Notfälle	...nimmt Abläufe in Notfallsituationen bewusst wahr u. wirkt mit.								
	...reflektiert Sit. unter fachl. Standards u. Perspekt. Betroffener/ Beteiligter.								
	I.5 **Menschen aller Altersstufen bei der Lebensgestaltung unterstützen, begleiten und beraten.** *Die/der Auszubildende...*								
Biografiearbeit	...führt biografie-/ lebensweltbezog. Gespräche mit Pflegebed.								
	...wertet Informationen unter d. Datenschutz u. pflege-/sozialwissenschaftl. Modellen aus (Bsp. Verlaufskurvenmodell).								
	...integriert die Biografiearbeit in den Pflegeprozess.								
Tagestruktur/Teilhabe	...macht Angebote zur Tagesstruktur für Menschen mit Einschränkungen in ihren Alltagskompetenzen, z. B. durch akut./chron., physisch./ psych. Erkrankungen.								
	...führt dafür eine umfassende Pflegeanamnese- u. diagnostik durch.								
	...organisiert mit Pflegebed./Bezugspers. u. d. Team Aktivitäten zur Teilhabe am gesell./kulturell. Leben (z. B. für Kinder mit langem Klinikaufenthalt, Demenzkranke) u. dokumentiert, evaluiert sie.								
	...kontaktiert Einrichtungen in Rückspr. mit Pflegebed./Bezugspers. u. integriert sie im Pflegeprozess (Bsp. Hospiz, Selbsthilfegruppen).								
	I.6 **Entwicklung und Autonomie in der Lebensspanne fördern.** *Die/der Auszubildende...*								
Autonomie	...nimmt entwicklungsbed. Anforderungen v. Pflegebedürftigen, ihrem soz. Umfeld u. die fam. Lebenssit. in d. Pflegeanamnese auf u. integriert sie im Pflegeprozess.								
	...nutzt hierbei auch geeignete Erhebungsinstrumente.								
	...integriert rehabilitative Aufgaben in Pflegeprozesse.								
	...recherchiert Hilfsmittel (techn./digitale) zur Kompensation v. nicht (mehr) vorhandenen Alltagskompetenzen je nach Fall.								
	...leitet daraus Anwendungen für Pflegebed./Bezugspersonen ab.								

Kompetenzbereiche *(lt. Rahmenausbildungsplan der Fachkommission nach § 53 PflBG)*		**Selbstreflexion***				**Praxisanleitung***			
	II.1 Kommunikation und Interaktion mit Menschen aller Altersstufen und ihren Bezugspersonen personen- und situationsbezogen gestalten und eine angemessene Information sicherstellen. *Die/der Auszubildende...*								
Kommunikation/Nähe und Distanz	...führt informelle/formelle Gespräche während d. Begleitung v. Pflegebedürftigen (z. B. Alltags-/Aufnahmegespräche).								
	...integriert dabei Prinzipien einer beteiligungsorientierten Gesprächsführung (z. B. zur Absprache v. Pflegezielen).								
	...fördert durch Berührungsinterventionen Wahrnehmungs- u. Ausdrucksmöglichkeit. v. Pflegebed. mit sens./kogn. Defiziten.								
	...nimmt gezielt Kontakt zu Pflegebed. auf, deren Wahrnehmung/Erleben nicht d. eig. Verständnis v. Realität/„Normalität“ entspricht (z. B. bei Angststörungen, Depressionen, Demenz).								
	...reflektiert Ansätze d. Interaktions-/Beziehungsgestaltung u. Erfahrung. im koll. Austausch bzgl. Pflegeanamnese u. -diagnostik.								
	...nimmt in ausgewählten Pflegesituationen (stimmt sich hierzu mit PAL ab) bewusst eine personenzentrierte Haltung ein, um eine unterstütz. Beziehung zum Pflegebedürftigen aufzubauen.								
	...berücksichtigt dabei die Balance zw. Nähe u. Distanz sowie die Kurz-/Langfristigkeit des Beziehungsaufbaus.								
	...reflektiert Bziehungsgestaltungen bzgl. beteiligungsorientierter Gesprächsführung (z. B. Verh. Nähe/Distanz, Selbstschutz/Empathie).								
	...macht sich in diesen Interaktionssituationen v. a. die persönl. Anteile bewusst u. sucht Unterstützung im kollegialen Austausch.								
	II.2 Information, Schulung und Beratung bei Menschen aller Altersstufen / Kindern und Jugendlichen / alten Menschen verantwortlich organisieren, gestalten, steuern und evaluieren (bewerten). *Die/der Auszubildende...*								
Information/Schulung	...informiert Pflegebedürftige/Bezugspersonen zu schwierigeren, umfassenden pflege-/gesundheitsbez. Themen.								
	...recherchiert zu Fragen, (z. B. zur persönl. Gesundheitserhaltung, pfleg./med. Versorgung), um fachl. zu antworten.								
	...bereitet Informationen nachvollziehbar/verständlich anhand v. didakt./method. Grundprinzipien auf.								
	...plant, führt, dokumentiert u. evaluiert formelle Informationsgespräche bzgl. kogn./psych. Fähigkeiten zur Informationsverarbeitung sowie beteiligungsorientierter Gesprächsführung.								
	...wählt fallbezogen sinnvolle Angebote der (Mikro-)Schulung zu spezifischen Aktivitäten d. Selbstversorgung sowie zu einfachen krankheits- u. therapiebedingten Anforderungen aus.								
	...passt Angebote situativ an, dokumentiert u. evaluiert sie.								

* Kompetenz ist nicht ausgeprägt, keine Grundkenntnisse vorhanden
Kompetenz gering ausgeprägt, Grundkenntnisse vorhanden
Kompetenz ausgeprägt, Fachkenntnisse sichtbar
Kompetenz deutlich ausgeprägt, sichere Anwendung, fachlich begründetes Handeln

Kompetenzbereiche *(lt. Rahmenausbildungsplan der Fachkommission nach § 53 PflBG)*		**Selbstreflexion***				**Praxisanleitung***			
	II.3 Ethisch reflektiert handeln. *Die/der Auszubildende...*								
Ethik	...erkennt zentrale Wertvorstellungen d. Pflege in verschiedenen Versorgungssituationen, benennt sie u. orientiert sich daran.								
	...erkennt Konflikte/Dilemmata in Pflegesituationen, v. a. bei schwerstkranken/sterbenden Menschen diversen Alters.								
	...sucht zu ausgewählten Dilemmasituationen d. kolleg. Austausch in Fragen d. Urteilsbildung/Entscheidungsfindung.								
	...wägt im Einzelfall zw. der Anerkennung v. Autonomie und den Prinzipien v. Schutz u. Sicherheit ab.								
	III.1 Verantwortung in der Organisation des qualifikationsheterogenen Pflegeteams übernehmen. *Die/der Auszubildende...*								
Arbeitsorganisation	...vergleicht Strukturen des Praxiseinsatzes mit denen anderer Einsatzbereiche (z. B. zu Rollen u. Aufg. inter-/intraprof Arbeit).								
	...berücksichtigt bei d. Abstimmung v. Arbeitsprozessen u. Aufgaben die Verantwortungs- u. Aufgabenbereiche im intraprof. Team.								
	...stellt bei Problemen Verbesserungsansätze intern zur Diskussion.								
	...integriert sich ins Team u. reflektiert dabei auch (selbst-)kritisch im kolleg. Austausch eig. Strategien kollegialer Beziehungsgestaltung.								
	...nimmt Teamentwicklungsprozesse wahr u. bringt sich ein (z. B. Lösungen für Konflikte im Team mit PAL reflektieren u. umsetzen).								
	...wirkt an der Einarbeitung v. Auszubildenden im ersten Ausbildungsjahr bzw. Praktikant*innen mit.								
	...leitet verschied. kollegiale Gruppen zu Aspekten pfleg. Handelns an (z. B. zu rückengerechter Arbeitsweise) u. evaluiert durch Feedback.								
	...erfährt Prozesse kolleg. Beratung u./o. Supervision im Pflegeteam.								
	III.2 Ärztliche Anordnungen im Pflegekontext eigenständig durchführen. *Die/der Auszubildende...*								
Hygiene	...beachtet umfassend die Anforderungen der Hygiene.								
	...organisiert das Hygienehandeln mithilfe der Hygienepläne.								
	...nimmt Unterschiede zw. Versorgungsbereichen wahr, benennt u. ordnet sie fachlich begründet durch interne/externe Leitlinien ein.								
	...reflektiert die persönliche Compliance in der Umsetzung von Hygienerichtlinien im kolleg. Austausch mit der Praxisanleitung.								
Ärztl. Anordnungen	...gewinnt fallbezogen Informationen zu Krankheitsbildern, med. Diagnostik u. Therapie (z. B. durch Teiln. an ärztl. Visiten, Begl. zu Arztbesuchen, Einblicke med. Dokumente) u. ordnet sie ein.								
	...wirkt bei schwerstkranken/sterbenden Menschen an der Durchführung ärztl. Anordnungen palliativmed. Diagnostik/Therapie mit.								
	...führt med. Verordnungen in stabilen gesundheitl. Sit. durch.								
	...erweitert schrittweise Kenntnisse/Fertigkeiten pfleg. Aufgaben durch Mitwirkung bei d. med. Versorgung (z. B. Verabreichen v. Sondenkost, Stomapflege, Legen eines Blasenverweilkatheters).								

Kompetenzbereiche *(lt. Rahmenausbildungsplan der Fachkommission nach § 53 PflBG)*		Selbstreflexion*				Praxisanleitung*			
		🏆	🏆	🏆	🏆	🏆	🏆	🏆	🏆
Wunden	...schätzt chronische Wunden ein.								
	...wendet Grundprinzipien der Wundversorgung orientiert an Leitlinien/ Standards an.								
	III.3 **In interdisziplinären Teams an der Versorgung und Behandlung von Menschen aller Altersstufen mitwirken und Kontinuität an Schnittstellen sichern.** *Die/der Auszubildende...*								
Teamarbeit	...erfasst Strukturen der intra-/interprof. Zusammenarbeit u. übernimmt Teilaufgaben bezgl. (mit-) verantworteter Pflegeprozesse (z. B. mit Haus-, Fachärzten, Therapeuten, Beratungsstellen, Hospizen).								
	...nimmt an Fallbesprechungen, Ethikkomitees im intra-/interdiszipl. Team teil u. bringt eig. Sichtweisen zum Pflegeprozess ein.								
	IV.1 **Die Qualität der pflegerischen Leistungen und der Versorgung in den verschiedenen Institutionen sicherstellen.** *Die/der Auszubildende...*								
Pflegequalität	...beobachtet Akzeptanz/Anwendung evidenzbas. Leitl./Standards.								
	...bezieht das eigene Handeln in der Pflegeprozessgestaltung auf Erkenntnisse aus: Theorieunterricht, Expertenstandards, Leitlinien.								
	...nimmt an akt. Prozessen/Maßn. zur internen Qualitätssicherung teil (z. B. bei Implementierung v. Expertenstandards, Umsetzung v. Angeboten zur Partizipation Pflegebed., Einführung v. Pflegevisiten).								
	IV.2 **Versorgungskontexte und Systemzusammenhänge im Pflegehandeln berücksichtigen und dabei ökonomische und ökologische Prinzipien beachten.** *Die/der Auszubildende...*								
Ökonomie/Ökologie	...formuliert rechtl. Fragen, die sich situativ ergeben (z. B. zu haftungs- o. arbeitsrechtl. Probl.) u. klärt sie durch: Recherche, Austausch.								
	...sammelt fallbezogen wichtige Informationen für rechtl./finanzielle Möglichkeiten weiterer Versorgung (z. B. für ein Informationsgespräch bei d. Entlassungsplanung).								
	...spricht situativ ökologische Fragen an, recherchiert/reflektiert Lösungsmöglichkeiten bzw. arbeitet sie im kollegialen Diskurs auf (z. B. bei Entsorgung v. Problemabfällen, der Sammlung/Aufarbeitung v. Wertstoffen, bei Energieeinsparmöglichkeiten).								
	V.1 **Verantwortung für die Entwicklung (lebenslangen Lernens) der eigenen Persönlichkeit sowie das berufliche Selbstverständnis übernehmen.** *Die/der Auszubildende...*								
Evidenzbasierte Pflege	...hinterfragt u. begründet eig. Handeln im Pflegeprozess durch: im Theorieunterricht erlernte pflege- u. bezugswissenschaftl. Konzepte, Modelle, Studien (z. B. Publikationen in Expertenstandards).								
	...entdeckt/fixiert Fragen/Widersprüche in Pflegeprozessen, die durch pflegewissenschaftliche Studien Klärungsbedarf haben.								

* 🏆 Kompetenz ist nicht ausgeprägt, keine Grundkenntnisse vorhanden
🏆 Kompetenz gering ausgeprägt, Grundkenntnisse vorhanden
🏆 Kompetenz ausgeprägt, Fachkenntnisse sichtbar
🏆 Kompetenz deutlich ausgeprägt, sichere Anwendung, fachlich begründetes Handeln

Kompetenzbereiche *(lt. Rahmenausbildungsplan der Fachkommission nach § 53 PflBG)*		**Selbstreflexion***				**Praxisanleitung***			
	V.2 Verantwortung für die Entwicklung (lebenslangen Lernens) der eigenen Persönlichkeit sowie das berufliche Selbstverständnis übernehmen. *Die/der Auszubildende...*								
Selbstmanagement	...nimmt eig. Fragen aus Arbeitsprozessen, Konflikt-/ Dilemmasituationen des Berufsalltags wahr u. findet Lösungswege mithilfe Informations-/ Kommunikationstechnologien u. kolleg. Austausch.								
	...integriert gesundheitsfördernde Maßnahmen in d. Pflegealltag u. reflektiert diese an Beispielen (z. B. zum rückengerechten Arbeiten, Zeitmanagement, Umgang mit physisch./psych. Belastungen).								
	...gestaltet Arbeitsprozesse bewusst selbstfürsorglich präventiv u. setzt unterstützende Hilfsmittel ein.								
	...sucht nach persönl. Lösungswegen für den Umgang mit Konflikten/ Spannungen im Ausbildungs-/Berufsalltag (z. B. durch kolleg. Beratung, Supervision).								
	...reflektiert eig. Lernproz. u. erlangte/ noch offene Komp.								
	...verfolgt bewusst Strategien zum Kompetenzerwerb.								
	...sucht d. Austausch im Pflegeteam, um d. eig. Sicht auf aktuelle berufspolitische Fragen zu erweitern.								
	...reflektiert im kollegialen Austausch anhand von Beispielen die Wirkung und Ästhetik professioneller Pflege.								

* Kompetenz ist nicht ausgeprägt, keine Grundkenntnisse vorhanden
Kompetenz gering ausgeprägt, Grundkenntnisse vorhanden
Kompetenz ausgeprägt, Fachkenntnisse sichtbar
Kompetenz deutlich ausgeprägt, sichere Anwendung, fachlich begründetes Handeln

Anmerkungen

Praxiseinsatzbewertung unter Berücksichtigung der Kompetenzeinschätzung

(qualifizierte Leistungseinschätzung lt. § 6 Absatz 2 PflAPrV):

☐ 1 (sehr gut)	☐ 2 (gut)	☐ 3 (befriedigend)	☐ 4 (ausreichend)	☐ 5 (mangelhaft)	☐ 6 (ungenügend)
Die Leistung entsprach den Anforderungen in besonderem Maß.	*Die Leistung entsprach voll den Anforderungen.*	*Die Leistung entsprach im Allgemeinen den Anforderungen.*	*Die Leistung wies zwar Mängel auf, entsprach aber im Ganzen noch den Anforderungen.*	*Die Leistung entsprach nicht den Anforderungen, ließ jedoch die notwendigen Grundkenntnisse erkennen, um die Mängel in absehbarer Zeit zu beheben.*	*Die Leistung entsprach den Anforderungen nicht. Selbst die Grundkenntnisse waren so lückenhaft, dass die Mängel in absehbarer Zeit nicht behoben werden können.*

Verbale Gesamteinschätzung:

Fehlzeiten siehe Einsatznachweis

Datum/Unterschrift Praxisanleitung
[Stempel Praxiseinrichtung]

Datum/Unterschrift Auszubildende/r

Unterschrift Kursleitung (zur Kenntnis)

Diese Vorlage kann auch über den Webcode-Bereich ausgedruckt, separat ausgefüllt und aufbewahrt werden, falls Auszubildende keine Praxiseinsatzbewertungen im Heft wünschen.

2.5 Pflichteinsatz: Pädiatrische Versorgung

Pflichteinsatz: Pädiatrische Versorgung

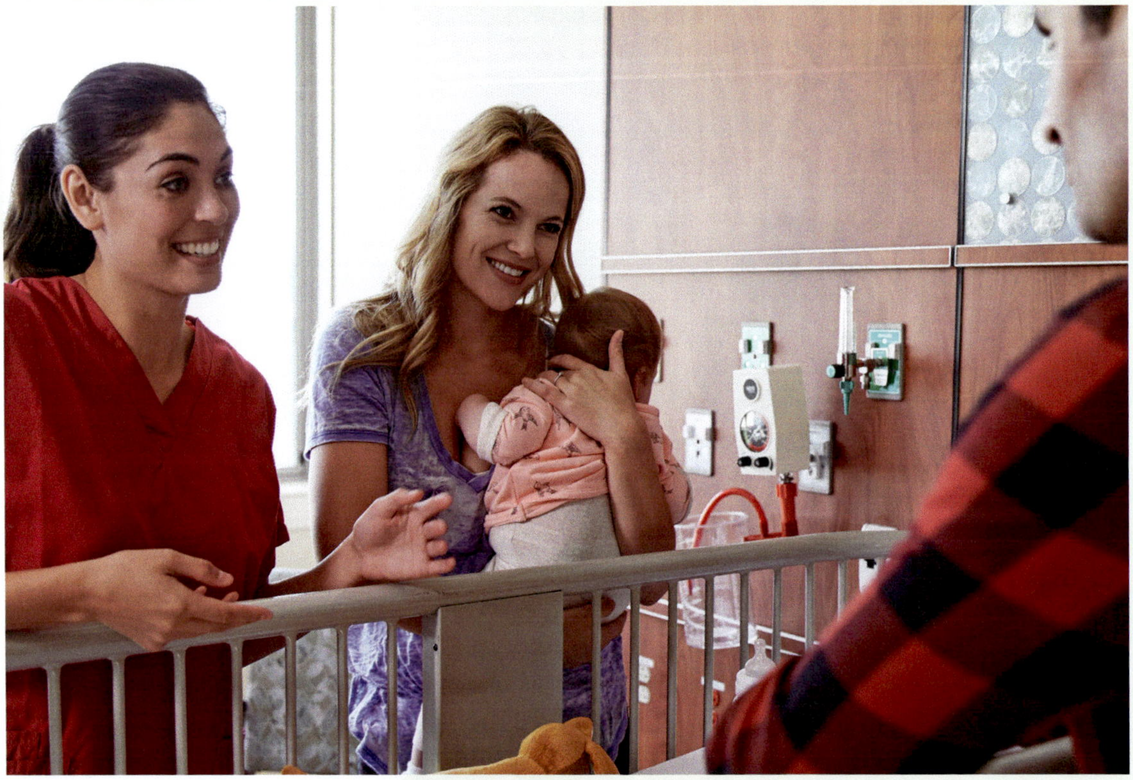

Wann?

Erstes/Zweites Ausbildungsdrittel

Welche Ziele?

Kompetenzentwicklung (I–V)

Gesundheits- und Entwicklungsförderung von Kindern/Jugendlichen

Beziehungsgestaltung mit Kindern/Jugendlichen u. ihren Eltern/Bezugspersonen

Wo und wie lange?

Pädiatrische Einsatzorte

120 h

Einsatznachweis – Pflichteinsatz: Pädiatrische Versorgung

Name, Vorname: ______________________________
(Auszubildende/r)

Einsatzort: ______________________________
(Praxiseinrichtung mit Anschrift)

____

____

Versorgungsbereich:

☐ stationäre Akutpflege ☐ stationäre Langzeitpflege ☐ ambulante Akut-/Langzeitpflege

Einsatzzeitraum vom: ____________________ bis: ____________________

Geplante Praxiszeit: ____________________ h Absolvierte Praxiszeit: ____________________ h

Fehlzeiten: ____________ h (davon unentschuldigt: ____________ h)

Praxisanleitungszeit: ____________ h (mind. 10 % der Einsatzzeit)

Praxisanleiter/in: ______________________________

Weitere Ansprechpartner/innen für Praxisanleitung während des Einsatzes:

____

Praxisbegleitung erfolgte durch: ______________________________
(Name der/des Lehrenden der Pflegeschule)

____
Stempel/Unterschrift Praxiseinrichtung

____
Unterschrift Kursleitung (zur Kenntnis)

____
Unterschrift Auszubildende/r bzw. gesetzl. Vertreter (zur Kenntnis)

Erstgespräch (geführt am:_______________________)

Vom Auszubildenden im Vorfeld auszufüllen:	
Erwartungen Ich möchte in diesem Einsatz lernen... Ich freue mich auf... /Das sind meine Vorstellungen...	**Hintergrundwissen Theorie** Schwerpunktthemen im Unterricht vor dem Einsatz
Selbstreflexion	
In diesen Bereichen/ Themen kenne ich mich schon aus... Ich habe Vorerfahrungen (Bsp. Praktika)...	In diesen Bereichen/ Themen bin ich noch unsicher... Ich habe noch Fragen zu...
Lern- und Arbeitsaufgaben: Für diesen Einsatz bringe ich Aufgaben von der Schule mit: ☐ Nein ☐ Ja *(Meine Praxisanleitung ist informiert)*	

Von der Praxisanleitung auszufüllen:	
Lernangebot Das bietet unser Einsatzbereich... Das kann hier kennengelernt und geübt werden...	**Erwartungen** Wir erwarten von Auszubildenden... Das setzen wir voraus...
☐ Arbeits- und Lernaufgaben *(siehe Tab. Kap. 4)* sind geplant und notiert.	
Gemeinsame Vereinbarungen/Zielsetzungen:	
	Termin Abschlussgespräch:

Unterschrift Auszubildende/r

Unterschrift Praxisanleitung

Abschlussgespräch (geführt am:______________________)

Vom Auszubildenden im Vorfeld auszufüllen:	
Reflexion Zusammenarbeit	
Eigenes Arbeits- und Lernverhalten	Teamarbeit und Anleitungssituationen
Reflexion vereinbarter Ziele	
Das konnte ich erfolgreich umsetzen...	Das konnte ich nur teilweise/noch nicht erreichen...
Anmerkungen Das habe ich aus diesem Einsatz mitgenommen... Das fand ich sehr gut/lernförderlich.../Das fand ich schade und habe folgende Verbesserungsvorschläge...	

Von der Praxisanleitung auszufüllen:	
Reflexion vereinbarter Ziele	
Das konnte erfolgreich umgesetzt werden...	Hier gibt es noch Unterstützungs-/Übungsbedarf...
Feedback	
Zusammenarbeit	Kompetenzentwicklung
	☐ Kompetenzeinschätzung vollständig ausgefüllt ☐ Praxiseinsatzbewertung liegt vor ☐ Ergebnisse (Kompetenzeinschätzung & Praxiseinsatzbewertung) mit der/dem Auszubildenden besprochen ☐ Arbeits- u. Lernaufgaben notiert und umgesetzt ☐ Lern- u. Arbeitsaufgaben bearbeitet
Empfehlungen für weitere Praxiseinsätze bzw. persönliche Entwicklung	
☐ Einsatznachweis ist ausgefüllt und unterschrieben/gestempelt ☐ Dienstzeitnachweise sind von der Praxiseinrichtung mit Unterschrift/Stempel bestätigt ☐ Praxisanleitungen sind dokumentiert Nachweise wurden vom Auszubildenden, soweit möglich, eigenverantwortlich und sorgfältig geführt ☐ ja ☐ nein	

_______________________________ Unterschrift Auszubildende/r

_______________________________ Unterschrift Praxisanleitung

Kompetenzeinschätzungen mit Praxiseinsatzbewertung: Pflichteinsatz Pädiatrische Versorgung

Kompetenzbereiche	*(lt. Rahmenausbildungsplan der Fachkommission nach § 53 PflBG)*	Selbstreflexion*				Praxisanleitung*			
	I.1 **Die Pflege von Menschen aller Altersstufen verantwortlich planen, organisieren, gestalten, durchführen, steuern und evaluieren (bewerten).** *Die/der Auszubildende...*								
Pädiatrische Pflege	...orientiert sich im Arbeitsfeld und sammelt Informationen zur Organisationsstruktur.								
	...erkennt bekannte u. neue Ansätze entwicklungsfördernder/familienorientierter (Pflege-)Konzeption.								
	...ermittelt bei Kindern/Jugendl. altersspezifische o. allgemeine entwicklungs- u. gesundheitsbedingte Selbstpflegeerfordernisse.								
	...entwickelt Angebote zur Förderung d. Selbstpflegekompetenz, setzt diese um (inkl. Dokumentation) u. evaluiert sie mit dem Kind/Jugendl.								
	I.2 **Pflegeprozesse und Pflegediagnostik bei Menschen aller Altersstufen mit gesundheitlichen Problemlagen planen, organisieren, gestalten, durchführen, steuern und evaluieren (bewerten) unter dem Fokus von Gesundheitsförderung und Prävention.** *Die/der Auszubildende...*								
Neugeborene	...beobachtet kindl./mütterl. Anpassungsprozesse nach d. Geburt u. kann diese einschätzen u. dokumentieren.								
	...gestaltet danach d. Pflegeprozess für d. Mutter-Kind-Beziehung (plant notwendige Pflegemaßnahmen, setzt sie um, dokumentiert, evaluiert).								
	...erkennt Entwicklungsstand, Reifezeichen, Vitalität u. mögl. Entwicklungsverzögerungen v. Säuglingen anhand v. Entwicklungsskalen.								
	...dokumentiert diese u. informiert sich zu Konsequenzen für das Handeln beteiligter Berufsgruppen u. d. Eltern.								
Prävention	...beobachtet Kinder/Jugendl. u. schätzt mit Assessmentinstrumenten sensomotorische, kognitive, emotionale, soziale Entwicklung ein.								
	...dokumentiert d. Ergebnisse u. wertet sie mit Pflegefachpersonen aus.								
	...wirkt an Prävention/Gesundheitsschutz bei Neugeb., Säugl., Kindern u. Jugendl. mit u. gibt Informationen fachgerecht weiter.								
Kindeswohl	...kann Ressourcen u. Einschränkungen fam. Interaktion beobachten/deuten u. sich mit Pflegefachpersonen dazu austauschen (z. B. zu mangelhafter Elternkompetenz, zu Gefährdungen).								
	I.3 **Pflegeprozesse und Pflegediagnostik von Menschen aller Altersstufen in hoch belasteten und kritischen Lebenssituationen verantwortlich planen, organisieren, gestalten, durchführen, steuern und evaluieren.** *Die/der Auszubildende...*								
Notlagen/Krisen	...führt körperbezogene Interventionen zur Förderung psychischen/physischen Wohlbefindens v. wahrnehmungsbeeinträchtigten Kindern/Jugendl. fachlich begründet durch.								
	...wirkt in krit. Lebenssit. v. Neugeb./Kindern/Jugendl. u. ihren Familien im Pflegeproz. mit (z. B. vor/während/nach d. Geburt, bei Ermitteln v. Behinderung/chron. Erkrankung).								
	...nimmt Sit. v. Familien in soz./gesundheitsbed. Krisen wahr u. reflektiert sie mit Empathie/Kongruenz im kolleg. Austausch.								

* Kompetenz ist nicht ausgeprägt, keine Grundkenntnisse vorhanden
Kompetenz gering ausgeprägt, Grundkenntnisse vorhanden
Kompetenz ausgeprägt, Fachkenntnisse sichtbar
Kompetenz deutlich ausgeprägt, sichere Anwendung, fachlich begründetes Handeln

Kompetenzbereiche *(lt. Rahmenausbildungsplan der Fachkommission nach § 53 PflBG)*		Selbstreflexion*				Praxisanleitung*			
	I.4 **In lebensbedrohlichen sowie in Krisen- oder Katastrophensituationen zielgerichtet handeln.** *Die/der Auszubildende...*								
Obhut	...erkennt/erfragt Maßnahmen zum physisch./psych. Schutz bzw. zur Wahrung d. Sicherheit v. Kindern/Jugendl. je nach Entwicklungsstand.								
	I.5 **Menschen aller Altersstufen bei der Lebensgestaltung unterstützen, begleiten und beraten.** *Die/der Auszubildende...*								
Familien-anamnese	...erhebt soz./fam. Daten v. Kindern/ Jugendl. mit geeign. Instrumenten u. erstellt eine Familienanamnese mit Blick auf Familiengesundheitspflege (z. B. interviewt/begleitet Familien mit Neugeborenem).								
	...beobachtet/vergleicht diverse kindl./ fam. Lebenswelten mit Blick auf die eigene familiäre Sozialisation u. biografischen Erfahrungen.								
	I.6 **Entwicklung und Autonomie in der Lebensspanne fördern.** *Die/der Auszubildende...*								
Entwicklungsförderung	...beobachtet Neugeb. /Säugl./(Klein-)Kinder auf div. Wahrnehmungsfähigkeiten u. integriert Konzepte d. Entwicklungsförderung u. Pflege in den Pflegeprozess u. d. Interaktionsgestaltung.								
	...erhebt d. Entwicklungsstand u. d. fam./soz. Sit. eines Kindes/Jugendl. mit angeborener/erworbener Behinderung.								
	...wirkt bei der Kompensation eingeschränkter Fähigkeiten bzw. der Förderung sozialer Integration u. Teilhabe mit.								
	...dokumentiert das Erlebte u. evaluiert entwicklungsfördernde Pflegekonzepte mit d. Beteiligten.								
	...identifiziert Merkmale einer entwicklungsfördernden Umgebung u. wirkt gezielt an ihrer Neu- /Umgestaltung mit.								
	II.1 **Kommunikation und Interaktion mit Menschen aller Altersstufen und ihren Bezugspersonen personen- und situationsbezogen gestalten und eine angemessene Information sicherstellen.** *Die/der Auszubildende...*								
Gespräche & Interaktion Eltern/Kind	...beobachtet Gespräche u. spielerische Interaktionen zw. Kindern u. mit Erwachsenen in div. Entwicklungsphasen, erfasst Muster u. nimmt selbst Beziehung zu Kindern/ Jugendl. auf.								
	...nimmt kindl. Verletzlichkeit/ Schutzbedürftigkeit wahr u. tauscht sich dazu mit Pflegefachpersonen u. evtl. mit dem Kind aus.								
	...fördert d. kogn./soz. Entwicklung v. Kindern/ Jugendl. mit Entwicklungsverzögerungen durch gezielte (spielerische) Interaktionsangebote.								
	...fördert Wahrnehmungs- /Ausdrucksfähigkeiten v. Kindern/Jugendl. mit sensorischen/kognitiven Defiziten durch Berührungsinterventionen.								
	...beobachtet kriteriengeleitet Interaktionen zw. Neugeborenen u. Eltern/Bezugspers., erkennt intuitive elterl. Komp. u. fördert diese.								
	...sucht Gespräche mit Eltern/Bezugspers. zu entwicklungs-/ o. gesundheitsbezogenem Thema vom Kind/Jugendl. (z. B. für Anleitung).								
	...beachtet dabei Selbstbestimmungsrechte d. Kindes/Jugendl.								
	...nimmt eig. Rollenunsicherheit gegenüber Kindern/Jugendl. u. Eltern in der Interaktion wahr, ordnet diese in Bezug auf eig. Biografie/Familienerfahrung ein u. nutzt Angebote, wie z. B. kolleg. Beratung.								

Kompetenzbereiche *(lt. Rahmenausbildungsplan der Fachkommission nach § 53 PflBG)*		Selbstreflexion*				Praxisanleitung*			
	II.2 **Information, Schulung und Beratung bei Menschen aller Altersstufen / Kindern und Jugendlichen / alten Menschen verantwortlich organisieren, gestalten, steuern und evaluieren (bewerten).** *Die/der Auszubildende...*								
Eltern-Kind-Beratung	...gibt Informationen zur Gesundheitsförderung/Prävention an Kinder/ Jugendl. u. Bezugspers. situationsorientiert/adressatengerecht unter Nutzung didaktischer Prinzipien weiter.								
	...informiert Eltern/Bezugspers. zu Aspekten d. Gesundheitsförderung, Prävention, Pflege bei best. Gesundheitsprobl. v. Neugeb./Säugl./ Kindern/Jugendl. (z. B. Ernährung, Hautpflege).								
	...wirkt bei der Unterstützung v. Eltern in ihrer Interaktionsgestaltung mit einem Säugling o. (kranken) Kind mit.								
	...wirkt an Schulungs-/Trainingsangeboten für Kinder/Jugendl. mit.								
	...hospitiert bei Eltern-/Familienschulungen o. wirkt an der Planung/ Durchführung/Evaluation v. Teilen d. Schulung mit.								
	II.3 **Ethisch reflektiert handeln.** *Die/der Auszubildende...*								
Ethik	...erkennt ethische Konflikte in der peri-/postnatalen Phase u. reflektiert sie im Team.								
	...erkennt/reflektiert Konflikte/Dilemmata d. triadischen Gestaltung d. Pflegebeziehung in familienorientierten Pflegesituationen.								
	III.1 **Verantwortung in der Organisation des qualifikationsheterogenen Pflegeteams übernehmen.** *Die/der Auszubildende...*								
Austausch	...tauscht sich im interprof. Team zu Beobachtungen und gezielten Fördermaßnahmen entwicklungsverzögerter Kinder/ Jugendl. aus.								
	III.2 **Ärztliche Anordnungen im Pflegekontext eigenständig durchführen.** *Die/der Auszubildende...*								
Diagnostik & Therapie	...wirkt bei diagnostischen und therapeutischen Maßnahmen bei Kindern/Jugendl. mit und stimmt sich mit Bezugspersonen und anderen Berufsgruppen ab (z.B. zur Vorbereitung, Durchführung, Umgang mit kindl. Ängsten, Verhaltensweisen, Schmerzen).								
	III.3 **In interdisziplinären Teams an der Versorgung und Behandlung von Menschen aller Altersstufen mitwirken und Kontinuität an Schnittstellen sichern.** *Die/der Auszubildende...*								
Disease-Management	...wirkt an altersgerechten interprof. Schulungs-/Trainingsangeboten für Kinder/Jugendl. und ihre Familien mit (z.B. zum Umgang mit Asthma, Diabetes, Epilepsie).								
	...nimmt an (ethischen) Fallbesprechungen im intra-/interdisziplinären Team teil.								

* Kompetenz ist nicht ausgeprägt, keine Grundkenntnisse vorhanden
Kompetenz gering ausgeprägt, Grundkenntnisse vorhanden
Kompetenz ausgeprägt, Fachkenntnisse sichtbar
Kompetenz deutlich ausgeprägt, sichere Anwendung, fachlich begründetes Handeln

Kompetenzbereiche *(lt. Rahmenausbildungsplan der Fachkommission nach § 53 PflBG)*		**Selbstreflexion***				**Praxisanleitung***			
	IV.1 **Die Qualität der pflegerischen Leistungen und der Versorgung in den verschiedenen Institutionen sicherstellen.** *Die/der Auszubildende...*								
Kon-zepte	...erkundet entwicklungsfördernde/familienorientierte Konzepte vor Ort und vergleicht sie mit bisherigen Erfahrungen.								
	IV.2 **Versorgungskontexte und Systemzusammenhänge im Pflegehandeln berücksichtigen und dabei ökonomische und ökologische Prinzipien beachten.** *Die/der Auszubildende...*								
Sicherheit	...nimmt kindliche Verletzlichkeit und Schutzbedürftigkeit wahr und reflektiert gemeinsam mit Pflegefachpersonen rechtliche und institutionelle Rahmenbedingungen.								
	...identifiziert Sicherheitsvorkehrungen in der Einrichtung zum physischen/psychischen Schutz der Kinder/Jugendl.								
	V.1 **Pflegehandeln an aktuellen wissenschaftlichen Erkenntnissen, insbesondere an pflegewissenschaftlichen Forschungsergebnissen, Theorien und Modellen ausrichten.** *Die/der Auszubildende...*								
EBN	...erhebt mit geeigneten Assessments Informationen von Kindern/Jugendl. für eine Familienanamnese (z.B. familien- und umweltbezogene Pflege nach Friedemann) und tauscht sich dazu mit Pflegefachpersonen aus (z. B. zu Deutungen, eigene Haltung).								
	...integriert gemäß Förderplan bei Kindern und Jugendlichen mit angeborener/erworbener Behinderung oder sensorischen/kognitiven Einschränkungen Konzepte der Entwicklungsförderung (z.B. basale Stimulation, unterstützte Kommunikation, Kinästhetik).								
	V.2 **Verantwortung für die Entwicklung (lebenslangen Lernens) der eigenen Persönlichkeit sowie das berufliche Selbstverständnis übernehmen.** *Die/der Auszubildende...*								
Reflexion	...erfährt kolleg. Austausch, Beratung oder Supervision z. B. bei belastenden Familiensituationen, sozialen/gesundheitsbedingten Lebenskrisen einzelner Familienmitglieder.								

* Kompetenz ist nicht ausgeprägt, keine Grundkenntnisse vorhanden

Kompetenz gering ausgeprägt, Grundkenntnisse vorhanden

Kompetenz ausgeprägt, Fachkenntnisse sichtbar

Kompetenz deutlich ausgeprägt, sichere Anwendung, fachlich begründetes Handeln

Anmerkungen

____

____

____

Praxiseinsatzbewertung unter Berücksichtigung der Kompetenzeinschätzung

(qualifizierte Leistungseinschätzung lt. § 6 Absatz 2 PflAPrV):

☐ 1 (sehr gut)	☐ 2 (gut)	☐ 3 (befriedigend)	☐ 4 (ausreichend)	☐ 5 (mangelhaft)	☐ 6 (ungenügend)
Die Leistung entsprach den Anforderungen in besonderem Maß.	*Die Leistung entsprach voll den Anforderungen.*	*Die Leistung entsprach im Allgemeinen den Anforderungen.*	*Die Leistung wies zwar Mängel auf, entsprach aber im Ganzen noch den Anforderungen.*	*Die Leistung entsprach nicht den Anforderungen, ließ jedoch die notwendigen Grundkenntnisse erkennen, um die Mängel in absehbarer Zeit zu beheben.*	*Die Leistung entsprach den Anforderungen nicht. Selbst die Grundkenntnisse waren so lückenhaft, dass die Mängel in absehbarer Zeit nicht behoben werden können.*

Verbale Gesamteinschätzung:

Fehlzeiten siehe Einsatznachweis

Datum/Unterschrift Praxisanleitung
[Stempel Praxiseinrichtung]

Datum/Unterschrift Auszubildende/r

Unterschrift Kursleitung (zur Kenntnis)

Diese Vorlage kann auch über den Webcode-Bereich ausgedruckt, separat ausgefüllt und aufbewahrt werden, falls Auszubildende keine Praxiseinsatzbewertungen im Heft wünschen.

2.6 Pflichteinsatz: Psychiatrische Versorgung (Pflegefachfrau/Pflegefachmann/Pflegefachperson)

- Pflichteinsatz: Kinder- und Jugendpsychiatrische Versorgung (Gesundheits- und Kinderkrankenpfleger/in)
- Pflichteinsatz: Gerontopsychiatrische Versorgung (Altenpfleger/in)

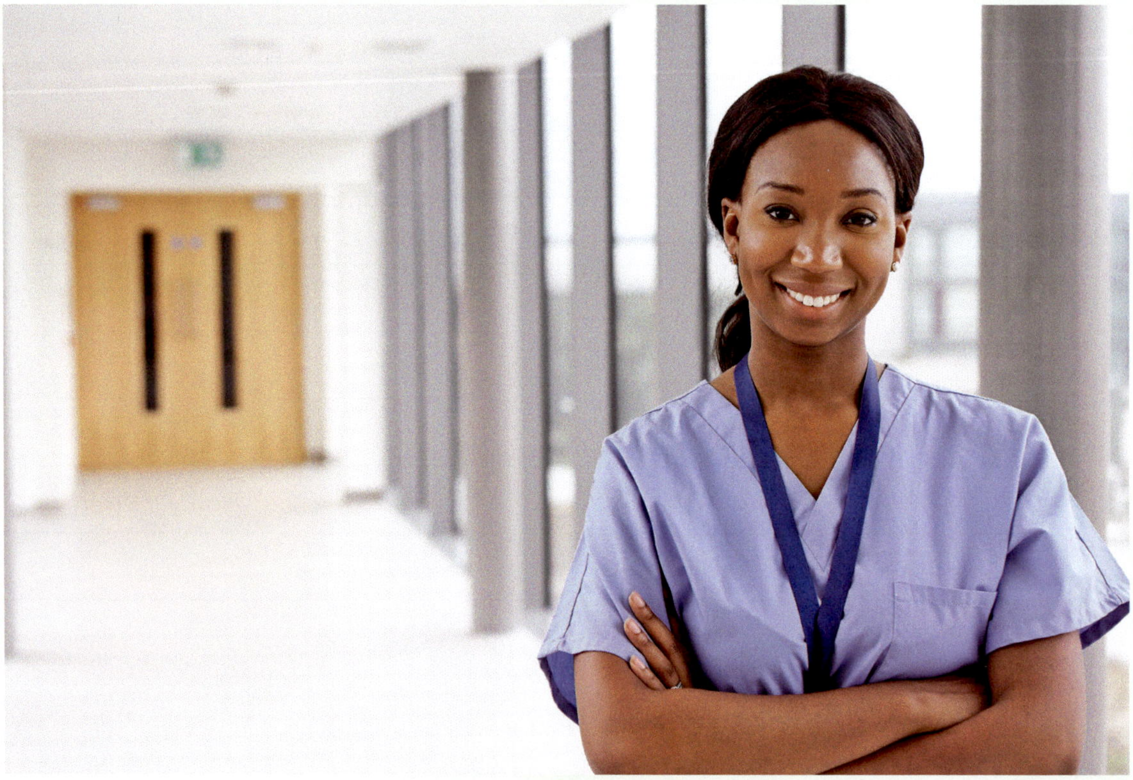

Wann?

Letztes Ausbildungsdrittel

Welche Ziele?

Erweiterung/Vertiefung der Kompetenzen aus den vorherigen Pflichteinsätzen

Kennenlernen spez. Pflegebedarfe/-interventionen in der psychiatrischen Pflege sowie der Zusammenarbeit im therapeutischen Team

Fokus auf ausgewählte Lerninhalte (aufgrund kurzer Einsatzzeit)

Wo und wie lange?

Psychiatrische Einsatzorte

120 h

Einsatznachweis – Pflichteinsatz: Psychiatrische Versorgung (Pflegefachfrau/Pflegefachmann/Pflegefachperson)

Name, Vorname: ______________________________
(Auszubildende/r)

Einsatzort: ______________________________
(Praxiseinrichtung mit Anschrift)

____

____

Versorgungsbereich:

☐ stationäre Akutpflege ☐ stationäre Langzeitpflege ☐ ambulante Akut-/Langzeitpflege

Einsatzzeitraum vom: ______________ bis: ______________

Geplante Praxiszeit: ______________ h Absolvierte Praxiszeit: ______________ h

Fehlzeiten: ______________ h (davon unentschuldigt: ______________ h)

Praxisanleitungszeit: ______________ h (mind. 10 % der Einsatzzeit)

Praxisanleiter/in: ______________________________

Weitere Ansprechpartner/innen für Praxisanleitung während des Einsatzes:

____

Praxisbegleitung erfolgte durch: ______________________________
(Name der/des Lehrenden der Pflegeschule)

____
Stempel/Unterschrift Praxiseinrichtung

____
Unterschrift Kursleitung (zur Kenntnis)

____
Unterschrift Auszubildende/r bzw. gesetzl. Vertreter (zur Kenntnis)

Erstgespräch (geführt am:______________________)

Vom Auszubildenden im Vorfeld auszufüllen:	
Erwartungen Ich möchte in diesem Einsatz lernen... Ich freue mich auf... /Das sind meine Vorstellungen...	**Hintergrundwissen Theorie** Schwerpunktthemen im Unterricht vor dem Einsatz
Selbstreflexion	
In diesen Bereichen/ Themen kenne ich mich schon aus... Ich habe Vorerfahrungen (Bsp. Praktika)...	In diesen Bereichen/ Themen bin ich noch unsicher... Ich habe noch Fragen zu...
Lern- und Arbeitsaufgaben: Für diesen Einsatz bringe ich Aufgaben von der Schule mit: ☐ Nein ☐ Ja *(Meine Praxisanleitung ist informiert)*	

Von der Praxisanleitung auszufüllen:	
Lernangebot Das bietet unser Einsatzbereich... Das kann hier kennengelernt und geübt werden...	**Erwartungen** Wir erwarten von Auszubildenden... Das setzen wir voraus...
☐ Arbeits- und Lernaufgaben *(siehe Tab. Kap. 4)* sind geplant und notiert.	
Gemeinsame Vereinbarungen/Zielsetzungen:	
	Termin Abschlussgespräch:

Unterschrift Auszubildende/r

Unterschrift Praxisanleitung

Abschlussgespräch (geführt am:____________________)

Vom Auszubildenden im Vorfeld auszufüllen:	
Reflexion Zusammenarbeit	
Eigenes Arbeits- und Lernverhalten	Teamarbeit und Anleitungssituationen
Reflexion vereinbarter Ziele	
Das konnte ich erfolgreich umsetzen...	Das konnte ich nur teilweise/noch nicht erreichen...
Anmerkungen Das habe ich aus diesem Einsatz mitgenommen... Das fand ich sehr gut/lernförderlich.../Das fand ich schade und habe folgende Verbesserungsvorschläge...	

Von der Praxisanleitung auszufüllen:	
Reflexion vereinbarter Ziele	
Das konnte erfolgreich umgesetzt werden...	Hier gibt es noch Unterstützungs-/Übungsbedarf...
Feedback	
Zusammenarbeit	Kompetenzentwicklung
	☐ Kompetenzeinschätzung vollständig ausgefüllt ☐ Praxiseinsatzbewertung liegt vor ☐ Ergebnisse (Kompetenzeinschätzung & Praxiseinsatzbewertung) mit der/dem Auszubildenden besprochen ☐ Arbeits- u. Lernaufgaben notiert und umgesetzt ☐ Lern- u. Arbeitsaufgaben bearbeitet
Empfehlungen für weitere Praxiseinsätze bzw. persönliche Entwicklung	
☐ Einsatznachweis ist ausgefüllt und unterschrieben/gestempelt ☐ Dienstzeitnachweise sind von der Praxiseinrichtung mit Unterschrift/Stempel bestätigt ☐ Praxisanleitungen sind dokumentiert Nachweise wurden vom Auszubildenden, soweit möglich, eigenverantwortlich und sorgfältig geführt ☐ ja ☐ nein	

______________________________ ______________________________
Unterschrift Auszubildende/r Unterschrift Praxisanleitung

Kompetenzeinschätzungen mit Praxiseinsatzbewertung: Pflichteinsatz Psychiatrische Versorgung (Pflegefachfrau/Pflegefachmann/Pflegefachperson)

Kompetenzbereiche *(lt. Rahmenausbildungsplan der Fachkommission nach § 53 PflBG)*		**Selbstreflexion***				**Praxisanleitung***			
	I.1 Die Pflege von Menschen aller Altersstufen verantwortlich planen, organisieren, gestalten, durchführen, steuern und evaluieren (bewerten). *Die/der Auszubildende...*								
Psychiatrische Pflege	...erfasst spez. Pflege- u. Therapiekonzepte für psychisch Erkrankte.								
	...vollzieht Pflegeprozessplanungen nach u. wirkt mit Pflegefachpers. an d. Planung/Durchführung/Dokumentation u. Evaluation mit.								
	...informiert sich über Assessment- u. Diagnoseinstrumente d. psychiatrischen Pflege u. wendet sie fallbezogen im Pflegeprozess u. d. Pflegebedarfsermittlung an bzw. wirkt dabei mit.								
	I.2 Pflegeprozesse und Pflegediagnostik bei Menschen aller Altersstufen mit gesundheitlichen Problemlagen planen, organisieren, gestalten, durchführen, steuern und evaluieren (bewerten) unter dem Fokus von Gesundheitsförderung und Prävention. *Die/der Auszubildende...*								
Pflegeanamnese/-planung	...wirkt an d. Erhebung/Dokumentation pflegebezogener Daten v. Menschen mit schweren akuten/chronischen psychischen Erkrankungen mit (z. B. bei Neuaufnahmen).								
	...dokumentiert erhobene Daten, beobachtete Phänomene.								
	...nutzt geeignete Assessments u. pflegediagnostische Verfahren.								
	...entwickelt Vorschläge für d. Pflegeprozess (realist. Ziele, geeign. Interventionen) u. tauscht sich darüber mit Pflegefachpers. u. Pflegebedürftigen aus (passt an, evaluiert, dokumentiert).								
	...lernt durch Mitwirken in div. Pflegeproz. versch. psychische Erkrankungen/Phänomene kennen u. kann diese durch vorhandenes Theoriewissen, Wissensrecherche o. fachl. Team-Austausch erklären u. das eigene Verständnis erweitern.								
	...kann im Kontakt zu Angehörigen/Bezugspers. div. Sichtweisen auf eine durch d. psychische Erkrankung entstandene Sit. nachvollziehen.								
	I.3 Pflegeprozesse und Pflegediagnostik von Menschen aller Altersstufen in hoch belasteten und kritischen Lebenssituationen verantwortlich planen, organisieren, gestalten, durchführen, steuern und evaluieren. *Die/der Auszubildende...*								
Pflegephänomene	...erhebt systematisch Pflegephänomene zu bes. Lebenssit., die sich durch d. schwere psychische Erkrankung für den Pflegebedürftigen u. sein fam./soz. Umfeld ergeben, z. B. bzgl. Wahrnehmung, Denken/Fühlen (nutzt dabei Fachbegriffe/Instrumente pflegerischer/psychiatrischer Anamnese).								

* Kompetenz ist nicht ausgeprägt, keine Grundkenntnisse vorhanden
Kompetenz gering ausgeprägt, Grundkenntnisse vorhanden
Kompetenz ausgeprägt, Fachkenntnisse sichtbar
Kompetenz deutlich ausgeprägt, sichere Anwendung, fachlich begründetes Handeln

	Kompetenzbereiche *(lt. Rahmenausbildungsplan der Fachkommission nach § 53 PflBG)*	**Selbstreflexion***				**Praxisanleitung***			
	I.4 **In lebensbedrohlichen sowie in Krisen- oder Katastrophensituationen zielgerichtet handeln.** *Die/der Auszubildende...*								
Krisen/Notlagen	...wirkt in der Rolle als Pflegende in akuten psychischen (z. B. suizidalen) Krisen/Notfallsituationen u. ggf. an Kriseninterventionen mit.								
	...kennt Indikatoren, die helfen, eine psychische Krise zu erkennen.								
	...erfasst Bedarfe/Möglichkeiten/Grenzen psychiatr. Krisenhilfe in d. Institution/im soz. Umfeld u. reflektiert sie im kolleg. Austausch (z. B. Interventionen zur Deeskalation/Gewaltprävention).								
	I.5 **Menschen aller Altersstufen bei der Lebensgestaltung unterstützen, begleiten und beraten.** *Die/der Auszubildende...*								
Biografiearbeit	...erfasst fallbezog. Informationen aus Dokumenten/selbst geführten Biografiegesprächen, deutet einzelne Phänomene in Bezug auf die psychische Erkrankung/kogn. Beeinträchtigung u. tauscht sich dazu mit Kollegen/dem Pflegebedürftigen aus, um Erkenntnisse zu überprüfen.								
	...leitet aus biografie-/lebensweltbezog. Ansätzen pflegetherapeutische Angebote/Unterstützungsmöglichkeiten für den Pflegprozess ab (z. B. Familienbeteiligungsförderung, Tagesstrukturangebote).								
	...beobachtet d. Wirkung v. Angeboten d. Milieugestaltung/Tagesstrukturierung/soz. u. kulturelle Teilhabe auf Pflegebedürftige, schätzt sie ein u. entwirft Verbesserungsmöglichkeiten.								
	I.6 **Entwicklung und Autonomie in der Lebensspanne fördern.** *Die/der Auszubildende...*								
Autonomie	...schätzt Möglichkeiten/Grenzen/Unterstützungsbedarfe zur Wahrung der Selbstbestimmungsrechte v. psych. Erkrankten/kogn. Eingeschränkten begründet ein u. wägt sie ab.								
	...schlägt Ziele/Interventionen vor, die eine möglichst eigenständige Lebensführung/gesellschaftliche Teilhabe ermöglichen.								
	...fördert hierzu Alltagskompetenzen/Ressouren/Empowerment u. bezieht soz./fam. Unterstützungssysteme mit ein.								
	II.1 **Kommunikation und Interaktion mit Menschen aller Altersstufen und ihren Bezugspersonen personen- und situationsbezogen gestalten und eine angemessene Information sicherstellen.** *Die/der Auszubildende...*								
Kommunikation/ Nähe und Distanz	...erprobt Wege d. Kontaktaufnahme zur Einleitung v. Gesprächen mit Pflegebedürftigen, ohne Anlass einer konkreten pflegerischen Handlung.								
	...reflektiert mit Teammitgliedern innere/äußere Widerstände gegenüber d. Anerkennung v. Gesprächen als Pflege-„Arbeit“.								
	...nimmt gezielt Kontakt zu Menschen auf, deren Wahrnehmung/ Erleben nicht d. Realität entspricht u. die durch psychische Gesundheitsprobleme/kognitive Beeinträchtigungen in d. Alltagsgestaltung/im Umgang mit Menschen eingeschränkt sind.								
	...macht sich dabei eigene Reaktionsmuster/innere Konflikte bewusst u. reflektiert Lösungsmöglichkeiten.								

Kompetenzbereiche *(lt. Rahmenausbildungsplan der Fachkommission nach § 53 PflBG)*		**Selbstreflexion***				**Praxisanleitung***			
Kommunikation/ Nähe und Distanz (Forts.)	...nimmt an (pflege-)therapeutischen Gesprächen beobachtend o. mit Übernahme v. Teilaufg. teil u. reflektiert die Situationen im Team.								
	...versucht durch Perspektivenübernahme fremde Gedankenwelten zu verstehen u. mithilfe v. Konzepten/Prinzipien (z. B. Biografie-/Lebensweltbezug, Personenzentrierung) Ansätze für d. Beziehungsgestaltung zu entwickeln.								
	...ist sich der Ungewissheit v. Verhaltensdeutungen bewusst u. somit auch ihrer wiederkehrenden, erforderlichen Überprüfungen.								
	...beobachtet/reflektiert Aufbau u. Gestaltung einer gelingenden, tragfähigen Arbeitsbeziehung v. berufl. Pflegenden zu psych. Kranken bzw. kognitiv eingeschränkten Menschen.								
	...führt entlastende/orientierungsgebende Gespräche mit zu pflegenden Menschen (Mitwirkung Pflegeprozessplanung).								
	...reflektiert Herausforderungen/Konflikte in d. Beziehungsgestaltung, z. B. zur Balance v. Nähe/Distanz, Autonomie/Abhängigkeit.								
Deeskalation	...beobachtet deeskalierende Wege u. d. Austausch zu div. Formen v. Macht-/Gewaltausübungen mit dem Pflegeteam/Pflegebedürftigen/ Angehörigen (Dialog, Trialog).								
	...setzt in Konfliktsit. Ansätze zur Deeskalation um u. reflektiert danach Konfliktentstehung u. Lösungsansätze.								
	...entwickelt mehr Selbstachtsamkeit/Selbstfürsorge durch kolleg. Beratung/Supervision v. Konfliktsit u. Bewusstsein eigener Deutungs-/ Handlungsmuster in der pflegerischen Interaktion.								
	II.2 **Information, Schulung und Beratung bei Menschen aller Altersstufen / Kindern und Jugendlichen / alten Menschen verantwortlich organisieren, gestalten, steuern und evaluieren (bewerten).** *Die/der Auszubildende...*								
Therapiebegleitung/ Beratung	...beobachtet therapeut. Wirkmomente in Gruppen/im Austausch zw. zu pflegenden Menschen u. entwickelt Ideen für die Nutzbarmachung.								
	...wirkt an formellen/informellen Angeboten für kleine Gruppen mit.								
	...erlebt Kommunikationssituationen in Trialogforen (ggf. Mitwirken).								
	...informiert Pflegebedürftige (einzeln/in der Gruppe) zu gezielten Aspekten d. Gesundheitsversorgung/Selbstpflege, z. B. zum Medikamentenmanagements, der Lebensgestaltung, Förderung soz. Teilhabe (ggf. Übernahme v. Teilaufgaben im Schulungsprogramm.).								
	II.3 **Ethisch reflektiert handeln.** *Die/der Auszubildende...*								
Ethik	...diskutiert ethische Dilemmasit. im kolleg. Austausch, z. B. zum Selbstschutz d. Pflegebedürftigen bzw. d. Fremdschutz Pflegender, u. d. Anerkennung v. Autonomie.								
	...wirkt unter Abwägung konkurrierender ethischer Prinzipien u. d. Wahrung v. Selbstbestimmungsrechten bei d. Unterstützung v. psychisch Erkrankten mit.								

* Kompetenz ist nicht ausgeprägt, keine Grundkenntnisse vorhanden

Kompetenz gering ausgeprägt, Grundkenntnisse vorhanden

Kompetenz ausgeprägt, Fachkenntnisse sichtbar

Kompetenz deutlich ausgeprägt, sichere Anwendung, fachlich begründetes Handeln

Kompetenzbereiche *(lt. Rahmenausbildungsplan der Fachkommission nach § 53 PflBG)*		**Selbstreflexion***				**Praxisanleitung***			
		🏆	🏆	🏆	🏆	🏆	🏆	🏆	🏆
	III.1 **Verantwortung in der Organisation des qualifikationsheterogenen Pflegeteams übernehmen.** *Die/der Auszubildende...*								
Team	...erfährt kolleg. Beratung/Supervision im Alltag v. Pflegeteams.								
	III.2 **Ärztliche Anordnungen im Pflegekontext eigenständig durchführen.** *Die/der Auszubildende...*								
Ärztl. Anordnungen	...gewinnt Einblick in die med. Diagn./Therapie im psychiatr. Bereich u. reflektiert d. Aufg. d. Pflegenden dabei im kolleg. Austausch.								
	...beobachtet systematisch Wirkungen v. ärztl. angeordneter psychiatrischer Pharmakotherapie, dokumentiert diese, beachtet relevante pharmakokinetische Aspekte u. leitet sie weiter.								
	III.3 **In interdisziplinären Teams an der Versorgung und Behandlung von Menschen aller Altersstufen mitwirken und Kontinuität an Schnittstellen sichern.** *Die/der Auszubildende...*								
Fallbesprechungen	...lernt anhand v. ausgewählten Sit. die im psychiatr. Versorgungsbereich tätigen Berufsgruppen u. d. Zusammenarbeit kennen.								
	...nimmt an Fallbesprechungen im interdiszipl. Team teil u. bringt. ggf. die pfleg. Sicht v. (mit-)verantworteter Versorgungsprozessen ein.								
	...nimmt Konzepte/Case Managements z. B. in Verbindung mit ambulanter Versorgung für psychisch Erkrankte wahr u. kann deren Möglichkeiten/Grenzen im kolleg. Austausch fallbezogen reflektieren.								
	IV.1 **Die Qualität der pflegerischen Leistungen und der Versorgung in den verschiedenen Institutionen sicherstellen.** *Die/der Auszubildende...*								
Pflegequalität	...reflektiert psychiatr. Pflegesit. anhand v. Leitlinien/Standards (z. B. zu freiheitseinschränkenden Maßn. bzw. zur Verhinderung v. Zwang in der Notfallpsychiatrie, Expertenstandard „Beziehungsgestaltung in d. Pflege v. Menschen mit Demenz").								
	IV.2 **Versorgungskontexte und Systemzusammenhänge im Pflegehandeln berücksichtigen und dabei ökonomische und ökologische Prinzipien beachten.** *Die/der Auszubildende...*								
Entlassung	...ermittelt geeign. Versorgungsmodelle unter rechtl./struktur. Rahmenbeding., z. B. bei d. Entlassungsplanung/Überleitung u. wirkt bei d. Entscheidung mit Pflegebed./Bezugspers. im therapeut. Team mit.								
	V.2 **Verantwortung für die Entwicklung (lebenslangen Lernens) der eigenen Persönlichkeit sowie das berufliche Selbstverständnis übernehmen.** *Die/der Auszubildende...*								
Berufl. Entwicklung	...überprüft d. Arbeitsfeld d. psychiatr. Pflege mit seinem Pflegeverständnis u. berufl. Entwicklungs-/Weiterbildungsmöglichk. hinsichtl. d. eig. Professionalisierung (ggf. kolleg. Austausch).								
	...setzt Strategien zur Kompensation/Bewältigung v. psych. Belastungen/Stressoren in kompl. pfleg. Arbeitsfeldern bewusst um.								
	...informiert sich zu Unterstützungsangeboten u. nimmt sie ggf. wahr.								

* 🏆 Kompetenz ist nicht ausgeprägt, keine Grundkenntnisse vorhanden
🏆 Kompetenz gering ausgeprägt, Grundkenntnisse vorhanden
🏆 Kompetenz ausgeprägt, Fachkenntnisse sichtbar
🏆 Kompetenz deutlich ausgeprägt, sichere Anwendung, fachlich begründetes Handeln

Praxiseinsatzbewertung unter Berücksichtigung der Kompetenzeinschätzung

(qualifizierte Leistungseinschätzung lt. § 6 Absatz 2 PflAPrV):

☐ 1 **(sehr gut)**	☐ 2 **(gut)**	☐ 3 **(befriedigend)**	☐ 4 **(ausreichend)**	☐ 5 **(mangelhaft)**	☐ 6 **(ungenügend)**
Die Leistung entsprach den Anforderungen in besonderem Maß.	*Die Leistung entsprach voll den Anforderungen.*	*Die Leistung entsprach im Allgemeinen den Anforderungen.*	*Die Leistung wies zwar Mängel auf, entsprach aber im Ganzen noch den Anforderungen.*	*Die Leistung entsprach nicht den Anforderungen, ließ jedoch die notwendigen Grundkenntnisse erkennen, um die Mängel in absehbarer Zeit zu beheben.*	*Die Leistung entsprach den Anforderungen nicht. Selbst die Grundkenntnisse waren so lückenhaft, dass die Mängel in absehbarer Zeit nicht behoben werden können.*

Verbale Gesamteinschätzung:

Fehlzeiten siehe Einsatznachweis

Datum/Unterschrift Praxisanleitung
[Stempel Praxiseinrichtung]

Datum/Unterschrift Auszubildende/r

Unterschrift Kursleitung (zur Kenntnis)

Diese Vorlage kann auch über den Webcode-Bereich ausgedruckt, separat ausgefüllt und aufbewahrt werden, falls Auszubildende keine Praxiseinsatzbewertungen im Heft wünschen.

2.7 Vertiefungseinsatz (Pflegefachfrau/Pflegefachmann/Pflegefachperson)

Vertiefungseinsatz (Gesundheits- u. Kinderkrankenpfleger/in)
Vertiefungseinsatz (Altenpfleger/in)

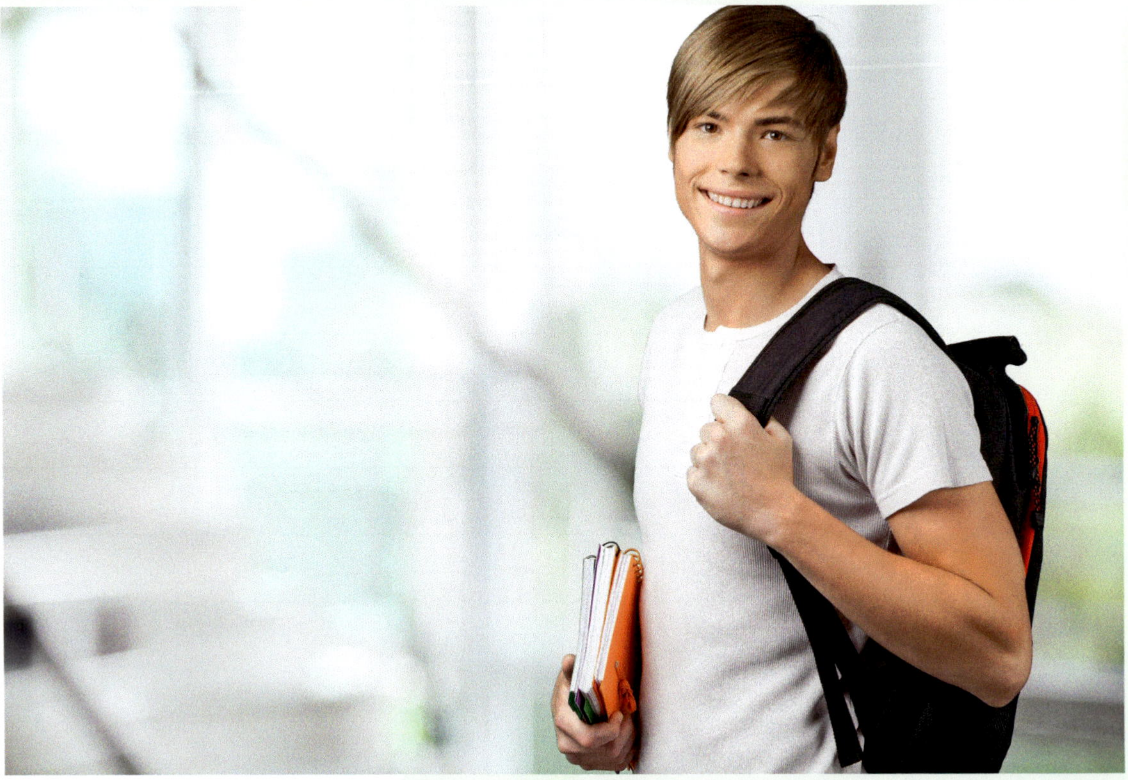

Wann?

Letztes Ausbildungsdrittel

Welche Ziele?

Fachlich fundierte Versorgung von hochgradig Pflegebedürftigen

Selbständiges, verantwortungsvolles Agieren in komplexen sowie instabilen Pflegesituationen

Erfolgreiche praktische Abschlussprüfung

Wo und wie lange?

Beim Träger der prakt. Ausbildung (Versorgungsbereich lt. Ausbildungsvertrag)

Mind. 500 h
zzgl. 80 h freier Einsatz

Einsatznachweis 1 – Vertiefungseinsatz Pflegefachfrau/Pflegefachmann/Pflegefachperson

Name, Vorname: ______________________________
(Auszubildende/r)

Einsatzort: ______________________________
(Praxiseinrichtung mit Anschrift)

____

____

Versorgungsbereich:

☐ stationäre Akutpflege ☐ stationäre Langzeitpflege ☐ ambulante Akut-/Langzeitpflege

Einsatzzeitraum vom: ______________ bis: ______________

Geplante Praxiszeit: ______________ h Absolvierte Praxiszeit: ______________ h

Fehlzeiten: ______________ h (davon unentschuldigt: ______________ h)

Praxisanleitungszeit: ______________ h (mind. 10 % der Einsatzzeit)

Praxisanleiter/in: ______________________________

Weitere Ansprechpartner/innen für Praxisanleitung während des Einsatzes:

____

Praxisbegleitung erfolgte durch: ______________________________
(Name der/des Lehrenden der Pflegeschule)

____
Stempel/Unterschrift Praxiseinrichtung

____
Unterschrift Kursleitung (zur Kenntnis)

____
Unterschrift Auszubildende/r bzw. gesetzl. Vertreter
(zur Kenntnis)

Erstgespräch (geführt am:____________________)

Vom Auszubildenden im Vorfeld auszufüllen:	
Erwartungen Ich möchte in diesem Einsatz lernen... Ich freue mich auf... /Das sind meine Vorstellungen...	**Hintergrundwissen Theorie** Schwerpunktthemen im Unterricht vor dem Einsatz
Selbstreflexion	
In diesen Bereichen/ Themen kenne ich mich schon aus... Ich habe Vorerfahrungen (Bsp. Praktika)...	In diesen Bereichen/ Themen bin ich noch unsicher... Ich habe noch Fragen zu...
Lern- und Arbeitsaufgaben: Für diesen Einsatz bringe ich Aufgaben von der Schule mit: ☐ Nein ☐ Ja *(Meine Praxisanleitung ist informiert)*	

Von der Praxisanleitung auszufüllen:	
Lernangebot Das bietet unser Einsatzbereich... Das kann hier kennengelernt und geübt werden...	**Erwartungen** Wir erwarten von Auszubildenden... Das setzen wir voraus...
☐ Arbeits- und Lernaufgaben *(siehe Tab. Kap. 4)* sind geplant und notiert.	
Gemeinsame Vereinbarungen/Zielsetzungen:	
Termin Zwischengespräch (optional):	**Termin Abschlussgespräch:**

Unterschrift Auszubildende/r

Unterschrift Praxisanleitung

Zwischengespräch (geführt am:_________________)

Vom Auszubildenden im Vorfeld auszufüllen:	
Reflexion Zusammenarbeit	
Eigenes Arbeits- und Lernverhalten	Teamarbeit und Anleitungssituationen
Reflexion vereinbarter Ziele	
Das konnte ich erfolgreich umsetzen...	Das konnte ich nur teilweise/noch nicht erreichen...
Anmerkungen Das habe ich bisher mitgenommen.../Das würde ich mir für die weitere Einsatzzeit wünschen...	

Von der Praxisanleitung auszufüllen:	
Reflexion vereinbarter Ziele	
Das konnte bisher umgesetzt werden...	Das konnte nur teilweise/noch nicht umgesetzt werden...
Feedback	
Zusammenarbeit	Kompetenzentwicklung
	☐ aktuellen Stand der Kompetenzeinschätzung besprochen ☐ aktuellen Stand der Arbeits- u. Lernaufgaben besprochen/ ergänzt
Gemeinsame Vereinbarungen für den weiteren Einsatzverlauf	

_________________________ _________________________

Unterschrift Auszubildende/r Unterschrift Praxisanleitung

Abschlussgespräch (geführt am:______________________)

Vom Auszubildenden im Vorfeld auszufüllen:

Reflexion Zusammenarbeit

Eigenes Arbeits- und Lernverhalten	Teamarbeit und Anleitungssituationen

Reflexion vereinbarter Ziele

Das konnte ich erfolgreich umsetzen...	Das konnte ich nur teilweise/noch nicht erreichen...

Anmerkungen

Das habe ich aus diesem Einsatz mitgenommen...
Das fand ich sehr gut/lernförderlich.../Das fand ich schade und habe folgende Verbesserungsvorschläge...

Von der Praxisanleitung auszufüllen:

Reflexion vereinbarter Ziele

Das konnte erfolgreich umgesetzt werden...	Hier gibt es noch Unterstützungs-/Übungsbedarf...

Feedback

Zusammenarbeit	Kompetenzentwicklung
	☐ Kompetenzeinschätzung vollständig ausgefüllt ☐ Praxiseinsatzbewertung liegt vor ☐ Ergebnisse (Kompetenzeinschätzung & Praxiseinsatzbewertung) mit der/dem Auszubildenden besprochen ☐ Arbeits- u. Lernaufgaben notiert und umgesetzt ☐ Lern- u. Arbeitsaufgaben bearbeitet

Empfehlungen für weitere Praxiseinsätze bzw. persönliche Entwicklung

☐ Einsatznachweis ist ausgefüllt und unterschrieben/gestempelt
☐ Dienstzeitnachweise sind von der Praxiseinrichtung mit Unterschrift/Stempel bestätigt
☐ Praxisanleitungen sind dokumentiert

Nachweise wurden vom Auszubildenden, soweit möglich, eigenverantwortlich und sorgfältig geführt ☐ ja ☐ nein

______________________________ ______________________________

Unterschrift Auszubildende/r Unterschrift Praxisanleitung

Kompetenzeinschätzungen mit Praxiseinsatzbewertung: Vertiefungseinsatz (Pflegefachfrau/Pflegefachmann/Pflegefachperson)

Kompetenzbereiche *(lt. Rahmenausbildungsplan der Fachkommission nach § 53 PflBG)*		**Selbstreflexion***				**Praxisanleitung***			
	I.1 Die Pflege von Menschen aller Altersstufen verantwortlich planen, organisieren, gestalten, durchführen, steuern und evaluieren (bewerten). *Die/der Auszubildende...*								
Pflegeorganisation	...vergleicht d. Pflegekonzept am Einsatzort mit allen im ersten Ausbildungsabschnitt kennengelernten Konzepten.								
	...bestimmt an Beispielen d. Bedeutung v. Pflegekonzepten für d. Gestaltung individ. Pflegeproz. u. d. Organisation/Pflege im Bereich.								
	...kann Pflegeprozesse für eine Gruppe zu pflegender Menschen (darunter mind. eine Person mit hohem Pflegebedürftigkeitsgrad) umfassend gestalten, verantwortl. durchführen, dokumentieren u. evaluieren (inkl. Neuaufn., Entlassungs- u. Überleitungsplanung).								
	...entwickelt d. Prozessplanung mit d. Pflegebedürftigen u./o. Bezugspers. gemeinsam (inkl. kontinuierl. Evaluation).								
	I.2 Pflegeprozesse und Pflegediagnostik bei Menschen aller Altersstufen mit gesundheitlichen Problemlagen planen, organisieren, gestalten, durchführen, steuern und evaluieren (bewerten) unter dem Fokus von Gesundheitsförderung und Prävention. *Die/der Auszubildende...*								
Vitalzeichen	...erhebt systematisch u. verantwortl. Veränderungen d. Gesundheitszustandes, inkl. Vitalfunktionen/Laborparameter in komplexen gesundheitl. Problemlagen.								
	...führt Maßn. pfleg. Monitorings in intensivpflichtigen Versorgungssit. durch (sofern im Versorgungskontext gegeben).								
	...erklärt/interpretiert d. ermittelten Daten anhand von pflegewissenschaftl./medizinischen Erkenntnissen u. leitet pflegebezogene Interventionen in Abstimmung mit d. therapeutischen Team ein (inkl. Durchführung, Evaluation).								
	...vertritt Standpunkte der Pflege im interdisziplinären Diskurs.								
Mobilität	...erhebt Bewegungs-/Haltungsmuster, insbes. in komplexen gesundheitl. Problemlagen (z. B. bei Pflegebedürftigen mit neuronal bedingten Veränderungen d. Bewegungssteuerung u./o. multidimensional verursachten Einschränkungen d. Beweglichkeit).								
	...nutzt dabei geeignete Assessmentverfahren u. kann Erhebungen anhand v. Wissen u. mithilfe v. Pflegediagnosen interpretieren.								
	...fördert Bewegungsressourcen durch gezielte Pflegeinterventionen in Abstimmung mit d. therapeut. Team u. baut diese ggf. aus.								
	...leitet Bezugspersonen, Auszubildende im Pflegeberuf, Praktikant*innen, Pflegefachpersonen im Anerkennungsverfahren u. freiwillig Engagierte in der Bewegungsinteraktion mit den zu pflegenden Menschen an.								
	...unterstützt hierbei die Entwicklung einer belastungsarmen Haltung u. setzt gezielt didaktische Prinzipien der Vermittlung um.								

Kompetenzbereiche *(lt. Rahmenausbildungsplan der Fachkommission nach § 53 PflBG)*		**Selbstreflexion***				**Praxisanleitung***			
Prävention/Gesundheitsförderung	...sucht Wege für eine verständigungsorientierte Kommunikation zur Reflexion/Prävention gesundheitsschädig. Verhaltens.								
	...integriert, orientiert am Einzelfall, subjektive/kulturell bedingte Vorstellungen/Überzeugungen v. Gesundheit/Krankheit (Health Beliefs) gesundheitsförderlich in die Pflegeprozessgestaltung.								
	...reflektiert Pflegesit. mit Pflegebedürftigen, die schwer nachvollziehbares gesundheitsbezog. Verhalten zeigen (z. B. trotz COPD rauchen, hoher Zuckerkonsum trotz Diabetes mellitus).								
	...zieht lebenswelt-/biografiebezogene Hypothesen u. bezugswissenschaftliche Erkenntnisse/Forschungsergebnisse, (z. B. aus Psychologie, Gesundheitswissenschaften) heran, um einen verstehenden Zugang abzuleiten.								
Pflegeprozessgestaltung	...wägt eigene Aufgaben u. d. Legitimation als Pflegefachfrau/-fachmann in diesem Kontext ab.								
	...richtet d. Pflegeprozessgestaltung im intra-/interdisziplinären Team bzgl. dieser Überlegungen aus u. sucht Zugangswege über eine verständigungsorientierte Beziehungsgestaltung.								
	...gestaltet d. Pflegeprozess (inkl. Umsetzung, Evaluation) in diversen, komplexen gesundheitl. Problemlagen integrativ (z. B. bei Erkrankungen v. Herz-Kreislauf, Atmung, Nieren, Blut, Stoffwechsel, Verdauung, v. a. als multifaktorielles Geschehen mit Wechselwirkungen in Symptomatik/Therapie).								
	...fokussiert hierbei die Ziele: Wiederherstellung v. Gesundheit u. Alltagskompetenz, Vermeidung d. Zustandsverschlechterung (Kuration, Rehabilitation, Prävention) bzw. Verbesserung v. Lebensqualität (Palliation).								
	...nutzt zudem pflege- u. bezugswissenschaftl. Erkenntnisse u. ggf. ausgewählte technische Assistenzsysteme.								
Prä-/postoperative Pflege	...plant Pflegeprozesse (inkl. umfassende Informationssammlung) für Menschen, die operiert wurden/werden, auch bzgl. komplexer, invasiver Eingriffe mit Komplikationsrisiken.								
	...führt die mit dem Eingriff verbundenen pfleg. Aufgaben in Abstimmung mit den Pflegebedürftigen durch.								
	...dokumentiert u. evaluiert d. erfolgte Pflege u. führt ggf. ergänzende Wissensrecherchen zu geplanten Eingriffen durch.								
Psychiatrische Pflege	...arbeitet an der Planung/Durchführung v. Pflegeprozessen für Menschen mit schweren akuten/chron. psychiatrischen o. gerontopsychiatrischen Erkrankungen u. in akuten Krisensit. mit.								
	...berücksichtigt dabei besondere Erfordernisse in d. Interaktion u. Beziehungsgestaltung.								
	...wirkt an d. Dokumentation/Evaluation durchgeführter Pflege mit.								
	...spricht Bezugspersonen zu Fragen pfleg. Versorgung gezielt an, leitet sie an u. bezieht sie mit ein.								
	...berät situationsbezogen bzw. informiert fachl. korrekt u. verständlich zu Herausforderungen/Belastungen, die mit der Pflegesit. verbunden sind, vermittelt ggf. Beratungskontakte.								

* Kompetenz ist nicht ausgeprägt, keine Grundkenntnisse vorhanden
Kompetenz gering ausgeprägt, Grundkenntnisse vorhanden
Kompetenz ausgeprägt, Fachkenntnisse sichtbar
Kompetenz deutlich ausgeprägt, sichere Anwendung, fachlich begründetes Handeln

	Kompetenzbereiche *(lt. Rahmenausbildungsplan der Fachkommission nach § 53 PflBG)*	**Selbstreflexion***				**Praxisanleitung***			
	I.3 Pflegeprozesse und Pflegediagnostik von Menschen aller Altersstufen in hoch belasteten und kritischen Lebenssituationen verantwortlich planen, organisieren, gestalten, durchführen, steuern und evaluieren. *Die/der Auszubildende...*								
Schmerz	...gestaltet individuelle Pflegeprozesse in komplexen Sit. an Leitlinien/Standards orientiert, z. B. bei chron., schwer fassbaren Schmerzen.								
	...evaluiert das Schmerzassessment sowie d. Wirkung gewählter Interventionen mit d. Pflegebedürftigen, Bezugspers. u. beteiligten Berufsgruppen.								
Pflege Schwerstkranker/Sterbender	...gestaltet fachl. begründet Pflegeprozesse v. schwer pflegebedürftigen, kommunikations-/wahrnehmungsbeeinträchtigten Menschen basierend auf einer umfassenden Informationssammlung, Anamnese u. Nutzung spezifisch ausgewählter Assessmentinstrumente (plant, führt durch, evaluiert).								
	...bezieht in die Prozessgestaltung u. Evaluation möglichst d. Pflegebedürftigen/Bezugspersonen mit ein.								
	...bespricht subjektive/kulturell bedingte Vorstellungen v. Sterben/Tod für die Pflegeprozessgestaltung mit den zu pflegenden Menschen/Bezugspers. u. integriert sie in d. Informationssammlung.								
	...informiert sterbende Menschen/Bezugspersonen zu spezifischen Schwerpunkten palliativer Versorgungsangebote.								
	...plant den Pflegeprozess für Menschen in der letzten Lebensphase (inkl. Bezugspers./soz. Netzwerke) bedürfnisorientiert, Leid mildernd u. umfassend mit Rückgriff auf Modelle palliativer Versorgung.								
	...bezieht dabei beteiligte Personen ein u. führt den Pflegeprozess verständnisvoll/respektvoll inkl. Evaluation durch.								
	...beteiligt sich an der Planung, Durchführung u. Evaluation v. Pflegeproz. für chron. psychisch Kranke mit komplexem Hilfebedarf in d. ambulant./stat. Langzeitversorgung umfassend, partizipativ u. unter Berücksichtigung d. besonderen Interaktion/Beziehungsgestaltung.								
	I.4 In lebensbedrohlichen sowie in Krisen- oder Katastrophensituationen zielgerichtet handeln. *Die/der Auszubildende...*								
Risikomanagement	...reflektiert d. Institutions-/Organisations- u. Sicherheitsstruktur (inkl. Notfall-/Evakuierungspläne) mit Blick auf bereits gewonnene Erkenntnisse vorheriger Einsätze.								
	...kennt eigene Verantwortungsbereiche/Aufg. u. setzt sie situativ um.								
	...bringt ggf. Veränderungsvorschläge für d. Sicherheitsarchitektur v. stationären Versorgungsbereichen konstruktiv ein bzw. unterstützt Entscheidungsproz. zur Sicherheitssit. im häusl. Umfeld für Pflegebedürftige u. ihre Bezugspersonen.								
Notfälle	...wirkt in der Reanimation mit u. baut Handlungssicherheit auf.								
	...beachtet in Notfallsit. relevante rechtl. Grundlagen (z. B. Vorsorgevollmacht, Patientenverfügungen).								
	...begleitet Pflegebedürftige auch in risikobehafteten Transportsit. u. hält dabei erforderl. Sicherheitsvorkehrungen ein.								
	...führt strukturierte Übergaben durch (inkl. Dokumentation), z. B. bei Übernahme frisch operierter Pat. aus dem Aufwachraum.								
	...reflektiert Notfallmaßnahmen kritisch u. wirkt bezgl. d. Qualitätssicherung konstruktiv beim Risiko-/Fehlermanagement mit.								

Kompetenzbereiche *(lt. Rahmenausbildungsplan der Fachkommission nach § 53 PflBG)*		**Selbstreflexion***				**Praxisanleitung***			
		🏆 (1)	🏆 (2)	🏆 (3)	🏆 (4)	🏆 (1)	🏆 (2)	🏆 (3)	🏆 (4)
	I.5 **Menschen aller Altersstufen bei der Lebensgestaltung unterstützen, begleiten und beraten.** *Die/der Auszubildende...*								
Biografiearbeit/Alltagsgestaltung	...führt Biografiegespräche mit Pflegebedürftigen unter Berücksichtigung d. fam./soz. Umfeldes durch (auch in komplexen, belasteten, vulnerablen Lebenssit.).								
	...integriert die erhobenen Informationen als Teil der pflegerischen Anamnese in d. Pflegeprozess.								
	...bezieht in die Pflegeprozessplanung auch die Gestaltung v. Alltagsaktivitäten ein, die die div. Bedürfnisse/Erwartungen d. Pflegebedürftigen integrieren.								
	...berücksichtigt dabei auch biografisch geprägte, kulturelle, religiöse Lebenszusammenhänge, die fam. Situationen, soz. Lagen sowie Entwicklungsphasen/-aufgaben Pflegebedürftiger.								
	...konzipiert partizipativ in der Pflegeprozessverantwortung biografie-/lebensweltorientierte Angebote zur Gestaltung v. Alltagsaktivitäten, Training lebensprakt. Fähigkeiten sowie zum Lernen u. Spielen bzw. für eine stützenden Tagesstruktur u. soz./kultureller Teilhabe.								
	...setzt diese Angebote insbesondere in Pflegeeinrichtungen mit längerfristiger Akutversorgung/stationären u. ambulanten Langzeitversorgung partizipativ mit den Pflegebedürftigen um.								
	...bezieht Bezugspers. der zu pfleg. Menschen, Pflegehilfspers., Betreuungskräfte u. freiwillig Engagierte in die Umsetzung von biografie-/lebensweltorientierten Angeboten zur Gestaltung von Alltagsaktivitäten/kulturellen Angeboten ein (überträgt ggf. die Durchführungsverantwortung).								
	I.6 **Entwicklung und Autonomie in der Lebensspanne fördern.** *Die/der Auszubildende...*								
Autonomie & Teilhabe	...setzt geeign. Assessmentinstrumente für die Einschätzung v. Entwicklungsverzögerungen v. Kindern/Jugendl./Erwachsenen, v.a. bei komplexen Pflegesit. ein (z. B. in prekären sozioökonomischen Lagen, bei langer Krankheit o. bei Behinderung).								
	...bezieht d. Ergebnisse in die Planung/Durchführung/Evaluation v. Pflegeprozessen zur Ermöglichung v. Integration u. Teilhabe ein.								
	...achtet d. Selbstbestimmungsrechte Pflegebed./Bezugspers. dabei.								
	...erhebt in kompl. Pflegesit. unter Achtung d. Selbstbestimmungsrechte eine umfassende Anamnese d. fam. Systems sowie d. soz. Netzwerke, genutzter Pflegesysteme u. weiterer systemischer Kontexte im Umfeld d. Pflegebedürftigen.								
	...bezieht die Ergebnisse in d. Planung, Durchführung u. Evaluation der Pflegeproz. sowie für die Bewältigung d. Pflegesituation ein.								
	...berücksichtigt div. Versorgungsmöglichkeiten innerhalb des Gesundheitssystems u. d. Primärversorgung.								
	...unterstützt Menschen mit angeborener/erworbener Behinderung u. Bezugspers. bei der Suche/Auswahl geeigneter techn./digit. Hilfsmittel, Lösungen zur Kompensation nicht (mehr) vorhandener Alltagskomp. bzw. für mögliche soziale Unterstützungssysteme.								

* 🏆 (1) Kompetenz ist nicht ausgeprägt, keine Grundkenntnisse vorhanden
🏆 (2) Kompetenz gering ausgeprägt, Grundkenntnisse vorhanden
🏆 (3) Kompetenz ausgeprägt, Fachkenntnisse sichtbar
🏆 (4) Kompetenz deutlich ausgeprägt, sichere Anwendung, fachlich begründetes Handeln

Kompetenzbereiche *(lt. Rahmenausbildungsplan der Fachkommission nach § 53 PflBG)*		**Selbstreflexion***				**Praxisanleitung***			
	II.1 Kommunikation und Interaktion mit Menschen aller Altersstufen und ihren Bezugspersonen personen- und situationsbezogen gestalten und eine angemessene Information sicherstellen. *Die/der Auszubildende...*								
Interaktion & Beziehungsgestaltung	...gestaltet Situations-/Fallbesprechungen unter Einbeziehung Pflegebedürftiger/Bezugspers. mit geeign. Formen d. Gesprächsführung partizipativ (z. B. bei Pflegevisiten, Übergaben am Bett).								
	...nimmt bewusst u. gezielt Kontakt zu Menschen auf, deren Wahrnehmung/Erleben nicht immer d. eig. Verständnis v. Realität entspricht.								
	...reflektiert diese Erfahrungen u. gefundene Lösungsansätze für eine tragfähige/belastbare Arbeitsbeziehung im Dia- bzw. Trialog.								
	...reflektiert Herausforderungen/Konflikte in der Beziehungsgestaltung, um ihnen professionell begegnen zu können.								
	...agiert dabei auch bewusst im Spannungsfeld zw. Autonomieanerkennung u. fürsorglicher Übernahme v. Verantwortung für den anderen.								
	...nimmt in Pflegeproz. gegenüber Pflegebedürftigen eine personenzentrierte Haltung ein u./o. integriert körper-leiborientierte Momente d. Interaktionsgestaltung, um darüber Anerkennung der zu pflegenden Menschen mit ihren Gefühlen, Bedürfnissen, ihrem Erleben sowie zwischenmenschl. Verbundenheit zu realisieren.								
Konfliktbewältigung	...geht auf Menschen zu, die einem pflegerischen Versorgungsangebot eher skeptisch, ablehnend/abwehrend gegenüberstehen.								
	...sucht Ansätze zum Beziehungsaufbau u. gestaltet Aushandlungsprozesse.								
	...evaluiert/reflektiert gefundene Lösungen unter Berücksichtigung eig. Machtpotenziale.								
	...setzt in Konfliktsit. Ansätze zur Deeskalation um u. reflektiert im Anschluss Konfliktentstehung u. gefundene Lösungsansätze.								
	...macht sich bspw. in Verbindung mit Konfliktsit./Momenten empathischer Traumatisierung eig. Deutungs-/Handlungsmuster in der pfleg. Interaktion bewusst.								
	...reflektiert diese im Rahmen v. kollegialer Beratung, Supervision u. findet so Wege zu mehr Selbstachtsamkeit/-fürsorge.								
	II.2 Information, Schulung und Beratung bei Menschen aller Altersstufen / Kindern und Jugendlichen / alten Menschen verantwortlich organisieren, gestalten, steuern und evaluieren (bewerten). *Die/der Auszubildende...*								
Information & Schulung	...trägt aktuelle/fachl. fundierte Informationen für Menschen in komplexen gesundheitl. Problemlagen/schwierigen, vulnerablen Lebenssit. bedarfsorientiert zusammen u. bereitet es nachvollziehbar/verständlich auf.								
	...bezieht dabei auch Gesundheits-Apps/digitale Begleiter ein.								
	...wählt situativ sinnvolle Angebote zur (Mikro-)Schulung für eine/mehrere zu pflegende Personen u./o. ihre (pflegenden) Bezugspersonen zu Aspekten d. Selbstversorgung/Fremdpflege aus u. führt sie durch.								
	...dokumentiert die Umsetzung u. evaluiert die Schulung mit den Teilnehmenden.								

Kompetenzbereiche *(lt. Rahmenausbildungsplan der Fachkommission nach § 53 PflBG)*		**Selbstreflexion***				**Praxisanleitung***			
		🏆 (leer)	🏆 (gering)	🏆 (ausgeprägt)	🏆 (deutlich)	🏆 (leer)	🏆 (gering)	🏆 (ausgeprägt)	🏆 (deutlich)
Beratung	...plant/führt/evaluiert partizipative Beratungsproz. (Fokus nicht-direktive Wissensvermittlung zu Fragen d. Gesundheitsförderung/Pflege) mit Pflegebedürftigen, die aufgeschlossen sind bzw. aktiv fragen (z. B. zur Kontinenzförderung, Sturzprävention).								
	...führt auf Nachfrage u. geäußerten Bedarf mit pfleg. Bezugspers. einen partizipativen Beratungsprozess, der sich hauptsächl. auf d. nichtdirektive Vermittlung von Wissenszusammenhängen d. pflegerischen Versorgung eines Angehörigen bezieht.								
	...bewertet d. Beratungsproz. in Rückkoppelung mit d. Gesprächspartnern (z. B. zu Fragen der Gesundheitsförderung, zu Aspekten der Selbst-/Fremdpflege o. Angebotsstruktur v. Pflege).								
	...berät Pflegebedürftige/Bezugspers. bei krankheits-/therapie- u. pflegebedingten Anforderungen u. unterstützt sie, ihre Gesundheitsziele zu erreichen (z. B. zu Schlafgewohnheiten, gesunder Ernährung, Lebensstiländerung).								
	...baut zu Pflegebedürftigen, die in gesundheitsbezog. Fragen nur eine gering adhärente Einstellung zeigen, einen verstehenden Zugang auf.								
	...sucht Möglichkeiten, Teilaspekte einer anderen Einstellung motivierend u. nicht belehrend zu vermitteln.								
	...lotet in d. Evaluation v. Gesprächssit. durch bewusste Perspektivenwechsel u./o. in Rückkoppelung mit den Personen Möglichkeiten/Begrenzungen d. gewählten Gesprächsführung aus.								
	II.3 Ethisch reflektiert handeln. *Die/der Auszubildende...*								
Ethik	...berücksichtigt in der Planung, Umsetzung u. Evaluation v. Pflegeprozessen ethische Fragen.								
	...nimmt an ethischen Fallbesprechungen d. Pflegeteams bzw. Sitzungen d. Ethikkomitees teil u. bringt eig. Standpunkt ein.								
	...wägt in pflegerisch relevanten ethischen Dilemmasit. Folgen div. Handlungsalternativen unter Berücksichtigung d. Autonomie von Pflegebedürftigen über das eigene Leben ab.								
	...gelangt über die Abwägung zu einer begründeten eigenen Position u. bringt sie in die Entscheidungsfindung im Team ein.								

* 🏆 Kompetenz ist nicht ausgeprägt, keine Grundkenntnisse vorhanden
🏆 Kompetenz gering ausgeprägt, Grundkenntnisse vorhanden
🏆 Kompetenz ausgeprägt, Fachkenntnisse sichtbar
🏆 Kompetenz deutlich ausgeprägt, sichere Anwendung, fachlich begründetes Handeln

Kompetenzbereiche *(lt. Rahmenausbildungsplan der Fachkommission nach § 53 PflBG)*		**Selbstreflexion***				**Praxisanleitung***			
	III.1 **Verantwortung in der Organisation des qualifikationsheterogenen Pflegeteams übernehmen.** *Die/der Auszubildende...*								
Arbeitsorganisation/Teamarbeit	...leitet aus Beobachtungen zu Strukturen div. Versorgungsformen u. Pflegeeinrichtungen im bisherigen Ausbildungsverlauf Vorschläge für strukt. Innovationsimpulse in d. Ausbildungseinrichtung ab.								
	...bringt diese Vorschläge konstruktiv in internen Qualitätsentwicklungsprozessen ein (z. B. zur Strukturierung d. Aufgabenverteilung, Dienstplangestaltung, zu Hygieneplänen).								
	...organisiert Abläufe in einem Arbeitsbereich (z. B. für eine Gruppe zu pflegender Menschen) in Abstimmung mit dem Team.								
	...passt dabei ggf. Aufgaben an die Qualifikationsprofile/-niveaus im Pflegeteam an, delegiert u. koordiniert.								
	...übernimmt d. Einarbeitung v. Azubis, Praktikanten, Pflegefachpers. im Anerkennungsverfahren u. neuen Mitarbeitern in Teilbereichen (z. B. bei übernommener, angeleiteter Prozessverantwortung für eine Gruppe zu pfleg. Menschen).								
	...nimmt Teamentwicklungsprozesse wahr u. bringt eig. Impulse ein.								
	...erfährt Prozesse kolleg. Beratung/Supervision im Pflegeteam.								
	III.2 **Ärztliche Anordnungen im Pflegekontext eigenständig durchführen.** *Die/der Auszubildende...*								
Hygiene	...beachtet umfassend die Anforderungen d. Hygiene.								
	...verantwortet die Umsetzung v. Hygieneplänen in den übernommenen Aufgabenbereichen unter Anleitung (inkl. Absicherung der Einhaltung bei delegierten Aufgaben).								
Visite	...wirkt an der Planung, Umsetzung u. Evaluation v. komplexen Versorgungsproz. mit, d.h. auch bei gesundheitl. Instabilität, diagnost./ therapeut. Unsicherheit o. Vulnerabilität u. Krisen.								
	...bringt bei ärztl. Visiten bzw. Haus-/Fachärzten pflegerische Sichtweisen zur Pflegediagnostik, geeignete Pflegeinterventionen u. Beobachtungen zur Wirksamkeit medizinischer Maßnahmen ein.								
Ärztl. Anordnungen	...setzt in der Pflegeprozessverantwortung med. Verordnungen selbstständig um.								
	...gewinnt dabei zunehmend an Sicherheit, auch in der Mitwirkung an komplizierten diagnostisch-therapeutischen Maßnahmen.								
	...beachtet d. med. Dokumentation u. eignet sich durch Wissensrecherche Informationen zu unbekannten Verfahren med. Diagnostik/ Therapie sowie Pflegetechniken an.								
	...übernimmt fachl. fundierte Erkenntnisse ins eig. Handlungsrepertoire.								
Wunden	...organisiert den Pflegeprozess für Menschen mit komplizierten chronischen/schwer heilenden Wunden, orientiert an Leitl./Standards (inkl. Planung, Umsetzung, kontinuierliche Evaluation).								
	...stimmt sich dabei mit Ärzten, Pflegebedürftigen/Bezugspers. ab.								

	Kompetenzbereiche *(lt. Rahmenausbildungsplan der Fachkommission nach § 53 PflBG)*	**Selbstreflexion***				**Praxisanleitung***			
	III.3 **In interdisziplinären Teams an der Versorgung und Behandlung von Menschen aller Altersstufen mitwirken und Kontinuität an Schnittstellen sichern.** *Die/der Auszubildende...*								
Interdisziplinäre Zusammenarbeit	...bringt Erfahrungen zur Zusammenarbeit mit div. Berufsgruppen aus den Pflichteinsätzen in die Kooperationsstrukturen ein.								
	...reflektiert konstruktiv Konflikte/Spannungen durch Perspektivenwechsel u. d. Einschätzung v. system. /strukturellen Rahmenbedingungen im Interesse der zu Pflegenden.								
	...vertritt dabei auch Sicht u. Interessen d. eig. Berufsgruppe.								
	...nimmt an Fallbesprechungen im intra-/interdiszipl. Team teil u. bringt die pfleg. Sicht zu mitverantworteten Versorgungsproz. ein.								
	...nimmt Konfliktpotenziale im interprof. Team wahr.								
	...erkundet Bewältigungsstrategien u. reflektiert Möglichkeiten d. Umsetzung mit der praxisanleitenden Person.								
	...organisiert/koordiniert für Pflegebedürftige in d. Prozessverantwortung Termine im Versorgungsbereich u. in Abstimmung mit anderen daran beteiligten Personen, Berufsgruppen u. Institutionen.								
	...wirkt an d. sektorenübergreifenden, partizipativ u. interprof. ausgerichteten Versorgung v. schwer akut/chron. Kranken mit.								
	...übernimmt pfleg. Anteile der Planung, Überleitung zw. den Versorgungsbereichen sowie d. Evaluation mit d. Pflegebedürftigen/Bezugspers. unter Beachtung v. Standards/Leitlinien.								
	...zieht hierbei geeign. theoret. Modelle zur Begründung heran.								
	IV.1 **Die Qualität der pflegerischen Leistungen und der Versorgung in den verschiedenen Institutionen sicherstellen.** *Die/der Auszubildende...*								
Pflegequalität	...hält Prozesse, Ergebnisse u. Evaluation d. Pflege im digitalen/analogen Dokumentationssystem fest (int./ext. Qualitätsprüfung).								
	...zieht für eig. Handeln bzgl. der (unter Anleitung) verantworteten Pflegeprozessgestaltung geeign. Standards/Leitlinien heran.								
	...bringt dabei Erfahrungen u. Evaluation d. Pflegeergebnisse in den int. Diskurs zur Qualitätssicherung ein (auch partizipative Ansätze).								
	...trägt dabei zur Weiterentwicklung der Pflegequalität bei.								
	...reflektiert Phänomene v. Macht/Machtmissbrauch in pfleg. Handlungsfeldern u. Institutionen.								
	...nimmt an aktuellen Prozessen u. Maßnahmen zur int. Qualitätssicherung teil.								
	...bringt eig. Erfahrungen/Sichtweisen fachl. begründet ein (z. B. bei Überarbeitung int. Standards, Implementierung v. Expertenstandards, Einführung v. innovativen Pflegekonzepten).								

* Kompetenz ist nicht ausgeprägt, keine Grundkenntnisse vorhanden
Kompetenz gering ausgeprägt, Grundkenntnisse vorhanden
Kompetenz ausgeprägt, Fachkenntnisse sichtbar
Kompetenz deutlich ausgeprägt, sichere Anwendung, fachlich begründetes Handeln

Kompetenzbereiche *(lt. Rahmenausbildungsplan der Fachkommission nach § 53 PflBG)*		**Selbstreflexion***				**Praxisanleitung***			
	IV.2 Versorgungskontexte und Systemzusammenhänge im Pflegehandeln berücksichtigen und dabei ökonomische und ökologische Prinzipien beachten. *Die/der Auszubildende...*								
Versorgungsplanung	...formuliert rechtl. Fragen, die sich aus Arbeitssit./Pflegeprozessen ergeben, u. klärt sie durch Eigenrecherche, kolleg. Austausch.								
	...trägt fallbezogen erforderl. Informationen zu rechtl. u. finanziellen Bedingungen für die weitere Versorgung zusammen (z. B. für ein patientenorientiertes Gespräch zur Entlassungsplanung) u. ermittelt gemeinsam Spielräume pflegerischer Versorgungsgestaltung.								
Ökologie	...spricht situativ ökologische Fragen an (z. B. zur Entsorgung v. Problemabfällen, Sammlung/Aufarbeitung v. Wertstoffen, Energieeinsparung).								
	...arbeitet durch Eigenrecherche/kolleg. Diskurs diese Fragen auf, reflektiert mögl. Lösungen u. bringt d. Ergebnisse in interne Diskurse zur Qualitätssicherung ein.								
	V.1 Pflegehandeln an aktuellen wissenschaftlichen Erkenntnissen, insbesondere an pflegewissenschaftlichen Forschungsergebnissen, Theorien und Modellen ausrichten. *Die/der Auszubildende...*								
Evidenzbasierte Pflege	...recherchiert zur Begründung verantworteten Handelns in der Pflegeprozessgestaltung wissenschaftl. fundiertes Wissen aus den Pflege- u. Bezugswissenschaften, v. a. bei neuen/unbekannten Pflegephänomenen u. gesundheitl. Problemlagen.								
	...schätzt Reichweite, Nutzen, Relevanz u. Umsetzungspotenzial der recherchierten Ergebnisse ein.								
	...leitet offene Fragen für erforderl. pflegewissenschaftl. Forschung aus unklaren/nicht eindeutig erklärbaren Beobachtungen im Rahmen der Pflegediagnostik sowie aus kritischen Evaluationsergebnissen v. Pflegeprozessen ab.								
	V.2 Verantwortung für die Entwicklung (lebenslangen Lernens) der eigenen Persönlichkeit sowie das berufliche Selbstverständnis übernehmen. *Die/der Auszubildende...*								
Persönliche Entwicklung	...leitet aus Erfahrungen, sich bei neuen Anforderungen auch neue, komplizierte Wissenszusammenhänge erarbeiten sowie das vorhandene Wissen kontinuierlich aktualisieren zu müssen, persönliche Strategien für die (lebenslang) erforderlichen Recherche- und Aneignungsprozesse ab., nutzt dabei insbesondere auch die Möglichkeiten moderner Informations- und Kommunikationstechnologien.								
	...reflektiert kritisch, bereits entwickelte Strategien zur persönl. Gesunderhaltung sowie das eig. berufl. Selbstverständnis (z. B. in Bezug auf bevorstehende Abschlussprüfung o. der Verantwortung als zukünftige Pflegefachperson).								
	...sucht hierzu nach persönl. Lösungswegen für den Umgang mit Anforderungen/Konflikten u. Spannungen im Ausbildungs-/Berufsalltag (z. B. innerhalb kolleg. Beratung/Supervision).								
	...sucht d. Austausch im Pflegeteam, um eig. Sichtweisen auf aktuelle berufspolit. Fragen zu erweitern u. pflegepolit. Entscheidungen bzgl. Versorgungsbereich/eig. Pflegetätigkeit zu bewerten.								

* Kompetenz ist nicht ausgeprägt, keine Grundkenntnisse vorhanden
Kompetenz gering ausgeprägt, Grundkenntnisse vorhanden
Kompetenz ausgeprägt, Fachkenntnisse sichtbar
Kompetenz deutlich ausgeprägt, sichere Anwendung, fachlich begründetes Handeln

Praxiseinsatzbewertung unter Berücksichtigung der Kompetenzeinschätzung

(qualifizierte Leistungseinschätzung lt. § 6 Absatz 2 PflAPrV):

☐ 1 **(sehr gut)**	☐ 2 **(gut)**	☐ 3 **(befriedigend)**	☐ 4 **(ausreichend)**	☐ 5 **(mangelhaft)**	☐ 6 **(ungenügend)**
Die Leistung entsprach den Anforderungen in besonderem Maß.	*Die Leistung entsprach voll den Anforderungen.*	*Die Leistung entsprach im Allgemeinen den Anforderungen.*	*Die Leistung wies zwar Mängel auf, entsprach aber im Ganzen noch den Anforderungen.*	*Die Leistung entsprach nicht den Anforderungen, ließ jedoch die notwendigen Grundkenntnisse erkennen, um die Mängel in absehbarer Zeit zu beheben.*	*Die Leistung entsprach den Anforderungen nicht. Selbst die Grundkenntnisse waren so lückenhaft, dass die Mängel in absehbarer Zeit nicht behoben werden können.*

Verbale Gesamteinschätzung:

____

____

____

____

____

____

____

____

____

____

____

____

Fehlzeiten siehe Einsatznachweis

____
Datum/Unterschrift Praxisanleitung
[Stempel Praxiseinrichtung]

____
Datum/Unterschrift Auszubildende/r

____
Unterschrift Kursleitung (zur Kenntnis)

Diese Vorlage kann auch über den Webcode-Bereich ausgedruckt, separat ausgefüllt und aufbewahrt werden, falls Auszubildende keine Praxiseinsatzbewertungen im Heft wünschen.

Einsatznachweis 2 – Vertiefungseinsatz Pflegefachfrau/Pflegefachmann/Pflegefachperson

Name, Vorname: ______________________________
(Auszubildende/r)

Einsatzort: ______________________________
(Praxiseinrichtung mit Anschrift)

____

____

Versorgungsbereich:

☐ stationäre Akutpflege ☐ stationäre Langzeitpflege ☐ ambulante Akut-/Langzeitpflege

Einsatzzeitraum vom: ______________ bis: ______________

Geplante Praxiszeit: ______________ h Absolvierte Praxiszeit: ______________ h

Fehlzeiten: ______________ h (davon unentschuldigt: ______________ h)

Praxisanleitungszeit: ______________ h (mind. 10 % der Einsatzzeit)

Praxisanleiter/in: ______________________________

Weitere Ansprechpartner/innen für Praxisanleitung während des Einsatzes:

____

Praxisbegleitung erfolgte durch: ______________________________
(Name der/des Lehrenden der Pflegeschule)

____
Stempel/Unterschrift Praxiseinrichtung

____
Unterschrift Kursleitung (zur Kenntnis)

____
Unterschrift Auszubildende/r bzw. gesetzl. Vertreter
(zur Kenntnis)

Erstgespräch (geführt am:____________________)

Vom Auszubildenden im Vorfeld auszufüllen:	
Erwartungen Ich möchte in diesem Einsatz lernen... Ich freue mich auf... /Das sind meine Vorstellungen...	**Hintergrundwissen Theorie** Schwerpunktthemen im Unterricht vor dem Einsatz
Selbstreflexion In diesen Bereichen/ Themen kenne ich mich schon aus... Ich habe Vorerfahrungen (Bsp. Praktika)...	In diesen Bereichen/ Themen bin ich noch unsicher... Ich habe noch Fragen zu...
Lern- und Arbeitsaufgaben: Für diesen Einsatz bringe ich Aufgaben von der Schule mit: ☐ Nein ☐ Ja *(Meine Praxisanleitung ist informiert)*	

Von der Praxisanleitung auszufüllen:	
Lernangebot Das bietet unser Einsatzbereich... Das kann hier kennengelernt und geübt werden...	**Erwartungen** Wir erwarten von Auszubildenden... Das setzen wir voraus...
☐ Arbeits- und Lernaufgaben *(siehe Tab. Kap. 4)* sind geplant und notiert.	
Gemeinsame Vereinbarungen/Zielsetzungen:	
Termin Zwischengespräch (optional):	**Termin Abschlussgespräch:**

____________________________ ____________________________

Unterschrift Auszubildende/r Unterschrift Praxisanleitung

Zwischengespräch (geführt am:____________________)

Vom Auszubildenden im Vorfeld auszufüllen:	
Reflexion Zusammenarbeit	
Eigenes Arbeits- und Lernverhalten	Teamarbeit und Anleitungssituationen
Reflexion vereinbarter Ziele	
Das konnte ich erfolgreich umsetzen...	Das konnte ich nur teilweise/noch nicht erreichen...
Anmerkungen Das habe ich bisher mitgenommen.../Das würde ich mir für die weitere Einsatzzeit wünschen...	

Von der Praxisanleitung auszufüllen:	
Reflexion vereinbarter Ziele	
Das konnte bisher umgesetzt werden...	Das konnte nur teilweise/noch nicht umgesetzt werden...
Feedback	
Zusammenarbeit	Kompetenzentwicklung
	☐ aktuellen Stand der Kompetenzeinschätzung besprochen ☐ aktuellen Stand der Arbeits- u. Lernaufgaben besprochen/ ergänzt
Gemeinsame Vereinbarungen für den weiteren Einsatzverlauf	

Unterschrift Auszubildende/r

Unterschrift Praxisanleitung

Abschlussgespräch (geführt am:______________________)

Vom Auszubildenden im Vorfeld auszufüllen:	
Reflexion Zusammenarbeit	
Eigenes Arbeits- und Lernverhalten	Teamarbeit und Anleitungssituationen
Reflexion vereinbarter Ziele	
Das konnte ich erfolgreich umsetzen...	Das konnte ich nur teilweise/noch nicht erreichen...
Anmerkungen Das habe ich aus diesem Einsatz mitgenommen... Das fand ich sehr gut/lernförderlich.../Das fand ich schade und habe folgende Verbesserungsvorschläge...	

Von der Praxisanleitung auszufüllen:	
Reflexion vereinbarter Ziele	
Das konnte erfolgreich umgesetzt werden...	Hier gibt es noch Unterstützungs-/Übungsbedarf...
Feedback	
Zusammenarbeit	Kompetenzentwicklung
	☐ Kompetenzeinschätzung vollständig ausgefüllt ☐ Praxiseinsatzbewertung liegt vor ☐ Ergebnisse (Kompetenzeinschätzung & Praxiseinsatzbewertung) mit der/dem Auszubildenden besprochen ☐ Arbeits- u. Lernaufgaben notiert und umgesetzt ☐ Lern- u. Arbeitsaufgaben bearbeitet
Empfehlungen für weitere Praxiseinsätze bzw. persönliche Entwicklung	
☐ Einsatznachweis ist ausgefüllt und unterschrieben/gestempelt ☐ Dienstzeitnachweise sind von der Praxiseinrichtung mit Unterschrift/Stempel bestätigt ☐ Praxisanleitungen sind dokumentiert Nachweise wurden vom Auszubildenden, soweit möglich, eigenverantwortlich und sorgfältig geführt ☐ ja ☐ nein	

______________________________ ______________________________

Unterschrift Auszubildende/r | Unterschrift Praxisanleitung

Kompetenzeinschätzungen mit Praxiseinsatzbewertung: Vertiefungseinsatz (Pflegefachfrau/Pflegefachmann/Pflegefachperson)

Kompetenzbereiche *(lt. Rahmenausbildungsplan der Fachkommission nach § 53 PflBG)*		**Selbstreflexion***				**Praxisanleitung***			
	I.1 Die Pflege von Menschen aller Altersstufen verantwortlich planen, organisieren, gestalten, durchführen, steuern und evaluieren (bewerten). *Die/der Auszubildende...*								
Pflegeorganisation	...vergleicht d. Pflegekonzept am Einsatzort mit allen im ersten Ausbildungsabschnitt kennengelernten Konzepten.								
	...bestimmt an Beispielen d. Bedeutung v. Pflegekonzepten für d. Gestaltung individ. Pflegeproz. u. d. Organisation/Pflege im Bereich.								
	...kann Pflegeprozesse für eine Gruppe zu pflegender Menschen (darunter mind. eine Person mit hohem Pflegebedürftigkeitsgrad) umfassend gestalten, verantwortl. durchführen, dokumentieren u. evaluieren (inkl. Neuaufn., Entlassungs- u. Überleitungsplanung).								
	...entwickelt d. Prozessplanung mit d. Pflegebedürftigen u./o. Bezugspers. gemeinsam (inkl. kontinuierl. Evaluation).								
	I.2 Pflegeprozesse und Pflegediagnostik bei Menschen aller Altersstufen mit gesundheitlichen Problemlagen planen, organisieren, gestalten, durchführen, steuern und evaluieren (bewerten) unter dem Fokus von Gesundheitsförderung und Prävention. *Die/der Auszubildende...*								
Vitalzeichen	...erhebt systematisch u. verantwortl. Veränderungen d. Gesundheitszustandes, inkl. Vitalfunktionen/Laborparameter in komplexen gesundheitl. Problemlagen.								
	...führt Maßn. pfleg. Monitorings in intensivpflichtigen Versorgungssit. durch (sofern im Versorgungskontext gegeben).								
	...erklärt/interpretiert d. ermittelten Daten anhand von pflegewissenschaftl./medizinischen Erkenntnissen u. leitet pflegebezogene Interventionen in Abstimmung mit d. therapeutischen Team ein (inkl. Durchführung, Evaluation).								
	...vertritt Standpunkte der Pflege im interdisziplinären Diskurs.								
Mobilität	...erhebt Bewegungs-/Haltungsmuster, insbes. in komplexen gesundheitl. Problemlagen (z. B. bei Pflegebedürftigen mit neuronal bedingten Veränderungen d. Bewegungssteuerung u./o. multidimensional verursachten Einschränkungen d. Beweglichkeit).								
	...nutzt dabei geeignete Assessmentverfahren u. kann Erhebungen anhand v. Wissen u. mithilfe v. Pflegediagnosen interpretieren.								
	...fördert Bewegungsressourcen durch gezielte Pflegeinterventionen in Abstimmung mit d. therapeut. Team u. baut diese ggf. aus.								
	...leitet Bezugspersonen, Auszubildende im Pflegeberuf, Praktikant*innen, Pflegefachpersonen im Anerkennungsverfahren u. freiwillig Engagierte in der Bewegungsinteraktion mit den zu pflegenden Menschen an.								
	...unterstützt hierbei die Entwicklung einer belastungsarmen Haltung u. setzt gezielt didaktische Prinzipien der Vermittlung um.								

Kompetenzbereiche *(lt. Rahmenausbildungsplan der Fachkommission nach § 53 PflBG)*		**Selbstreflexion***				**Praxisanleitung***			
Prävention/Gesundheitsförderung	...sucht Wege für eine verständigungsorientierte Kommunikation zur Reflexion/Prävention gesundheitsschädig. Verhaltens.								
	...integriert, orientiert am Einzelfall, subjektive/kulturell bedingte Vorstellungen/Überzeugungen v. Gesundheit/Krankheit (Health Beliefs) gesundheitsförderlich in die Pflegeprozessgestaltung.								
	...reflektiert Pflegesit. mit Pflegebedürftigen, die schwer nachvollziehbares gesundheitsbezog. Verhalten zeigen (z. B. trotz COPD rauchen, hoher Zuckerkonsum trotz Diabetes mellitus).								
	...zieht lebenswelt-/biografiebezogene Hypothesen u. bezugswissenschaftliche Erkenntnisse/Forschungsergebnisse, (z. B. aus Psychologie, Gesundheitswissenschaften) heran, um einen verstehenden Zugang abzuleiten.								
Pflegeprozessgestaltung	...wägt eigene Aufgaben u. d. Legitimation als Pflegefachperson in diesem Kontext ab.								
	...richtet d. Pflegeprozessgestaltung im intra-/interdisziplinären Team bzgl. dieser Überlegungen aus u. sucht Zugangswege über eine verständigungsorientierte Beziehungsgestaltung.								
	...gestaltet d. Pflegeprozess (inkl. Umsetzung, Evaluation) in diversen, komplexen gesundheitl. Problemlagen integrativ (z. B. bei Erkrankungen v. Herz-Kreislauf, Atmung, Nieren, Blut, Stoffwechsel, Verdauung, v. a. als multifaktorielles Geschehen mit Wechselwirkungen in Symptomatik/Therapie).								
	...fokussiert hierbei die Ziele: Wiederherstellung v. Gesundheit u. Alltagskompetenz, Vermeidung d. Zustandsverschlechterung (Kuration, Rehabilitation, Prävention) bzw. Verbesserung v. Lebensqualität (Palliation).								
	...nutzt zudem pflege- u. bezugswissenschaftl. Erkenntnisse u. ggf. ausgewählte technische Assistenzsysteme.								
Prä-/postoperative Pflege	...plant Pflegeprozesse (inkl. umfassende Informationssammlung) für Menschen, die operiert wurden/werden, auch bzgl. komplexer, invasiver Eingriffe mit Komplikationsrisiken.								
	...führt die mit dem Eingriff verbundenen pfleg. Aufgaben in Abstimmung mit den Pflegebedürftigen durch.								
	...dokumentiert u. evaluiert d. erfolgte Pflege u. führt ggf. ergänzende Wissensrecherchen zu geplanten Eingriffen durch.								
Psychiatrische Pflege	...arbeitet an der Planung/Durchführung v. Pflegeprozessen für Menschen mit schweren akuten/chron. psychiatrischen o. gerontopsychiatrischen Erkrankungen u. in akuten Krisensit. mit.								
	...berücksichtigt dabei besondere Erfordernisse in d. Interaktion u. Beziehungsgestaltung.								
	...wirkt an d. Dokumentation/Evaluation durchgeführter Pflege mit.								
	...spricht Bezugspersonen zu Fragen pfleg. Versorgung gezielt an, leitet sie an u. bezieht sie mit ein.								
	...berät situationsbezogen bzw. informiert fachl. korrekt u. verständlich zu Herausforderungen/Belastungen, die mit der Pflegesit. verbunden sind, vermittelt ggf. Beratungskontakte.								

* Kompetenz ist nicht ausgeprägt, keine Grundkenntnisse vorhanden
Kompetenz gering ausgeprägt, Grundkenntnisse vorhanden
Kompetenz ausgeprägt, Fachkenntnisse sichtbar
Kompetenz deutlich ausgeprägt, sichere Anwendung, fachlich begründetes Handeln

Kompetenzbereiche *(lt. Rahmenausbildungsplan der Fachkommission nach § 53 PflBG)*		Selbstreflexion*				Praxisanleitung*			
	I.3 Pflegeprozesse und Pflegediagnostik von Menschen aller Altersstufen in hoch belasteten und kritischen Lebenssituationen verantwortlich planen, organisieren, gestalten, durchführen, steuern und evaluieren. *Die/der Auszubildende...*								
Schmerz	...gestaltet individuelle Pflegeprozesse in komplexen Sit. an Leitlinien/ Standards orientiert, z. B. bei chron., schwer fassbaren Schmerzen.								
	...evaluiert das Schmerzassessment sowie d. Wirkung gewählter Interventionen mit d. Pflegebedürftigen, Bezugspers. u. beteiligten Berufsgruppen.								
Pflege Schwerstkranker/Sterbender	...gestaltet fachl. begründet Pflegeprozesse v. schwer pflegebedürftigen, kommunikations-/wahrnehmungsbeeinträchtigten Menschen basierend auf einer umfassenden Informationssammlung, Anamnese u. Nutzung spezifisch ausgewählter Assessmentinstrumente (plant, führt durch, evaluiert).								
	...bezieht in die Prozessgestaltung u. Evaluation möglichst d. Pflegebedürftigen/Bezugspersonen mit ein.								
	...bespricht subjektive/kulturell bedingte Vorstellungen v. Sterben/Tod für die Pflegeprozessgestaltung mit den zu pflegenden Menschen/ Bezugspers. u. integriert sie in d. Informationssammlung.								
	...informiert sterbende Menschen/Bezugspersonen zu spezifischen Schwerpunkten palliativer Versorgungsangebote.								
	...plant den Pflegeprozess für Menschen in der letzten Lebensphase (inkl. Bezugspers./soz. Netzwerke) bedürfnisorientiert, Leid mildernd u. umfassend mit Rückgriff auf Modelle palliativer Versorgung.								
	...bezieht dabei beteiligte Personen ein u. führt den Pflegeprozess verständnisvoll/respektvoll inkl. Evaluation durch.								
	...beteiligt sich an der Planung, Durchführung u. Evaluation v. Pflegeproz. für chron. psychisch Kranke mit komplexem Hilfebedarf in d. ambulant./stat. Langzeitversorgung umfassend, partizipativ u. unter Berücksichtigung d. besonderen Interaktion/Beziehungsgestaltung.								
	I.4 In lebensbedrohlichen sowie in Krisen- oder Katastrophensituationen zielgerichtet handeln. *Die/der Auszubildende...*								
Risikomanagement	...reflektiert d. Institutions-/Organisations- u. Sicherheitsstruktur (inkl. Notfall-/Evakuierungspläne) mit Blick auf bereits gewonnene Erkenntnisse vorheriger Einsätze.								
	...kennt eigene Verantwortungsbereiche/Aufg. u. setzt sie situativ um.								
	...bringt ggf. Veränderungsvorschläge für d. Sicherheitsarchitektur v. stationären Versorgungsbereichen konstruktiv ein bzw. unterstützt Entscheidungsproz. zur Sicherheitssit. im häusl. Umfeld für Pflegebedürftige u. ihre Bezugspersonen.								
Notfälle	...wirkt in der Reanimation mit u. baut Handlungssicherheit auf.								
	...beachtet in Notfallsit. relevante rechtl. Grundlagen (z. B. Vorsorgevollmacht, Patientenverfügungen).								
	...begleitet Pflegebedürftige auch in risikobehafteten Transportsit. u. hält dabei erforderl. Sicherheitsvorkehrungen ein.								
	...führt strukturierte Übergaben durch (inkl. Dokumentation), z. B. bei Übernahme frisch operierter Pat. aus dem Aufwachraum.								
	...reflektiert Notfallmaßnahmen kritisch u. wirkt bezgl. d. Qualitätssicherung konstruktiv beim Risiko-/Fehlermanagement mit.								

	Kompetenzbereiche *(lt. Rahmenausbildungsplan der Fachkommission nach § 53 PflBG)*	**Selbstreflexion***				**Praxisanleitung***			
	I.5 **Menschen aller Altersstufen bei der Lebensgestaltung unterstützen, begleiten und beraten.** *Die/der Auszubildende...*								
Biografiearbeit/Alltagsgestaltung	...führt Biografiegespräche mit Pflegebedürftigen unter Berücksichtigung d. fam./soz. Umfeldes durch (auch in komplexen, belasteten, vulnerablen Lebenssit.).								
	...integriert die erhobenen Informationen als Teil der pflegerischen Anamnese in d. Pflegeprozess.								
	...bezieht in die Pflegeprozessplanung auch die Gestaltung v. Alltagsaktivitäten ein, die die div. Bedürfnisse/Erwartungen d. Pflegebedürftigen integrieren.								
	...berücksichtigt dabei auch biografisch geprägte, kulturelle, religiöse Lebenszusammenhänge, die fam. Situationen, soz. Lagen sowie Entwicklungsphasen/-aufgaben Pflegebedürftiger.								
	...konzipiert partizipativ in der Pflegeprozessverantwortung biografie-/lebensweltorientierte Angebote zur Gestaltung v. Alltagsaktivitäten, Training lebensprakt. Fähigkeiten sowie zum Lernen u. Spielen bzw. für eine stützenden Tagesstruktur u. soz./kultureller Teilhabe.								
	...setzt diese Angebote insbesondere in Pflegeeinrichtungen mit längerfristiger Akutversorgung/stationären u. ambulanten Langzeitversorgung partizipativ mit den Pflegebedürftigen um.								
	...bezieht Bezugspers. der zu pfleg. Menschen, Pflegehilfspers., Betreuungskräfte u. freiwillig Engagierte in die Umsetzung von biografie-/lebensweltorientierten Angeboten zur Gestaltung von Alltagsaktivitäten/kulturellen Angeboten ein (überträgt ggf. die Durchführungsverantwortung).								
	I.6 **Entwicklung und Autonomie in der Lebensspanne fördern.** *Die/der Auszubildende...*								
Autonomie & Teilhabe	...setzt geeign. Assessmentinstrumente für die Einschätzung v. Entwicklungsverzögerungen v. Kindern/Jugendl./Erwachsenen, v.a. bei komplexen Pflegesit. ein (z. B. in prekären sozioökonomischen Lagen, bei langer Krankheit o. bei Behinderung).								
	...bezieht d. Ergebnisse in die Planung/Durchführung/Evaluation v. Pflegeprozessen zur Ermöglichung v. Integration u. Teilhabe ein.								
	...achtet d. Selbstbestimmungsrechte Pflegebed./Bezugspers. dabei.								
	...erhebt in kompl. Pflegesit. unter Achtung d. Selbstbestimmungsrechte eine umfassende Anamnese d. fam. Systems sowie d. soz. Netzwerke, genutzter Pflegesysteme u. weiterer systemischer Kontexte im Umfeld d. Pflegebedürftigen.								
	...bezieht die Ergebnisse in d. Planung, Durchführung u. Evaluation der Pflegeproz. sowie für die Bewältigung d. Pflegesituation ein.								
	...berücksichtigt div. Versorgungsmöglichkeiten innerhalb des Gesundheitssystems u. d. Primärversorgung.								
	...unterstützt Menschen mit angeborener/erworbener Behinderung u. Bezugspers. bei der Suche/Auswahl geeigneter techn./digit. Hilfsmittel, Lösungen zur Kompensation nicht (mehr) vorhandener Alltagskomp. bzw. für mögliche soziale Unterstützungssysteme.								

* Kompetenz ist nicht ausgeprägt, keine Grundkenntnisse vorhanden
Kompetenz gering ausgeprägt, Grundkenntnisse vorhanden
Kompetenz ausgeprägt, Fachkenntnisse sichtbar
Kompetenz deutlich ausgeprägt, sichere Anwendung, fachlich begründetes Handeln

Kompetenzbereiche *(lt. Rahmenausbildungsplan der Fachkommission nach § 53 PflBG)*		Selbstreflexion*				Praxisanleitung*			
	II.1 Kommunikation und Interaktion mit Menschen aller Altersstufen und ihren Bezugspersonen personen- und situationsbezogen gestalten und eine angemessene Information sicherstellen. *Die/der Auszubildende...*								
Interaktion & Beziehungsgestaltung	...gestaltet Situations-/Fallbesprechungen unter Einbeziehung Pflegebedürftiger/Bezugspers. mit geeign. Formen d. Gesprächsführung partizipativ (z. B. bei Pflegevisiten, Übergaben am Bett).								
	...nimmt bewusst u. gezielt Kontakt zu Menschen auf, deren Wahrnehmung/Erleben nicht immer d. eig. Verständnis v. Realität entspricht.								
	...reflektiert diese Erfahrungen u. gefundene Lösungsansätze für eine tragfähige/belastbare Arbeitsbeziehung im Dia- bzw. Trialog.								
	...reflektiert Herausforderungen/Konflikte in der Beziehungsgestaltung, um ihnen professionell begegnen zu können.								
	...agiert dabei auch bewusst im Spannungsfeld zw. Autonomieanerkennung u. fürsorglicher Übernahme v. Verantwortung für den anderen.								
	...nimmt in Pflegeproz. gegenüber Pflegebedürftigen eine personenzentrierte Haltung ein u./o. integriert körper-leiborientierte Momente d. Interaktionsgestaltung, um darüber Anerkennung der zu pflegenden Menschen mit ihren Gefühlen, Bedürfnissen, ihrem Erleben sowie zwischenmenschl. Verbundenheit zu realisieren.								
Konfliktbewältigung	...geht auf Menschen zu, die einem pflegerischen Versorgungsangebot eher skeptisch, ablehnend/abwehrend gegenüberstehen.								
	...sucht Ansätze zum Beziehungsaufbau u. gestaltet Aushandlungsprozesse.								
	...evaluiert/reflektiert gefundene Lösungen unter Berücksichtigung eig. Machtpotenziale.								
	...setzt in Konfliktsit. Ansätze zur Deeskalation um u. reflektiert im Anschluss Konfliktentstehung u. gefundene Lösungsansätze.								
	...macht sich bspw. in Verbindung mit Konfliktsit./Momenten empathischer Traumatisierung eig. Deutungs-/Handlungsmuster in der pfleg. Interaktion bewusst.								
	...reflektiert diese im Rahmen v. kollegialer Beratung, Supervision u. findet so Wege zu mehr Selbstachtsamkeit/-fürsorge.								
	II.2 Information, Schulung und Beratung bei Menschen aller Altersstufen / Kindern und Jugendlichen / alten Menschen verantwortlich organisieren, gestalten, steuern und evaluieren (bewerten). *Die/der Auszubildende...*								
Information & Schulung	...trägt aktuelle/fachl. fundierte Informationen für Menschen in komplexen gesundheitl. Problemlagen/schwierigen, vulnerablen Lebenssit. bedarfsorientiert zusammen u. bereitet es nachvollziehbar/verständlich auf.								
	...bezieht dabei auch Gesundheits-Apps/digitale Begleiter ein.								
	...wählt situativ sinnvolle Angebote zur (Mikro-)Schulung für eine/mehrere zu pflegende Personen u./o. ihre (pflegenden) Bezugspersonen zu Aspekten d. Selbstversorgung/Fremdpflege aus u. führt sie durch.								
	...dokumentiert die Umsetzung u. evaluiert die Schulung mit den Teilnehmenden.								

Kompetenzbereiche *(lt. Rahmenausbildungsplan der Fachkommission nach § 53 PflBG)*		**Selbstreflexion***				**Praxisanleitung***			
Beratung	...plant/führt/evaluiert partizipative Beratungsproz. (Fokus nicht-direktive Wissensvermittlung zu Fragen d. Gesundheitsförderung/Pflege) mit Pflegebedürftigen, die aufgeschlossen sind bzw. aktiv fragen (z. B. zur Kontinenzförderung, Sturzprävention).								
	...führt auf Nachfrage u. geäußerten Bedarf mit pfleg. Bezugspers. einen partizipativen Beratungsprozess, der sich hauptsächl. auf d. nichtdirektive Vermittlung von Wissenszusammenhängen d. pflegerischen Versorgung eines Angehörigen bezieht.								
	...bewertet d. Beratungsproz. in Rückkoppelung mit d. Gesprächspartnern (z. B. zu Fragen der Gesundheitsförderung, zu Aspekten der Selbst-/Fremdpflege o. Angebotsstruktur v. Pflege).								
	...berät Pflegebedürftige/Bezugspers. bei krankheits-/therapie- u. pflegebedingten Anforderungen u. unterstützt sie, ihre Gesundheitsziele zu erreichen (z. B. zu Schlafgewohnheiten, gesunder Ernährung, Lebensstiländerung).								
	...baut zu Pflegebedürftigen, die in gesundheitsbezog. Fragen nur eine gering adhärente Einstellung zeigen, einen verstehenden Zugang auf.								
	...sucht Möglichkeiten, Teilaspekte einer anderen Einstellung motivierend u. nicht belehrend zu vermitteln.								
	...lotet in d. Evaluation v. Gesprächssit. durch bewusste Perspektivenwechsel u./o. in Rückkoppelung mit den Personen Möglichkeiten/ Begrenzungen d. gewählten Gesprächsführung aus.								
	II.3 Ethisch reflektiert handeln. *Die/der Auszubildende...*								
Ethik	...berücksichtigt in der Planung, Umsetzung u. Evaluation v. Pflegeprozessen ethische Fragen.								
	...nimmt an ethischen Fallbesprechungen d. Pflegeteams bzw. Sitzungen d. Ethikkomitees teil u. bringt eig. Standpunkt ein.								
	...wägt in pflegerisch relevanten ethischen Dilemmasit. Folgen div. Handlungsalternativen unter Berücksichtigung d. Autonomie von Pflegebedürftigen über das eigene Leben ab.								
	...gelangt über die Abwägung zu einer begründeten eigenen Position u. bringt sie in die Entscheidungsfindung im Team ein.								

* Kompetenz ist nicht ausgeprägt, keine Grundkenntnisse vorhanden
Kompetenz gering ausgeprägt, Grundkenntnisse vorhanden
Kompetenz ausgeprägt, Fachkenntnisse sichtbar
Kompetenz deutlich ausgeprägt, sichere Anwendung, fachlich begründetes Handeln

Kompetenzbereiche *(lt. Rahmenausbildungsplan der Fachkommission nach § 53 PflBG)*		**Selbstreflexion***				**Praxisanleitung***			
	III.1 **Verantwortung in der Organisation des qualifikationsheterogenen Pflegeteams übernehmen.** *Die/der Auszubildende...*								
Arbeitsorganisation/Teamarbeit	...leitet aus Beobachtungen zu Strukturen div. Versorgungsformen u. Pflegeeinrichtungen im bisherigen Ausbildungsverlauf Vorschläge für strukt. Innovationsimpulse in d. Ausbildungseinrichtung ab.								
	...bringt diese Vorschläge konstruktiv in internen Qualitätsentwicklungsprozessen ein (z. B. zur Strukturierung d. Aufgabenverteilung, Dienstplangestaltung, zu Hygieneplänen).								
	...organisiert Abläufe in einem Arbeitsbereich (z. B. für eine Gruppe zu pflegender Menschen) in Abstimmung mit dem Team.								
	...passt dabei ggf. Aufgaben an die Qualifikationsprofile/-niveaus im Pflegeteam an, delegiert u. koordiniert.								
	...übernimmt d. Einarbeitung v. Azubis, Praktikanten, Pflegefachpers. im Anerkennungsverfahren u. neuen Mitarbeitern in Teilbereichen (z. B. bei übernommener, angeleiteter Prozessverantwortung für eine Gruppe zu pfleg. Menschen).								
	...nimmt Teamentwicklungsprozesse wahr u. bringt eig. Impulse ein.								
	...erfährt Prozesse kolleg. Beratung/Supervision im Pflegeteam.								
	III.2 **Ärztliche Anordnungen im Pflegekontext eigenständig durchführen.** *Die/der Auszubildende...*								
Hygiene	...beachtet umfassend die Anforderungen d. Hygiene.								
	...verantwortet die Umsetzung v. Hygieneplänen in den übernommenen Aufgabenbereichen unter Anleitung (inkl. Absicherung der Einhaltung bei delegierten Aufgaben).								
Visite	...wirkt an der Planung, Umsetzung u. Evaluation v. komplexen Versorgungsproz. mit, d.h. auch bei gesundheitl. Instabilität, diagnost./therapeut. Unsicherheit o. Vulnerabilität u. Krisen.								
	...bringt bei ärztl. Visiten bzw. Haus-/Fachärzten pflegerische Sichtweisen zur Pflegediagnostik, geeignete Pflegeinterventionen u. Beobachtungen zur Wirksamkeit medizinischer Maßnahmen ein.								
Ärztl. Anordnungen	...setzt in der Pflegeprozessverantwortung med. Verordnungen selbstständig um.								
	...gewinnt dabei zunehmend an Sicherheit, auch in der Mitwirkung an komplizierten diagnostisch-therapeutischen Maßnahmen.								
	...beachtet d. med. Dokumentation u. eignet sich durch Wissensrecherche Informationen zu unbekannten Verfahren med. Diagnostik/Therapie sowie Pflegetechniken an.								
	...übernimmt fachl. fundierte Erkenntnisse ins eig. Handlungsrepertoire.								
Wunden	...organisiert den Pflegeprozess für Menschen mit komplizierten chronischen/schwer heilenden Wunden, orientiert an Leitl./Standards (inkl. Planung, Umsetzung, kontinuierliche Evaluation).								
	...stimmt sich dabei mit Ärzten, Pflegebedürftigen/Bezugspers. ab.								

Kompetenzbereiche *(lt. Rahmenausbildungsplan der Fachkommission nach § 53 PflBG)*		**Selbstreflexion***				**Praxisanleitung***			
	III.3 In interdisziplinären Teams an der Versorgung und Behandlung von Menschen aller Altersstufen mitwirken und Kontinuität an Schnittstellen sichern. *Die/der Auszubildende...*								
Interdisziplinäre Zusammenarbeit	...bringt Erfahrungen zur Zusammenarbeit mit div. Berufsgruppen aus den Pflichteinsätzen in die Kooperationsstrukturen ein.								
	...reflektiert konstruktiv Konflikte/Spannungen durch Perspektivenwechsel u. d. Einschätzung v. system. /strukturellen Rahmenbedingungen im Interesse der zu Pflegenden.								
	...vertritt dabei auch Sicht u. Interessen d. eig. Berufsgruppe.								
	...nimmt an Fallbesprechungen im intra-/interdiszipl. Team teil u. bringt die pfleg. Sicht zu mitverantworteten Versorgungsproz. ein.								
	...nimmt Konfliktpotenziale im interprof. Team wahr.								
	...erkundet Bewältigungsstrategien u. reflektiert Möglichkeiten d. Umsetzung mit der praxisanleitenden Person.								
	...organisiert/koordiniert für Pflegebedürftige in d. Prozessverantwortung Termine im Versorgungsbereich u. in Abstimmung mit anderen daran beteiligten Personen, Berufsgruppen u. Institutionen.								
	...wirkt an d. sektorenübergreifenden, partizipativ u. interprof. ausgerichteten Versorgung v. schwer akut/chron. Kranken mit.								
	...übernimmt pfleg. Anteile der Planung, Überleitung zw. den Versorgungsbereichen sowie d. Evaluation mit d. Pflegebedürftigen/Bezugspers. unter Beachtung v. Standards/Leitlinien.								
	...zieht hierbei geeign. theoret. Modelle zur Begründung heran.								
	IV.1 Die Qualität der pflegerischen Leistungen und der Versorgung in den verschiedenen Institutionen sicherstellen. *Die/der Auszubildende...*								
Pflegequalität	...hält Prozesse, Ergebnisse u. Evaluation d. Pflege im digitalen/analogen Dokumentationssystem fest (int./ext. Qualitätsprüfung).								
	...zieht für eig. Handeln bzgl. der (unter Anleitung) verantworteten Pflegeprozessgestaltung geeign. Standards/Leitlinien heran.								
	...bringt dabei Erfahrungen u. Evaluation d. Pflegeergebnisse in den int. Diskurs zur Qualitätssicherung ein (auch partizipative Ansätze).								
	...trägt dabei zur Weiterentwicklung der Pflegequalität bei.								
	...reflektiert Phänomene v. Macht/Machtmissbrauch in pfleg. Handlungsfeldern u. Institutionen.								
	...nimmt an aktuellen Prozessen u. Maßnahmen zur int. Qualitätssicherung teil.								
	...bringt eig. Erfahrungen/Sichtweisen fachl. begründet ein (z. B. bei Überarbeitung int. Standards, Implementierung v. Expertenstandards, Einführung v. innovativen Pflegekonzepten).								

* Kompetenz ist nicht ausgeprägt, keine Grundkenntnisse vorhanden
Kompetenz gering ausgeprägt, Grundkenntnisse vorhanden
Kompetenz ausgeprägt, Fachkenntnisse sichtbar
Kompetenz deutlich ausgeprägt, sichere Anwendung, fachlich begründetes Handeln

Kompetenzbereiche *(lt. Rahmenausbildungsplan der Fachkommission nach § 53 PflBG)*		**Selbstreflexion***				**Praxisanleitung***			
	IV.2 **Versorgungskontexte und Systemzusammenhänge im Pflegehandeln berücksichtigen und dabei ökonomische und ökologische Prinzipien beachten.** *Die/der Auszubildende...*								
Versorgungs-planung	...formuliert rechtl. Fragen, die sich aus Arbeitssit./Pflegeprozessen ergeben, u. klärt sie durch Eigenrecherche, kolleg. Austausch.								
	...trägt fallbezogen erforderl. Informationen zu rechtl. u. finanziellen Bedingungen für die weitere Versorgung zusammen (z. B. für ein patientenorientiertes Gespräch zur Entlassungsplanung) u. ermittelt gemeinsam Spielräume pflegerischer Versorgungsgestaltung.								
Ökologie	...spricht situativ ökologische Fragen an (z. B. zur Entsorgung v. Problemabfällen, Sammlung/Aufarbeitung v. Wertstoffen, Energieeinsparung).								
	...arbeitet durch Eigenrecherche/kolleg. Diskurs diese Fragen auf, reflektiert mögl. Lösungen u. bringt d. Ergebnisse in interne Diskurse zur Qualitätssicherung ein.								
	V.1 **Pflegehandeln an aktuellen wissenschaftlichen Erkenntnissen, insbesondere an pflegewissenschaftlichen Forschungsergebnissen, Theorien und Modellen ausrichten.** *Die/der Auszubildende...*								
Evidenzbasierte Pflege	...recherchiert zur Begründung verantworteten Handelns in der Pflegeprozessgestaltung wissenschaftl. fundiertes Wissen aus den Pflege- u. Bezugswissenschaften, v. a. bei neuen/unbekannten Pflegephänomenen u. gesundheitl. Problemlagen.								
	...schätzt Reichweite, Nutzen, Relevanz u. Umsetzungspotenzial der recherchierten Ergebnisse ein.								
	...leitet offene Fragen für erforderl. pflegewissenschaftl. Forschung aus unklaren/nicht eindeutig erklärbaren Beobachtungen im Rahmen der Pflegediagnostik sowie aus kritischen Evaluationsergebnissen v. Pflegeprozessen ab.								
	V.2 **Verantwortung für die Entwicklung (lebenslangen Lernens) der eigenen Persönlichkeit sowie das berufliche Selbstverständnis übernehmen.** *Die/der Auszubildende...*								
Persönliche Entwicklung	...leitet aus Erfahrungen, sich bei neuen Anforderungen auch neue, komplizierte Wissenszusammenhänge erarbeiten sowie das vorhandene Wissen kontinuierlich aktualisieren zu müssen, persönliche Strategien für die (lebenslang) erforderlichen Recherche- und Aneignungsprozesse ab., nutzt dabei insbesondere auch die Möglichkeiten moderner Informations- und Kommunikationstechnologien.								
	...reflektiert kritisch, bereits entwickelte Strategien zur persönl. Gesunderhaltung sowie das eig. berufl. Selbstverständnis (z. B. in Bezug auf bevorstehende Abschlussprüfung o. der Verantwortung als zukünftige Pflegefachperson).								
	...sucht hierzu nach persönl. Lösungswegen für den Umgang mit Anforderungen/Konflikten u. Spannungen im Ausbildungs-/Berufsalltag (z. B. innerhalb kolleg. Beratung/Supervision).								
	...sucht d. Austausch im Pflegeteam, um eig. Sichtweisen auf aktuelle berufspolit. Fragen zu erweitern u. pflegepolit. Entscheidungen bzgl. Versorgungsbereich/eig. Pflegetätigkeit zu bewerten.								

* Kompetenz ist nicht ausgeprägt, keine Grundkenntnisse vorhanden
Kompetenz gering ausgeprägt, Grundkenntnisse vorhanden
Kompetenz ausgeprägt, Fachkenntnisse sichtbar
Kompetenz deutlich ausgeprägt, sichere Anwendung, fachlich begründetes Handeln

Praxiseinsatzbewertung unter Berücksichtigung der Kompetenzeinschätzung
(qualifizierte Leistungseinschätzung lt. § 6 Absatz 2 PflAPrV):

☐ 1 **(sehr gut)**	☐ 2 **(gut)**	☐ 3 **(befriedigend)**	☐ 4 **(ausreichend)**	☐ 5 **(mangelhaft)**	☐ 6 **(ungenügend)**
Die Leistung entsprach den Anforderungen in besonderem Maß.	*Die Leistung entsprach voll den Anforderungen.*	*Die Leistung entsprach im Allgemeinen den Anforderungen.*	*Die Leistung wies zwar Mängel auf, entsprach aber im Ganzen noch den Anforderungen.*	*Die Leistung entsprach nicht den Anforderungen, ließ jedoch die notwendigen Grundkenntnisse erkennen, um die Mängel in absehbarer Zeit zu beheben.*	*Die Leistung entsprach den Anforderungen nicht. Selbst die Grundkenntnisse waren so lückenhaft, dass die Mängel in absehbarer Zeit nicht behoben werden können.*

Verbale Gesamteinschätzung:

Fehlzeiten siehe Einsatznachweis

Datum/Unterschrift Praxisanleitung
[Stempel Praxiseinrichtung]

Datum/Unterschrift Auszubildende/r

Unterschrift Kursleitung (zur Kenntnis)

Diese Vorlage kann auch über den Webcode-Bereich ausgedruckt, separat ausgefüllt und aufbewahrt werden, falls Auszubildende keine Praxiseinsatzbewertungen im Heft wünschen.

Einsatznachweis 3 – Vertiefungseinsatz Pflegefachfrau/Pflegefachmann/Pflegefachperson

Name, Vorname: ______________________________
(Auszubildende/r)

Einsatzort: ______________________________
(Praxiseinrichtung mit Anschrift)

____

____

Versorgungsbereich:

☐ stationäre Akutpflege ☐ stationäre Langzeitpflege ☐ ambulante Akut-/Langzeitpflege

Einsatzzeitraum vom: ______________ bis: ______________

Geplante Praxiszeit: ______________ h Absolvierte Praxiszeit: ______________ h

Fehlzeiten: ______________ h (davon unentschuldigt: ______________ h)

Praxisanleitungszeit: ______________ h (mind. 10 % der Einsatzzeit)

Praxisanleiter/in: ______________________________

Weitere Ansprechpartner/innen für Praxisanleitung während des Einsatzes:

____

Praxisbegleitung erfolgte durch: ______________________________
(Name der/des Lehrenden der Pflegeschule)

____
Stempel/Unterschrift Praxiseinrichtung

____
Unterschrift Kursleitung (zur Kenntnis)

____
Unterschrift Auszubildende/r bzw. gesetzl. Vertreter (zur Kenntnis)

Erstgespräch (geführt am:____________________)

Vom Auszubildenden im Vorfeld auszufüllen:	
Erwartungen Ich möchte in diesem Einsatz lernen... Ich freue mich auf... /Das sind meine Vorstellungen...	**Hintergrundwissen Theorie** Schwerpunktthemen im Unterricht vor dem Einsatz
Selbstreflexion	
In diesen Bereichen/ Themen kenne ich mich schon aus... Ich habe Vorerfahrungen (Bsp. Praktika)...	In diesen Bereichen/ Themen bin ich noch unsicher... Ich habe noch Fragen zu...
Lern- und Arbeitsaufgaben: Für diesen Einsatz bringe ich Aufgaben von der Schule mit: ☐ Nein ☐ Ja *(Meine Praxisanleitung ist informiert)*	

Von der Praxisanleitung auszufüllen:	
Lernangebot Das bietet unser Einsatzbereich... Das kann hier kennengelernt und geübt werden...	**Erwartungen** Wir erwarten von Auszubildenden... Das setzen wir voraus...
☐ Arbeits- und Lernaufgaben *(siehe Tab. Kap. 4)* sind geplant und notiert.	
Gemeinsame Vereinbarungen/Zielsetzungen:	
Termin Zwischengespräch (optional):	**Termin Abschlussgespräch:**

____
Unterschrift Auszubildende/r

____
Unterschrift Praxisanleitung

Zwischengespräch (geführt am:____________________)

Vom Auszubildenden im Vorfeld auszufüllen:	
Reflexion Zusammenarbeit	
Eigenes Arbeits- und Lernverhalten	Teamarbeit und Anleitungssituationen
Reflexion vereinbarter Ziele	
Das konnte ich erfolgreich umsetzen...	Das konnte ich nur teilweise/noch nicht erreichen...
Anmerkungen Das habe ich bisher mitgenommen.../Das würde ich mir für die weitere Einsatzzeit wünschen...	

Von der Praxisanleitung auszufüllen:	
Reflexion vereinbarter Ziele	
Das konnte bisher umgesetzt werden...	Das konnte nur teilweise/noch nicht umgesetzt werden...
Feedback	
Zusammenarbeit	Kompetenzentwicklung
	☐ aktuellen Stand der Kompetenzeinschätzung besprochen ☐ aktuellen Stand der Arbeits- u. Lernaufgaben besprochen/ ergänzt
Gemeinsame Vereinbarungen für den weiteren Einsatzverlauf	

Unterschrift Auszubildende/r

Unterschrift Praxisanleitung

Abschlussgespräch (geführt am:____________________)

Vom Auszubildenden im Vorfeld auszufüllen:

Reflexion Zusammenarbeit	
Eigenes Arbeits- und Lernverhalten	Teamarbeit und Anleitungssituationen
Reflexion vereinbarter Ziele	
Das konnte ich erfolgreich umsetzen...	Das konnte ich nur teilweise/noch nicht erreichen...
Anmerkungen Das habe ich aus diesem Einsatz mitgenommen... Das fand ich sehr gut/lernförderlich.../Das fand ich schade und habe folgende Verbesserungsvorschläge...	

Von der Praxisanleitung auszufüllen:

Reflexion vereinbarter Ziele	
Das konnte erfolgreich umgesetzt werden...	Hier gibt es noch Unterstützungs-/Übungsbedarf...
Feedback	
Zusammenarbeit	Kompetenzentwicklung
	☐ Kompetenzeinschätzung vollständig ausgefüllt ☐ Praxiseinsatzbewertung liegt vor ☐ Ergebnisse (Kompetenzeinschätzung & Praxiseinsatzbewertung) mit der/dem Auszubildenden besprochen ☐ Arbeits- u. Lernaufgaben notiert und umgesetzt ☐ Lern- u. Arbeitsaufgaben bearbeitet
Empfehlungen für weitere Praxiseinsätze bzw. persönliche Entwicklung	

☐ Einsatznachweis ist ausgefüllt und unterschrieben/gestempelt
☐ Dienstzeitnachweise sind von der Praxiseinrichtung mit Unterschrift/Stempel bestätigt
☐ Praxisanleitungen sind dokumentiert

Nachweise wurden vom Auszubildenden, soweit möglich, eigenverantwortlich und sorgfältig geführt ☐ ja ☐ nein

______________________________ ______________________________

Unterschrift Auszubildende/r | Unterschrift Praxisanleitung

Kompetenzeinschätzungen mit Praxiseinsatzbewertung: Vertiefungseinsatz (Pflegefachfrau/Pflegefachmann/Pflegefachperson)

Kompetenzbereiche *(lt. Rahmenausbildungsplan der Fachkommission nach § 53 PflBG)*		Selbstreflexion*				Praxisanleitung*			
	I.1 **Die Pflege von Menschen aller Altersstufen verantwortlich planen, organisieren, gestalten, durchführen, steuern und evaluieren (bewerten).** *Die/der Auszubildende...*								
Pflegeorganisation	...vergleicht d. Pflegekonzept am Einsatzort mit allen im ersten Ausbildungsabschnitt kennengelernten Konzepten.								
	...bestimmt an Beispielen d. Bedeutung v. Pflegekonzepten für d. Gestaltung individ. Pflegeproz. u. d. Organisation/Pflege im Bereich.								
	...kann Pflegeprozesse für eine Gruppe zu pflegender Menschen (darunter mind. eine Person mit hohem Pflegebedürftigkeitsgrad) umfassend gestalten, verantwortl. durchführen, dokumentieren u. evaluieren (inkl. Neuaufn., Entlassungs- u. Überleitungsplanung).								
	...entwickelt d. Prozessplanung mit d. Pflegebedürftigen u./o. Bezugspers. gemeinsam (inkl. kontinuierl. Evaluation).								
	I.2 **Pflegeprozesse und Pflegediagnostik bei Menschen aller Altersstufen mit gesundheitlichen Problemlagen planen, organisieren, gestalten, durchführen, steuern und evaluieren (bewerten) unter dem Fokus von Gesundheitsförderung und Prävention.** *Die/der Auszubildende...*								
Vitalzeichen	...erhebt systematisch u. verantwortl. Veränderungen d. Gesundheitszustandes, inkl. Vitalfunktionen/Laborparameter in komplexen gesundheitl. Problemlagen.								
	...führt Maßn. pfleg. Monitorings in intensivpflichtigen Versorgungssit. durch (sofern im Versorgungskontext gegeben).								
	...erklärt/interpretiert d. ermittelten Daten anhand von pflegewissenschaftl./medizinischen Erkenntnissen u. leitet pflegebezogene Interventionen in Abstimmung mit d. therapeutischen Team ein (inkl. Durchführung, Evaluation).								
	...vertritt Standpunkte der Pflege im interdisziplinären Diskurs.								
Mobilität	...erhebt Bewegungs-/Haltungsmuster, insbes. in komplexen gesundheitl. Problemlagen (z. B. bei Pflegebedürftigen mit neuronal bedingten Veränderungen d. Bewegungssteuerung u./o. multidimensional verursachten Einschränkungen d. Beweglichkeit).								
	...nutzt dabei geeignete Assessmentverfahren u. kann Erhebungen anhand v. Wissen u. mithilfe v. Pflegediagnosen interpretieren.								
	...fördert Bewegungsressourcen durch gezielte Pflegeinterventionen in Abstimmung mit d. therapeut. Team u. baut diese ggf. aus.								
	...leitet Bezugspersonen, Auszubildende im Pflegeberuf, Praktikant*innen, Pflegefachpersonen im Anerkennungsverfahren u. freiwillig Engagierte in der Bewegungsinteraktion mit den zu pflegenden Menschen an.								
	...unterstützt hierbei die Entwicklung einer belastungsarmen Haltung u. setzt gezielt didaktische Prinzipien der Vermittlung um.								

Kompetenzbereiche *(lt. Rahmenausbildungsplan der Fachkommission nach § 53 PflBG)*		Selbstreflexion*				Praxisanleitung*			
		🏆 leer	🏆 ¼	🏆 ½	🏆 voll	🏆 leer	🏆 ¼	🏆 ½	🏆 voll
Prävention/Gesundheitsförderung	...sucht Wege für eine verständigungsorientierte Kommunikation zur Reflexion/Prävention gesundheitsschädig. Verhaltens.								
	...integriert, orientiert am Einzelfall, subjektive/kulturell bedingte Vorstellungen/Überzeugungen v. Gesundheit/Krankheit (Health Beliefs) gesundheitsförderlich in die Pflegeprozessgestaltung.								
	...reflektiert Pflegesit. mit Pflegebedürftigen, die schwer nachvollziehbares gesundheitsbezog. Verhalten zeigen (z. B. trotz COPD rauchen, hoher Zuckerkonsum trotz Diabetes mellitus).								
	...zieht lebenswelt-/biografiebezogene Hypothesen u. bezugswissenschaftliche Erkenntnisse/Forschungsergebnisse, (z. B. aus Psychologie, Gesundheitswissenschaften) heran, um einen verstehenden Zugang abzuleiten.								
Pflegeprozessgestaltung	...wägt eigene Aufgaben u. d. Legitimation als Pflegefachperson in diesem Kontext ab.								
	...richtet d. Pflegeprozessgestaltung im intra-/interdisziplinären Team bzgl. dieser Überlegungen aus u. sucht Zugangswege über eine verständigungsorientierte Beziehungsgestaltung.								
	...gestaltet d. Pflegeprozess (inkl. Umsetzung, Evaluation) in diversen, komplexen gesundheitl. Problemlagen integrativ (z. B. bei Erkrankungen v. Herz-Kreislauf, Atmung, Nieren, Blut, Stoffwechsel, Verdauung, v. a. als multifaktorielles Geschehen mit Wechselwirkungen in Symptomatik/Therapie).								
	...fokussiert hierbei die Ziele: Wiederherstellung v. Gesundheit u. Alltagskompetenz, Vermeidung d. Zustandsverschlechterung (Kuration, Rehabilitation, Prävention) bzw. Verbesserung v. Lebensqualität (Palliation).								
	...nutzt zudem pflege- u. bezugswissenschaftl. Erkenntnisse u. ggf. ausgewählte technische Assistenzsysteme.								
Prä-/postoperative Pflege	...plant Pflegeprozesse (inkl. umfassende Informationssammlung) für Menschen, die operiert wurden/werden, auch bzgl. komplexer, invasiver Eingriffe mit Komplikationsrisiken.								
	...führt die mit dem Eingriff verbundenen pfleg. Aufgaben in Abstimmung mit den Pflegebedürftigen durch.								
	...dokumentiert u. evaluiert d. erfolgte Pflege u. führt ggf. ergänzende Wissensrecherchen zu geplanten Eingriffen durch.								
Psychiatrische Pflege	...arbeitet an der Planung/Durchführung v. Pflegeprozessen für Menschen mit schweren akuten/chron. psychiatrischen o. gerontopsychiatrischen Erkrankungen u. in akuten Krisensit. mit.								
	...berücksichtigt dabei besondere Erfordernisse in d. Interaktion u. Beziehungsgestaltung.								
	...wirkt an d. Dokumentation/Evaluation durchgeführter Pflege mit.								
	...spricht Bezugspersonen zu Fragen pfleg. Versorgung gezielt an, leitet sie an u. bezieht sie mit ein.								
	...berät situationsbezogen bzw. informiert fachl. korrekt u. verständlich zu Herausforderungen/Belastungen, die mit der Pflegesit. verbunden sind, vermittelt ggf. Beratungskontakte.								

* 🏆 (leer) Kompetenz ist nicht ausgeprägt, keine Grundkenntnisse vorhanden
🏆 (¼) Kompetenz gering ausgeprägt, Grundkenntnisse vorhanden
🏆 (½) Kompetenz ausgeprägt, Fachkenntnisse sichtbar
🏆 (voll) Kompetenz deutlich ausgeprägt, sichere Anwendung, fachlich begründetes Handeln

Kompetenzbereiche *(lt. Rahmenausbildungsplan der Fachkommission nach § 53 PflBG)*		**Selbstreflexion***				**Praxisanleitung***			
	I.3 **Pflegeprozesse und Pflegediagnostik von Menschen aller Altersstufen in hoch belasteten und kritischen Lebenssituationen verantwortlich planen, organisieren, gestalten, durchführen, steuern und evaluieren.** *Die/der Auszubildende...*								
Schmerz	...gestaltet individuelle Pflegeprozesse in komplexen Sit. an Leitlinien/Standards orientiert, z. B. bei chron., schwer fassbaren Schmerzen.								
	...evaluiert das Schmerzassessment sowie d. Wirkung gewählter Interventionen mit d. Pflegebedürftigen, Bezugspers. u. beteiligten Berufsgruppen.								
Pflege Schwerstkranker/Sterbender	...gestaltet fachl. begründet Pflegeprozesse v. schwer pflegebedürftigen, kommunikations-/wahrnehmungsbeeinträchtigten Menschen basierend auf einer umfassenden Informationssammlung, Anamnese u. Nutzung spezifisch ausgewählter Assessmentinstrumente (plant, führt durch, evaluiert).								
	...bezieht in die Prozessgestaltung u. Evaluation möglichst d. Pflegebedürftigen/Bezugspersonen mit ein.								
	...bespricht subjektive/kulturell bedingte Vorstellungen v. Sterben/Tod für die Pflegeprozessgestaltung mit den zu pflegenden Menschen/Bezugspers. u. integriert sie in d. Informationssammlung.								
	...informiert sterbende Menschen/Bezugspersonen zu spezifischen Schwerpunkten palliativer Versorgungsangebote.								
	...plant den Pflegeprozess für Menschen in der letzten Lebensphase (inkl. Bezugspers./soz. Netzwerke) bedürfnisorientiert, Leid mildernd u. umfassend mit Rückgriff auf Modelle palliativer Versorgung.								
	...bezieht dabei beteiligte Personen ein u. führt den Pflegeprozess verständnisvoll/respektvoll inkl. Evaluation durch.								
	...beteiligt sich an der Planung, Durchführung u. Evaluation v. Pflegeproz. für chron. psychisch Kranke mit komplexem Hilfebedarf in d. ambulant./stat. Langzeitversorgung umfassend, partizipativ u. unter Berücksichtigung d. besonderen Interaktion/Beziehungsgestaltung.								
	I.4 **In lebensbedrohlichen sowie in Krisen- oder Katastrophensituationen zielgerichtet handeln.** *Die/der Auszubildende...*								
Risikomanagement	...reflektiert d. Institutions-/Organisations- u. Sicherheitsstruktur (inkl. Notfall-/Evakuierungspläne) mit Blick auf bereits gewonnene Erkenntnisse vorheriger Einsätze.								
	...kennt eigene Verantwortungsbereiche/Aufg. u. setzt sie situativ um.								
	...bringt ggf. Veränderungsvorschläge für d. Sicherheitsarchitektur v. stationären Versorgungsbereichen konstruktiv ein bzw. unterstützt Entscheidungsproz. zur Sicherheitssit. im häusl. Umfeld für Pflegebedürftige u. ihre Bezugspersonen.								
Notfälle	...wirkt in der Reanimation mit u. baut Handlungssicherheit auf.								
	...beachtet in Notfallsit. relevante rechtl. Grundlagen (z. B. Vorsorgevollmacht, Patientenverfügungen).								
	...begleitet Pflegebedürftige auch in risikobehafteten Transportsit. u. hält dabei erforderl. Sicherheitsvorkehrungen ein.								
	...führt strukturierte Übergaben durch (inkl. Dokumentation), z. B. bei Übernahme frisch operierter Pat. aus dem Aufwachraum.								
	...reflektiert Notfallmaßnahmen kritisch u. wirkt bezgl. d. Qualitätssicherung konstruktiv beim Risiko-/Fehlermanagement mit.								

Kompetenzbereiche *(lt. Rahmenausbildungsplan der Fachkommission nach § 53 PflBG)*		**Selbstreflexion***				**Praxisanleitung***			
		🏆	🏆	🏆	🏆	🏆	🏆	🏆	🏆
	I.5 **Menschen aller Altersstufen bei der Lebensgestaltung unterstützen, begleiten und beraten.** *Die/der Auszubildende...*								
Biografiearbeit/Alltagsgestaltung	...führt Biografiegespräche mit Pflegebedürftigen unter Berücksichtigung d. fam./soz. Umfeldes durch (auch in komplexen, belasteten, vulnerablen Lebenssit.).								
	...integriert die erhobenen Informationen als Teil der pflegerischen Anamnese in d. Pflegeprozess.								
	...bezieht in die Pflegeprozessplanung auch die Gestaltung v. Alltagsaktivitäten ein, die die div. Bedürfnisse/Erwartungen d. Pflegebedürftigen integrieren.								
	...berücksichtigt dabei auch biografisch geprägte, kulturelle, religiöse Lebenszusammenhänge, die fam. Situationen, soz. Lagen sowie Entwicklungsphasen/-aufgaben Pflegebedürftiger.								
	...konzipiert partizipativ in der Pflegeprozessverantwortung biografie-/lebensweltorientierte Angebote zur Gestaltung v. Alltagsaktivitäten, Training lebensprakt. Fähigkeiten sowie zum Lernen u. Spielen bzw. für eine stützenden Tagesstruktur u. soz./kultureller Teilhabe.								
	...setzt diese Angebote insbesondere in Pflegeeinrichtungen mit längerfristiger Akutversorgung/stationären u. ambulanten Langzeitversorgung partizipativ mit den Pflegebedürftigen um.								
	...bezieht Bezugspers. der zu pfleg. Menschen, Pflegehilfspers., Betreuungskräfte u. freiwillig Engagierte in die Umsetzung von biografie-/lebensweltorientierten Angeboten zur Gestaltung von Alltagsaktivitäten/kulturellen Angeboten ein (überträgt ggf. die Durchführungsverantwortung).								
	I.6 **Entwicklung und Autonomie in der Lebensspanne fördern.** *Die/der Auszubildende...*								
Autonomie & Teilhabe	...setzt geeign. Assessmentinstrumente für die Einschätzung v. Entwicklungsverzögerungen v. Kindern/Jugendl./Erwachsenen, v.a. bei komplexen Pflegesit. ein (z. B. in prekären sozioökonomischen Lagen, bei langer Krankheit o. bei Behinderung).								
	...bezieht d. Ergebnisse in die Planung/Durchführung/Evaluation v. Pflegeprozessen zur Ermöglichung v. Integration u. Teilhabe ein.								
	...achtet d. Selbstbestimmungsrechte Pflegebed./Bezugspers. dabei.								
	...erhebt in kompl. Pflegesit. unter Achtung d. Selbstbestimmungsrechte eine umfassende Anamnese d. fam. Systems sowie d. soz. Netzwerke, genutzter Pflegesysteme u. weiterer systemischer Kontexte im Umfeld d. Pflegebedürftigen.								
	...bezieht die Ergebnisse in d. Planung, Durchführung u. Evaluation der Pflegeproz. sowie für die Bewältigung d. Pflegesituation ein.								
	...berücksichtigt div. Versorgungsmöglichkeiten innerhalb des Gesundheitssystems u. d. Primärversorgung.								
	...unterstützt Menschen mit angeborener/erworbener Behinderung u. Bezugspers. bei der Suche/Auswahl geeigneter techn./digit. Hilfsmittel, Lösungen zur Kompensation nicht (mehr) vorhandener Alltagskomp. bzw. für mögliche soziale Unterstützungssysteme.								

* 🏆 Kompetenz ist nicht ausgeprägt, keine Grundkenntnisse vorhanden
🏆 Kompetenz gering ausgeprägt, Grundkenntnisse vorhanden
🏆 Kompetenz ausgeprägt, Fachkenntnisse sichtbar
🏆 Kompetenz deutlich ausgeprägt, sichere Anwendung, fachlich begründetes Handeln

Kompetenzbereiche *(lt. Rahmenausbildungsplan der Fachkommission nach § 53 PflBG)*		Selbstreflexion*				Praxisanleitung*			
	II.1 **Kommunikation und Interaktion mit Menschen aller Altersstufen und ihren Bezugspersonen personen- und situationsbezogen gestalten und eine angemessene Information sicherstellen.** *Die/der Auszubildende...*								
Interaktion & Beziehungsgestaltung	...gestaltet Situations-/Fallbesprechungen unter Einbeziehung Pflegebedürftiger/Bezugspers. mit geeign. Formen d. Gesprächsführung partizipativ (z. B. bei Pflegevisiten, Übergaben am Bett).								
	...nimmt bewusst u. gezielt Kontakt zu Menschen auf, deren Wahrnehmung/Erleben nicht immer d. eig. Verständnis v. Realität entspricht.								
	...reflektiert diese Erfahrungen u. gefundene Lösungsansätze für eine tragfähige/belastbare Arbeitsbeziehung im Dia- bzw. Trialog.								
	...reflektiert Herausforderungen/Konflikte in der Beziehungsgestaltung, um ihnen professionell begegnen zu können.								
	...agiert dabei auch bewusst im Spannungsfeld zw. Autonomieanerkennung u. fürsorglicher Übernahme v. Verantwortung für den anderen.								
	...nimmt in Pflegeproz. gegenüber Pflegebedürftigen eine personenzentrierte Haltung ein u./o. integriert körper-leiborientierte Momente d. Interaktionsgestaltung, um darüber Anerkennung der zu pflegenden Menschen mit ihren Gefühlen, Bedürfnissen, ihrem Erleben sowie zwischenmenschl. Verbundenheit zu realisieren.								
Konfliktbewältigung	...geht auf Menschen zu, die einem pflegerischen Versorgungsangebot eher skeptisch, ablehnend/abwehrend gegenüberstehen.								
	...sucht Ansätze zum Beziehungsaufbau u. gestaltet Aushandlungsprozesse.								
	...evaluiert/reflektiert gefundene Lösungen unter Berücksichtigung eig. Machtpotenziale.								
	...setzt in Konfliktsit. Ansätze zur Deeskalation um u. reflektiert im Anschluss Konfliktentstehung u. gefundene Lösungsansätze.								
	...macht sich bspw. in Verbindung mit Konfliktsit./Momenten empathischer Traumatisierung eig. Deutungs-/Handlungsmuster in der pfleg. Interaktion bewusst.								
	...reflektiert diese im Rahmen v. kollegialer Beratung, Supervision u. findet so Wege zu mehr Selbstachtsamkeit/-fürsorge.								
	II.2 **Information, Schulung und Beratung bei Menschen aller Altersstufen / Kindern und Jugendlichen / alten Menschen verantwortlich organisieren, gestalten, steuern und evaluieren (bewerten).** *Die/der Auszubildende...*								
Information & Schulung	...trägt aktuelle/fachl. fundierte Informationen für Menschen in komplexen gesundheitl. Problemlagen/schwierigen, vulnerablen Lebenssit. bedarfsorientiert zusammen u. bereitet es nachvollziehbar/verständlich auf.								
	...bezieht dabei auch Gesundheits-Apps/digitale Begleiter ein.								
	...wählt situativ sinnvolle Angebote zur (Mikro-)Schulung für eine/mehrere zu pflegende Personen u./o. ihre (pflegenden) Bezugspersonen zu Aspekten d. Selbstversorgung/Fremdpflege aus u. führt sie durch.								
	...dokumentiert die Umsetzung u. evaluiert die Schulung mit den Teilnehmenden.								

	Kompetenzbereiche *(lt. Rahmenausbildungsplan der Fachkommission nach § 53 PflBG)*	**Selbstreflexion***				**Praxisanleitung***			
Beratung	...plant/führt/evaluiert partizipative Beratungsproz. (Fokus nicht-direktive Wissensvermittlung zu Fragen d. Gesundheitsförderung/Pflege) mit Pflegebedürftigen, die aufgeschlossen sind bzw. aktiv fragen (z. B. zur Kontinenzförderung, Sturzprävention).								
	...führt auf Nachfrage u. geäußerten Bedarf mit pfleg. Bezugspers. einen partizipativen Beratungsprozess, der sich hauptsächl. auf d. nichtdirektive Vermittlung von Wissenszusammenhängen d. pflegerischen Versorgung eines Angehörigen bezieht.								
	...bewertet d. Beratungsproz. in Rückkoppelung mit d. Gesprächspartnern (z. B. zu Fragen der Gesundheitsförderung, zu Aspekten der Selbst-/Fremdpflege o. Angebotsstruktur v. Pflege).								
	...berät Pflegebedürftige/Bezugspers. bei krankheits-/therapie- u. pflegebedingten Anforderungen u. unterstützt sie, ihre Gesundheitsziele zu erreichen (z. B. zu Schlafgewohnheiten, gesunder Ernährung, Lebensstiländerung).								
	...baut zu Pflegebedürftigen, die in gesundheitsbezog. Fragen nur eine gering adhärente Einstellung zeigen, einen verstehenden Zugang auf.								
	...sucht Möglichkeiten, Teilaspekte einer anderen Einstellung motivierend u. nicht belehrend zu vermitteln.								
	...lotet in d. Evaluation v. Gesprächssit. durch bewusste Perspektivenwechsel u./o. in Rückkoppelung mit den Personen Möglichkeiten/Begrenzungen d. gewählten Gesprächsführung aus.								
	II.3 **Ethisch reflektiert handeln.** *Die/der Auszubildende...*								
Ethik	...berücksichtigt in der Planung, Umsetzung u. Evaluation v. Pflegeprozessen ethische Fragen.								
	...nimmt an ethischen Fallbesprechungen d. Pflegeteams bzw. Sitzungen d. Ethikkomitees teil u. bringt eig. Standpunkt ein.								
	...wägt in pflegerisch relevanten ethischen Dilemmasit. Folgen div. Handlungsalternativen unter Berücksichtigung d. Autonomie von Pflegebedürftigen über das eigene Leben ab.								
	...gelangt über die Abwägung zu einer begründeten eigenen Position u. bringt sie in die Entscheidungsfindung im Team ein.								

* Kompetenz ist nicht ausgeprägt, keine Grundkenntnisse vorhanden
Kompetenz gering ausgeprägt, Grundkenntnisse vorhanden
Kompetenz ausgeprägt, Fachkenntnisse sichtbar
Kompetenz deutlich ausgeprägt, sichere Anwendung, fachlich begründetes Handeln

Kompetenzbereiche *(lt. Rahmenausbildungsplan der Fachkommission nach § 53 PflBG)*		**Selbstreflexion***				**Praxisanleitung***			
	III.1 **Verantwortung in der Organisation des qualifikationsheterogenen Pflegeteams übernehmen.** *Die/der Auszubildende...*								
Arbeitsorganisation/Teamarbeit	...leitet aus Beobachtungen zu Strukturen div. Versorgungsformen u. Pflegeeinrichtungen im bisherigen Ausbildungsverlauf Vorschläge für strukt. Innovationsimpulse in d. Ausbildungseinrichtung ab.								
	...bringt diese Vorschläge konstruktiv in internen Qualitätsentwicklungsprozessen ein (z. B. zur Strukturierung d. Aufgabenverteilung, Dienstplangestaltung, zu Hygieneplänen).								
	...organisiert Abläufe in einem Arbeitsbereich (z. B. für eine Gruppe zu pflegender Menschen) in Abstimmung mit dem Team.								
	...passt dabei ggf. Aufgaben an die Qualifikationsprofile/-niveaus im Pflegeteam an, delegiert u. koordiniert.								
	...übernimmt d. Einarbeitung v. Azubis, Praktikanten, Pflegefachpers. im Anerkennungsverfahren u. neuen Mitarbeitern in Teilbereichen (z. B. bei übernommener, angeleiteter Prozessverantwortung für eine Gruppe zu pfleg. Menschen).								
	...nimmt Teamentwicklungsprozesse wahr u. bringt eig. Impulse ein.								
	...erfährt Prozesse kolleg. Beratung/Supervision im Pflegeteam.								
	III.2 **Ärztliche Anordnungen im Pflegekontext eigenständig durchführen.** *Die/der Auszubildende...*								
Hygiene	...beachtet umfassend die Anforderungen d. Hygiene.								
	...verantwortet die Umsetzung v. Hygieneplänen in den übernommenen Aufgabenbereichen unter Anleitung (inkl. Absicherung der Einhaltung bei delegierten Aufgaben).								
Visite	...wirkt an der Planung, Umsetzung u. Evaluation v. komplexen Versorgungsproz. mit, d.h. auch bei gesundheitl. Instabilität, diagnost./therapeut. Unsicherheit o. Vulnerabilität u. Krisen.								
	...bringt bei ärztl. Visiten bzw. Haus-/Fachärzten pflegerische Sichtweisen zur Pflegediagnostik, geeignete Pflegeinterventionen u. Beobachtungen zur Wirksamkeit medizinischer Maßnahmen ein.								
Ärztl. Anordnungen	...setzt in der Pflegeprozessverantwortung med. Verordnungen selbstständig um.								
	...gewinnt dabei zunehmend an Sicherheit, auch in der Mitwirkung an komplizierten diagnostisch-therapeutischen Maßnahmen.								
	...beachtet d. med. Dokumentation u. eignet sich durch Wissensrecherche Informationen zu unbekannten Verfahren med. Diagnostik/Therapie sowie Pflegetechniken an.								
	...übernimmt fachl. fundierte Erkenntnisse ins eig. Handlungsrepertoire.								
Wunden	...organisiert den Pflegeprozess für Menschen mit komplizierten chronischen/schwer heilenden Wunden, orientiert an Leitl./Standards (inkl. Planung, Umsetzung, kontinuierliche Evaluation).								
	...stimmt sich dabei mit Ärzten, Pflegebedürftigen/Bezugspers. ab.								

	Kompetenzbereiche *(lt. Rahmenausbildungsplan der Fachkommission nach § 53 PflBG)*	**Selbstreflexion***				**Praxisanleitung***			
	III.3 In interdisziplinären Teams an der Versorgung und Behandlung von Menschen aller Altersstufen mitwirken und Kontinuität an Schnittstellen sichern. *Die/der Auszubildende...*								
Interdisziplinäre Zusammenarbeit	...bringt Erfahrungen zur Zusammenarbeit mit div. Berufsgruppen aus den Pflichteinsätzen in die Kooperationsstrukturen ein.								
	...reflektiert konstruktiv Konflikte/Spannungen durch Perspektivenwechsel u. d. Einschätzung v. system. /strukturellen Rahmenbedingungen im Interesse der zu Pflegenden.								
	...vertritt dabei auch Sicht u. Interessen d. eig. Berufsgruppe.								
	...nimmt an Fallbesprechungen im intra-/interdiszipl. Team teil u. bringt die pfleg. Sicht zu mitverantworteten Versorgungsproz. ein.								
	...nimmt Konfliktpotenziale im interprof. Team wahr.								
	...erkundet Bewältigungsstrategien u. reflektiert Möglichkeiten d. Umsetzung mit der praxisanleitenden Person.								
	...organisiert/koordiniert für Pflegebedürftige in d. Prozessverantwortung Termine im Versorgungsbereich u. in Abstimmung mit anderen daran beteiligten Personen, Berufsgruppen u. Institutionen.								
	...wirkt an d. sektorenübergreifenden, partizipativ u. interprof. ausgerichteten Versorgung v. schwer akut/chron. Kranken mit.								
	...übernimmt pfleg. Anteile der Planung, Überleitung zw. den Versorgungsbereichen sowie d. Evaluation mit d. Pflegebedürftigen/Bezugspers. unter Beachtung v. Standards/Leitlinien.								
	...zieht hierbei geeign. theoret. Modelle zur Begründung heran.								
	IV.1 Die Qualität der pflegerischen Leistungen und der Versorgung in den verschiedenen Institutionen sicherstellen. *Die/der Auszubildende...*								
Pflegequalität	...hält Prozesse, Ergebnisse u. Evaluation d. Pflege im digitalen/analogen Dokumentationssystem fest (int./ext. Qualitätsprüfung).								
	...zieht für eig. Handeln bzgl. der (unter Anleitung) verantworteten Pflegeprozessgestaltung geeign. Standards/Leitlinien heran.								
	...bringt dabei Erfahrungen u. Evaluation d. Pflegeergebnisse in den int. Diskurs zur Qualitätssicherung ein (auch partizipative Ansätze).								
	...trägt dabei zur Weiterentwicklung der Pflegequalität bei.								
	...reflektiert Phänomene v. Macht/Machtmissbrauch in pfleg. Handlungsfeldern u. Institutionen.								
	...nimmt an aktuellen Prozessen u. Maßnahmen zur int. Qualitätssicherung teil.								
	...bringt eig. Erfahrungen/Sichtweisen fachl. begründet ein (z. B. bei Überarbeitung int. Standards, Implementierung v. Expertenstandards, Einführung v. innovativen Pflegekonzepten).								

* Kompetenz ist nicht ausgeprägt, keine Grundkenntnisse vorhanden
Kompetenz gering ausgeprägt, Grundkenntnisse vorhanden
Kompetenz ausgeprägt, Fachkenntnisse sichtbar
Kompetenz deutlich ausgeprägt, sichere Anwendung, fachlich begründetes Handeln

Kompetenzbereiche *(lt. Rahmenausbildungsplan der Fachkommission nach § 53 PflBG)*		**Selbstreflexion***				**Praxisanleitung***			
IV.2 **Versorgungskontexte und Systemzusammenhänge im Pflegehandeln berücksichtigen und dabei ökonomische und ökologische Prinzipien beachten.** *Die/der Auszubildende...*									
Versorgungsplanung	...formuliert rechtl. Fragen, die sich aus Arbeitssit./Pflegeprozessen ergeben, u. klärt sie durch Eigenrecherche, kolleg. Austausch.								
	...trägt fallbezogen erforderl. Informationen zu rechtl. u. finanziellen Bedingungen für die weitere Versorgung zusammen (z. B. für ein patientenorientiertes Gespräch zur Entlassungsplanung) u. ermittelt gemeinsam Spielräume pflegerischer Versorgungsgestaltung.								
Ökologie	...spricht situativ ökologische Fragen an (z. B. zur Entsorgung v. Problemabfällen, Sammlung/Aufarbeitung v. Wertstoffen, Energieeinsparung).								
	...arbeitet durch Eigenrecherche/kolleg. Diskurs diese Fragen auf, reflektiert mögl. Lösungen u. bringt d. Ergebnisse in interne Diskurse zur Qualitätssicherung ein.								
V.1 **Pflegehandeln an aktuellen wissenschaftlichen Erkenntnissen, insbesondere an pflegewissenschaftlichen Forschungsergebnissen, Theorien und Modellen ausrichten.** *Die/der Auszubildende...*									
Evidenzbasierte Pflege	...recherchiert zur Begründung verantworteten Handelns in der Pflegeprozessgestaltung wissenschaftl. fundiertes Wissen aus den Pflege- u. Bezugswissenschaften, v. a. bei neuen/unbekannten Pflegephänomenen u. gesundheitl. Problemlagen.								
	...schätzt Reichweite, Nutzen, Relevanz u. Umsetzungspotenzial der recherchierten Ergebnisse ein.								
	...leitet offene Fragen für erforderl. pflegewissenschaftl. Forschung aus unklaren/nicht eindeutig erklärbaren Beobachtungen im Rahmen der Pflegediagnostik sowie aus kritischen Evaluationsergebnissen v. Pflegeprozessen ab.								
V.2 **Verantwortung für die Entwicklung (lebenslangen Lernens) der eigenen Persönlichkeit sowie das berufliche Selbstverständnis übernehmen.** *Die/der Auszubildende...*									
Persönliche Entwicklung	...leitet aus Erfahrungen, sich bei neuen Anforderungen auch neue, komplizierte Wissenszusammenhänge erarbeiten sowie das vorhandene Wissen kontinuierlich aktualisieren zu müssen, persönliche Strategien für die (lebenslang) erforderlichen Recherche- und Aneignungsprozesse ab., nutzt dabei insbesondere auch die Möglichkeiten moderner Informations- und Kommunikationstechnologien.								
	...reflektiert kritisch, bereits entwickelte Strategien zur persönl. Gesunderhaltung sowie das eig. berufl. Selbstverständnis (z. B. in Bezug auf bevorstehende Abschlussprüfung o. der Verantwortung als zukünftige Pflegefachperson).								
	...sucht hierzu nach persönl. Lösungswegen für den Umgang mit Anforderungen/Konflikten u. Spannungen im Ausbildungs-/Berufsalltag (z. B. innerhalb kolleg. Beratung/Supervision).								
	...sucht d. Austausch im Pflegeteam, um eig. Sichtweisen auf aktuelle berufspolit. Fragen zu erweitern u. pflegepolit. Entscheidungen bzgl. Versorgungsbereich/eig. Pflegetätigkeit zu bewerten.								

* Kompetenz ist nicht ausgeprägt, keine Grundkenntnisse vorhanden
Kompetenz ausgeprägt, Fachkenntnisse sichtbar
Kompetenz gering ausgeprägt, Grundkenntnisse vorhanden
Kompetenz deutlich ausgeprägt, sichere Anwendung, fachlich begründetes Handeln

Praxiseinsatzbewertung unter Berücksichtigung der Kompetenzeinschätzung

(qualifizierte Leistungseinschätzung lt. § 6 Absatz 2 PflAPrV):

☐ 1 (sehr gut)	☐ 2 (gut)	☐ 3 (befriedigend)	☐ 4 (ausreichend)	☐ 5 (mangelhaft)	☐ 6 (ungenügend)
Die Leistung entsprach den Anforderungen in besonderem Maß.	*Die Leistung entsprach voll den Anforderungen.*	*Die Leistung entsprach im Allgemeinen den Anforderungen.*	*Die Leistung wies zwar Mängel auf, entsprach aber im Ganzen noch den Anforderungen.*	*Die Leistung entsprach nicht den Anforderungen, ließ jedoch die notwendigen Grundkenntnisse erkennen, um die Mängel in absehbarer Zeit zu beheben.*	*Die Leistung entsprach den Anforderungen nicht. Selbst die Grundkenntnisse waren so lückenhaft, dass die Mängel in absehbarer Zeit nicht behoben werden können.*

Verbale Gesamteinschätzung:

Fehlzeiten siehe Einsatznachweis

Datum/Unterschrift Praxisanleitung
[Stempel Praxiseinrichtung]

Datum/Unterschrift Auszubildende/r

Unterschrift Kursleitung (zur Kenntnis)

Diese Vorlage kann auch über den Webcode-Bereich ausgedruckt, separat ausgefüllt und aufbewahrt werden, falls Auszubildende keine Praxiseinsatzbewertungen im Heft wünschen.

Einsatznachweis (80 h frei verfügbar) – Vertiefungseinsatz Pflegefachfrau/Pflegefachmann/Pflegefachperson

Name, Vorname: ____________________
(Auszubildende/r)

Einsatzort: ____________________
(Praxiseinrichtung mit Anschrift)

____

____

Versorgungsbereich:

☐ stationäre Akutpflege ☐ stationäre Langzeitpflege ☐ ambulante Akut-/Langzeitpflege

Einsatzzeitraum vom: ____________ bis: ____________

Geplante Praxiszeit: ____________ h Absolvierte Praxiszeit: ____________ h

Fehlzeiten: ____________ h (davon unentschuldigt: ____________ h)

Praxisanleitungszeit: ____________ h (mind. 10 % der Einsatzzeit)

Praxisanleiter/in: ____________________

Weitere Ansprechpartner/innen für Praxisanleitung während des Einsatzes:

____

Praxisbegleitung erfolgte durch: ____________________
(Name der/des Lehrenden der Pflegeschule)

____
Stempel/Unterschrift Praxiseinrichtung

____
Unterschrift Kursleitung (zur Kenntnis)

____
Unterschrift Auszubildende/r bzw. gesetzl. Vertreter (zur Kenntnis)

Erstgespräch (geführt am:______________________)

Vom Auszubildenden im Vorfeld auszufüllen:	
Erwartungen Ich möchte in diesem Einsatz lernen... Ich freue mich auf... /Das sind meine Vorstellungen...	**Hintergrundwissen Theorie** Schwerpunktthemen im Unterricht vor dem Einsatz
Selbstreflexion	
In diesen Bereichen/ Themen kenne ich mich schon aus... Ich habe Vorerfahrungen (Bsp. Praktika)...	In diesen Bereichen/ Themen bin ich noch unsicher... Ich habe noch Fragen zu...
Lern- und Arbeitsaufgaben: Für diesen Einsatz bringe ich Aufgaben von der Schule mit: ☐ Nein ☐ Ja *(Meine Praxisanleitung ist informiert)*	

Von der Praxisanleitung auszufüllen:	
Lernangebot Das bietet unser Einsatzbereich... Das kann hier kennengelernt und geübt werden...	**Erwartungen** Wir erwarten von Auszubildenden... Das setzen wir voraus...
☐ Arbeits- und Lernaufgaben *(siehe Tab. Kap. 4)* sind geplant und notiert.	
Gemeinsame Vereinbarungen/Zielsetzungen:	
	Termin Abschlussgespräch:

_______________________________ _______________________________

Unterschrift Auszubildende/r | Unterschrift Praxisanleitung

Abschlussgespräch (geführt am:____________________)

Vom Auszubildenden im Vorfeld auszufüllen:	
Reflexion Zusammenarbeit	
Eigenes Arbeits- und Lernverhalten	Teamarbeit und Anleitungssituationen
Reflexion vereinbarter Ziele	
Das konnte ich erfolgreich umsetzen…	Das konnte ich nur teilweise/noch nicht erreichen…
Anmerkungen Das habe ich aus diesem Einsatz mitgenommen… Das fand ich sehr gut/lernförderlich…/Das fand ich schade und habe folgende Verbesserungsvorschläge…	

Von der Praxisanleitung auszufüllen:	
Reflexion vereinbarter Ziele	
Das konnte erfolgreich umgesetzt werden…	Hier gibt es noch Unterstützungs-/Übungsbedarf…
Feedback	
Zusammenarbeit	Kompetenzentwicklung
	☐ Kompetenzeinschätzung vollständig ausgefüllt ☐ Praxiseinsatzbewertung liegt vor ☐ Ergebnisse (Kompetenzeinschätzung & Praxiseinsatzbewertung) mit der/dem Auszubildenden besprochen ☐ Arbeits- u. Lernaufgaben notiert und umgesetzt ☐ Lern- u. Arbeitsaufgaben bearbeitet
Empfehlungen für weitere Praxiseinsätze bzw. persönliche Entwicklung	
☐ Einsatznachweis ist ausgefüllt und unterschrieben/gestempelt ☐ Dienstzeitnachweise sind von der Praxiseinrichtung mit Unterschrift/Stempel bestätigt ☐ Praxisanleitungen sind dokumentiert Nachweise wurden vom Auszubildenden, soweit möglich, eigenverantwortlich und sorgfältig geführt ☐ ja ☐ nein	

____________________ Unterschrift Auszubildende/r

____________________ Unterschrift Praxisanleitung

Praxiseinsatzbewertung orientiert an den Kompetenzeinschätzungen aus dem Vertiefungseinsatz

(qualifizierte Leistungseinschätzung lt. § 6 Absatz 2 PflAPrV):

☐ 1 **(sehr gut)**	☐ 2 **(gut)**	☐ 3 **(befriedigend)**	☐ 4 **(ausreichend)**	☐ 5 **(mangelhaft)**	☐ 6 **(ungenügend)**
Die Leistung entsprach den Anforderungen in besonderem Maß.	*Die Leistung entsprach voll den Anforderungen.*	*Die Leistung entsprach im Allgemeinen den Anforderungen.*	*Die Leistung wies zwar Mängel auf, entsprach aber im Ganzen noch den Anforderungen.*	*Die Leistung entsprach nicht den Anforderungen, ließ jedoch die notwendigen Grundkenntnisse erkennen, um die Mängel in absehbarer Zeit zu beheben.*	*Die Leistung entsprach den Anforderungen nicht. Selbst die Grundkenntnisse waren so lückenhaft, dass die Mängel in absehbarer Zeit nicht behoben werden können.*

Verbale Gesamteinschätzung:

____

____

____

____

____

____

____

____

____

____

____

Fehlzeiten siehe Einsatznachweis

____
Datum/Unterschrift Praxisanleitung
[Stempel Praxiseinrichtung]

____
Datum/Unterschrift Auszubildende/r

____
Unterschrift Kursleitung (zur Kenntnis)

Diese Vorlage kann auch über den Webcode-Bereich ausgedruckt, separat ausgefüllt und aufbewahrt werden, falls Auszubildende keine Praxiseinsatzbewertungen im Heft wünschen.

2.8 Weitere Einsätze: Letztes Ausbildungsdrittel

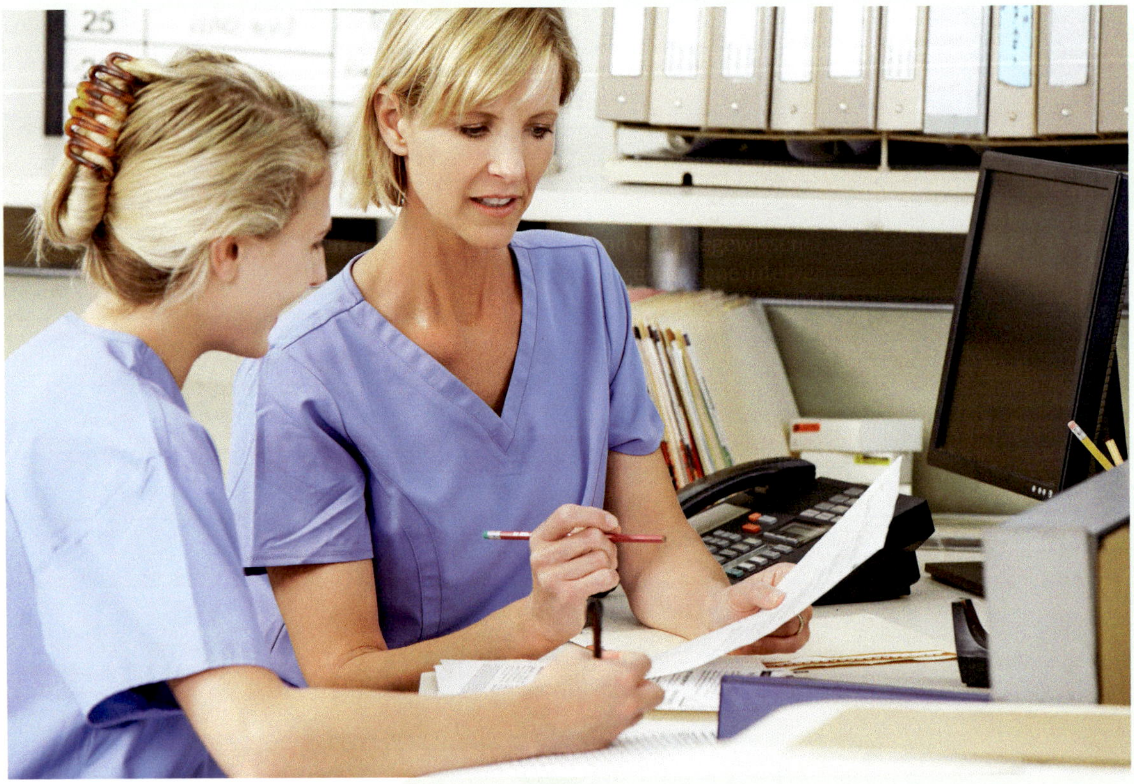

Wann?

Letztes Ausbildungsdrittel

Welche Ziele?

Einblicke in weitere Tätigkeitsfelder der pflegerischen Versorgung

Wo und wie lange?

Einsatzorte der Pflegeberatung, Rehabilitation oder palliativen Versorgung (u. ä.)

80 h

Einsatznachweis – Weitere Einsätze: Letztes Ausbildungsdrittel

Name, Vorname: ______________________________
(Auszubildende/r)

Einsatzort: ______________________________
(Praxiseinrichtung mit Anschrift)

____

____

Versorgungsbereich:

☐ stationäre Akutpflege ☐ stationäre Langzeitpflege ☐ ambulante Akut-/Langzeitpflege

Einsatzzeitraum vom: ______________ bis: ______________

Geplante Praxiszeit: ______________ h Absolvierte Praxiszeit: ______________ h

Fehlzeiten: ______________ h (davon unentschuldigt: ______________ h)

Praxisanleitungszeit: ______________ h (mind. 10 % der Einsatzzeit)

Praxisanleiter/in: ______________________________

Weitere Ansprechpartner/innen für Praxisanleitung während des Einsatzes:

____

Praxisbegleitung erfolgte durch: ______________________________
(Name der/des Lehrenden der Pflegeschule)

____
Stempel/Unterschrift Praxiseinrichtung

____
Unterschrift Kursleitung (zur Kenntnis)

____
Unterschrift Auszubildende/r bzw. gesetzl. Vertreter (zur Kenntnis)

Erstgespräch (geführt am: ____________________)

Vom Auszubildenden im Vorfeld auszufüllen:	
Erwartungen Ich möchte in diesem Einsatz lernen... Ich freue mich auf... /Das sind meine Vorstellungen...	**Hintergrundwissen Theorie** Schwerpunktthemen im Unterricht vor dem Einsatz
Selbstreflexion	
In diesen Bereichen/ Themen kenne ich mich schon aus... Ich habe Vorerfahrungen (Bsp. Praktika)...	In diesen Bereichen/ Themen bin ich noch unsicher... Ich habe noch Fragen zu...
Lern- und Arbeitsaufgaben: Für diesen Einsatz bringe ich Aufgaben von der Schule mit: ☐ Nein ☐ Ja *(Meine Praxisanleitung ist informiert)*	

Von der Praxisanleitung auszufüllen:	
Lernangebot Das bietet unser Einsatzbereich... Das kann hier kennengelernt und geübt werden...	**Erwartungen** Wir erwarten von Auszubildenden... Das setzen wir voraus...
☐ Arbeits- und Lernaufgaben *(siehe Tab. Kap. 4)* sind geplant und notiert.	
Gemeinsame Vereinbarungen/Zielsetzungen:	
	Termin Abschlussgespräch:

Unterschrift Auszubildende/r

Unterschrift Praxisanleitung

Abschlussgespräch (geführt am:____________________)

Vom Auszubildenden im Vorfeld auszufüllen:	
Reflexion Zusammenarbeit	
Eigenes Arbeits- und Lernverhalten	Teamarbeit und Anleitungssituationen
Reflexion vereinbarter Ziele	
Das konnte ich erfolgreich umsetzen...	Das konnte ich nur teilweise/noch nicht erreichen...
Anmerkungen Das habe ich aus diesem Einsatz mitgenommen... Das fand ich sehr gut/lernförderlich.../Das fand ich schade und habe folgende Verbesserungsvorschläge...	

Von der Praxisanleitung auszufüllen:	
Reflexion vereinbarter Ziele	
Das konnte erfolgreich umgesetzt werden...	Hier gibt es noch Unterstützungs-/Übungsbedarf...
Feedback	
Zusammenarbeit	Kompetenzentwicklung
	☐ Kompetenzeinschätzung vollständig ausgefüllt ☐ Praxiseinsatzbewertung liegt vor ☐ Ergebnisse (Kompetenzeinschätzung & Praxiseinsatzbewertung) mit der/dem Auszubildenden besprochen ☐ Arbeits- u. Lernaufgaben notiert und umgesetzt ☐ Lern- u. Arbeitsaufgaben bearbeitet
Empfehlungen für weitere Praxiseinsätze bzw. persönliche Entwicklung	
☐ Einsatznachweis ist ausgefüllt und unterschrieben/gestempelt ☐ Dienstzeitnachweise sind von der Praxiseinrichtung mit Unterschrift/Stempel bestätigt ☐ Praxisanleitungen sind dokumentiert Nachweise wurden vom Auszubildenden, soweit möglich, eigenverantwortlich und sorgfältig geführt ☐ ja ☐ nein	

_____________________________ Unterschrift Auszubildende/r

_____________________________ Unterschrift Praxisanleitung

Praxiseinsatzbewertung orientiert an den Kompetenzeinschätzungen aus dem Vertiefungseinsatz

(qualifizierte Leistungseinschätzung lt. § 6 Absatz 2 PflAPrV):

☐ 1 **(sehr gut)**	☐ 2 **(gut)**	☐ 3 **(befriedigend)**	☐ 4 **(ausreichend)**	☐ 5 **(mangelhaft)**	☐ 6 **(ungenügend)**
Die Leistung entsprach den Anforderungen in besonderem Maß.	*Die Leistung entsprach voll den Anforderungen.*	*Die Leistung entsprach im Allgemeinen den Anforderungen.*	*Die Leistung wies zwar Mängel auf, entsprach aber im Ganzen noch den Anforderungen.*	*Die Leistung entsprach nicht den Anforderungen, ließ jedoch die notwendigen Grundkenntnisse erkennen, um die Mängel in absehbarer Zeit zu beheben.*	*Die Leistung entsprach den Anforderungen nicht. Selbst die Grundkenntnisse waren so lückenhaft, dass die Mängel in absehbarer Zeit nicht behoben werden können.*

Verbale Gesamteinschätzung:

___

___

___

___

___

___

___

___

___

___

___

Fehlzeiten siehe Einsatznachweis

___
Datum/Unterschrift Praxisanleitung
[Stempel Praxiseinrichtung]

___
Datum/Unterschrift Auszubildende/r

Diese Vorlage kann auch über den Webcode-Bereich ausgedruckt, separat ausgefüllt und aufbewahrt werden, falls Auszubildende keine Praxiseinsatzbewertungen im Heft wünschen.

___
Unterschrift Kursleitung (zur Kenntnis)

2.9 Selbstreflexion zur praktischen Abschlussprüfung

Sie können sehr stolz auf sich sein, so viele verschiedene Praxiseinsätze in Ihrer Ausbildung bisher gemeistert zu haben. Ihre praktische Examensprüfung rückt nun immer näher, in der Sie all Ihre erworbenen Kompetenzen zeigen und unter Beweis stellen können. Die hier notierten Hinweise/Reflexionsfragen dienen Ihrer persönlichen Prüfungsvorbereitung.

Ich und meine Kompetenzen

Ich kenne die Kompetenzschwerpunkte für die praktische Abschlussprüfung.

Ich kenne meine Stärken, weiß aber auch, worauf ich noch achten muss.

Ich und der Prüfungsstress

Ich fühle mich gut/nicht gut für die Prüfung vorbereitet, weil ...

Vor der praktischen Prüfung möchte ich gerne Folgendes noch üben/besprechen: ...

Das hilft mir in Stresssituationen: ...

Ich und meine Organisation

Mir ist der Ablauf der praktischen Prüfung bekannt.

Ich weiß, wie ich mich verhalten muss, wenn ich die Prüfung nicht antreten kann.

Für die Prüfungszulassung habe ich alle erforderlichen Dokumente zusammen und muss sie bis zum __________ bei ______________________________ einreichen.

Ich kenne meine Prüfungstermine:

praktisch am: ____________________

schriftlich am: ____________________

mündlich am: ____________________

3 Praxisanleitung und Praxisbegleitung

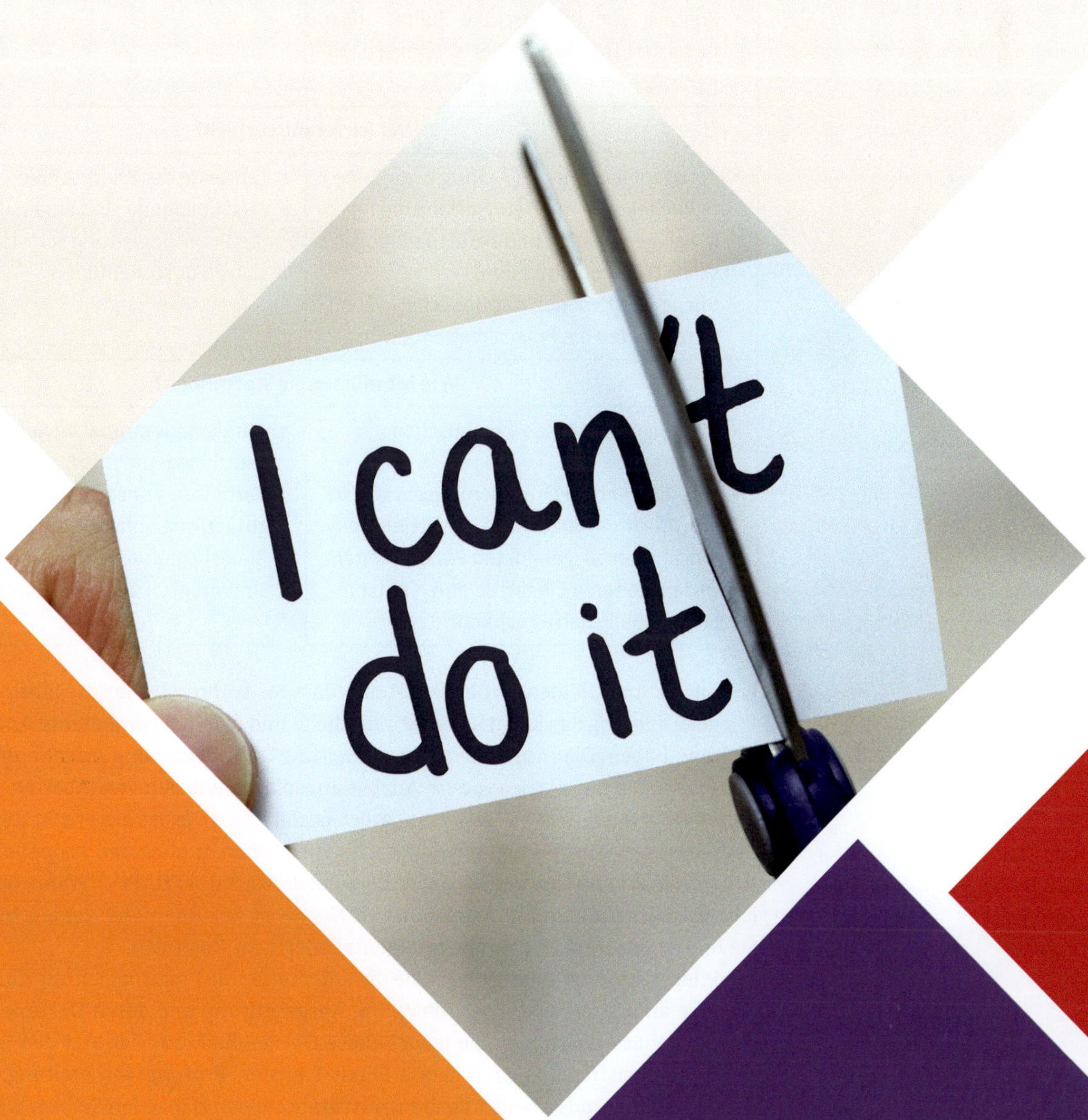

3.1 Praxisanleitung und Praxisbegleitung – Was bedeutet das?

In Ihren Einsätzen werden Sie sowohl Praxisanleitung als auch Praxisbegleitung erfahren. Die Tabelle gibt Ihnen einen kleinen Überblick, was darunter zu verstehen ist.

Praxisanleitung	Praxisbegleitung
Welche Aufgaben und Ziele haben Sie?	
▪ Schrittweises Heranführen an die beruflichen Aufgaben als Pflegefachkraft ▪ Anregung zum vertieften und selbstständigen Lernen, Steigerung der Komplexität der Aufgaben je nach Ausbildungsdrittel ▪ Führen von Gesprächen (Erst-/Zwischen- u. Abschlussgesprächen, Feedback) ▪ Prüfungsvorbereitung (Zwischen- u. Abschlussprüfung) ▪ Anhalten der Auszubildenden zum Führen des Ausbildungsnachweises ▪ Kompetenzeinschätzungen und Verfassen von Praxiseinsatzbeurteilungen ▪ Dokumentation erfolgter Praxisanleitung ▪ Kontakt zur Pflegeschule halten (Bsp. fachlicher, pädagogischer Austausch, organisatorische Absprachen)	▪ Fachliche Betreuung und Beurteilung der Auszubildenden am Einsatzort ▪ Unterstützung der Praxisanleiter/-innen ▪ Absprache von Lern- und Arbeitsaufgaben und Praxisbesuchen mit Praxiseinrichtungen und Auszubildenden ▪ Prüfungsvorbereitung ▪ Ansprechperson bei Konflikten am Einsatzort für Auszubildende, Praxisanleitende u. a. ▪ Überprüfen des geführten Ausbildungsnachweises ▪ Dokumentation erfolgter Praxisbegleitung durch Lehrende
Wer ist verantwortlich?	
▪ Praxisanleiter/innen (3-jährig examinierte Pflegekräfte mit Berufserfahrung im jeweiligen Bereich und berufspädagogischer Zusatzqualifikation) ▪ Pflegefachpersonen des Bereichs unterstützen die Praxisanleitenden	▪ Lehrende der Pflegeschule ▪ Auszubildende sind angehalten Inhalte der Praxisbegleitung selbstständig für sich zu dokumentieren
Wie oft müssen sie stattfinden?	
▪ 10 % der zu leistenden praktischen Einsatzzeit ▪ verpflichtend im Orientierungseinsatz, in den Pflichteinsätzen und im Vertiefungseinsatz von ausgebildeten Praxisanleitern ▪ in den weiteren Einsätzen durch entsprechend qualifizierte Fachkräfte	▪ mindestens einmal im Orientierungseinsatz, in jedem Pflichteinsatz und im Vertiefungseinsatz ▪ zusätzliche anlassbezogene Besuche oder Praxisbegleitungen in weiteren Einsätzen sind möglich, aber nicht verpflichtend

Für Sie als Auszubildende/r bedeutet das, dass Sie während Ihrer dreijährigen praktischen Pflegeausbildung das Recht auf kontinuierliche und fachlich kompetente Anleitung und Begleitung haben. Die Inhalte der Praxisanleitung und -begleitung orientieren sich dabei an den jeweiligen Einsatzzielen, dem Ausbildungsplan sowie den vereinbarten *Arbeits- u. Lernaufgaben und den Lern- u. Arbeitsaufgaben (siehe Kap. 4)*. Es ist die Pflicht Ihres Trägers, mit dem Sie einen Ausbildungsvertrag geschlossen haben, und dessen kooperierender Einrichtungen die Praxisanleitung für Sie sicherzustellen (§ 3 u. 4 PflAPrV). Wann, welche Praxisanleitung stattgefunden hat, muss daher als Nachweis dokumentiert werden. In *Kap. 3.3* finden Sie hierfür die entsprechenden Vorlagentabellen zum Ausfüllen.
Die Pflegeschule verantwortet für Sie die entsprechende Praxisbegleitung durch persönliche Besuche am Einsatzort (§ 5 PflAPrV). Die Ausgestaltung und deren Dokumentation obliegt hierbei der Schule. Nutzen Sie jedoch diese Gelegenheit, um sich mit den Lehrenden über aktuelle Praxisfragen (Bsp. Theorie-Praxis-Transfer, Prüfungsvorbereitung, Bearbeitungsstand der Lern- und Arbeitsaufgaben) auszutauschen und machen Sie sich hierzu eigenständig Notizen *(siehe Kap.3.2)*.

3.2 Übersicht Praxisbegleitung

Praxisbegleitung – Persönliche Notizen

Orientierungseinsatz Datum:____________ Lehrende/r:____________

Einsatzort: ____________

Inhalte der Praxisbegleitung:

Pflichteinsatz Erstes/Zweites Ausbildungsdrittel Datum:____________ Lehrende/r:____________

Einsatzort stationäre Akutpflege: ____________

Inhalte der Praxisbegleitung:

Pflichteinsatz Erstes/Zweites Ausbildungsdrittel Datum:____________ Lehrende/r:____________

Einsatzort stationäre Langzeitpflege: ____________

Inhalte der Praxisbegleitung:

Pflichteinsatz Erstes/Zweites Ausbildungsdrittel Datum:____________ Lehrende/r:____________

Einsatzort ambulante Akut-/Langzeitpflege: ____________

Inhalte der Praxisbegleitung:

Pflichteinsatz Pädiatrische Versorgung Datum:____________ Lehrende/r:____________

Einsatzort: ____________

Inhalte der Praxisbegleitung:

Pflichteinsatz Psychiatrische Versorgung Datum:____________ Lehrende/r:____________

Einsatzort: ____________

Inhalte der Praxisbegleitung:

Vertiefungseinsatz Datum:____________ Lehrende/r:____________

Einsatzort: ____________

Inhalte der Praxisbegleitung:

Kopiervorlage

3.3 Nachweise erfolgter Praxisanleitung

Musterbeispiel:

Praxisanleitung

Einsatzform*: PE – Psych **Einsatzort:** Hubertus-Zentrum Kinder-/Jugendpsychiatrie

Datum	Lerninhalte/Anleitungssituationen	Kürzel PAL	Kürzel Azubi	Zeit (h)
30.11.20	Stationsrundgang, Belehrungen, Teamvorstellung	RL	KT	1
01.12.20	Richten oraler Medikamente und Betäubungsmittel erklärt, gezeigt, inkl. Dokumentation	RL	KT	1,5
2./3.12.20	Arzneimittel mit Haupt- und Nebenwirkungen anhand von 3 Patientenkurven besprochen/abgefragt u. Einblick in Arzneimittelsortierung/-lagerung sowie Apothekenbestellung	RL	KT	1
5.12.20	Feedbackgespräch (Selbst-/Fremdreflexion) zu 3 Arbeits- u. Lernaufgaben geführt, neue Aufgaben/Anleitungen besprochen	RL	KT	1
8./9.12.20	Vorbereitung von Fallbesprechungen, Pflegevisiten und Dienstübergaben	RL	KT	1
10./11.12.20	Führen von Gesprächen mit Erziehungsberechtigen (Vorbereitung, Durchführung, Nachbesprechung)	RL	KT	1,5
14./15.12.20	Vor-/Nachbesprechung der Hospitationen (Ergotherapie, Sozialpädiatrisches Zentrum, Psychologin, Musiktherapie)	RL	KT	1
16.–18.12.20	gemeinsame Pflegeprozessplanung und -gestaltung für Jugendliche mit Suchterkrankungen	RL	KT	2
16.–18.12.20	Visitenausarbeitungen	RL	KT	1
18.12.20	Interne Fortbildung durch Oberärztin, Thema: Essstörungen im Kindes- u. Jugendalter mit Teamaustausch	RL	KT	2
20.12.20	Bearbeitungsstand Lern- und Arbeitsaufgabe „Pflegeanamnese u. Pflegeplanung" besprochen	RL	KT	1
21.12.20	Simulation Prüfungssituation	RL	KT	4
			Summe	18

Kira Trost
Unterschrift Auszubildende/r

Richard Lange
Unterschrift Praxisanleitung (PAL)

* ***OE***=*Orientierungseinsatz,* ***PE-1.AD***=*Pflichteinsatz Erstes Ausbildungsdrittel,* ***PE-2.AD***=*Pflichteinsatz Zweites Ausbildungsdrittel,* ***PE-Päd***=*Pflichteinsatz Pädiatrische Versorgung,* ***PE-Psych***=*Pflichteinsatz Psychiatrische Versorgung,* ***VE***=*Vertiefungseinsatz*

Praxisanleitung

Einsatzform*: ______________ **Einsatzort:** ______________

Datum	**Lerninhalte/Anleitungssituationen**	**Kürzel**		**Zeit (h)**
		PAL	Azubi	
			Summe	

Unterschrift Auszubildende/r

Unterschrift Praxisanleitung (PAL)

* ***OE****=Orientierungseinsatz,* ***PE-1.AD****=Pflichteinsatz Erstes Ausbildungsdrittel,* ***PE-2.AD****=Pflichteinsatz Zweites Ausbildungsdrittel,* ***PE-Päd****=Pflichteinsatz Pädiatrische Versorgung,* ***PE-Psych****=Pflichteinsatz Psychiatrische Versorgung,* ***VE****=Vertiefungseinsatz*

Praxisanleitung

Einsatzform*: ______________ **Einsatzort:** ______________

Datum	**Lerninhalte/Anleitungssituationen**	**Kürzel**		**Zeit (h)**
		PAL	Azubi	
			Summe	

______________________________ ______________________________

Unterschrift Auszubildende/r Unterschrift Praxisanleitung (PAL)

** **OE**=Orientierungseinsatz, **PE-1.AD**=Pflichteinsatz Erstes Ausbildungsdrittel, **PE-2.AD**=Pflichteinsatz Zweites Ausbildungsdrittel, **PE-Päd**=Pflichteinsatz Pädiatrische Versorgung, **PE-Psych**=Pflichteinsatz Psychiatrische Versorgung, **VE**=Vertiefungseinsatz*

Praxisanleitung

Einsatzform*: ______________________ **Einsatzort:** ____

Datum	**Lerninhalte/Anleitungssituationen**	**Kürzel**		**Zeit (h)**
		PAL	Azubi	
			Summe	

Unterschrift Auszubildende/r

Unterschrift Praxisanleitung (PAL)

** **OE**=Orientierungseinsatz, **PE-1.AD**=Pflichteinsatz Erstes Ausbildungsdrittel, **PE-2.AD**=Pflichteinsatz Zweites Ausbildungsdrittel, **PE-Päd**=Pflichteinsatz Pädiatrische Versorgung, **PE-Psych**=Pflichteinsatz Psychiatrische Versorgung, **VE**=Vertiefungseinsatz*

Praxisanleitung

Einsatzform*: ______________________ **Einsatzort:** ____

Datum	**Lerninhalte/Anleitungssituationen**	**Kürzel**		**Zeit (h)**
		PAL	Azubi	
			Summe	

___________________________________ ___________________________________

Unterschrift Auszubildende/r Unterschrift Praxisanleitung (PAL)

* ***OE***=*Orientierungseinsatz*, ***PE-1.AD***=*Pflichteinsatz Erstes Ausbildungsdrittel*, ***PE-2.AD***=*Pflichteinsatz Zweites Ausbildungsdrittel*, ***PE-Päd***=*Pflichteinsatz Pädiatrische Versorgung*, ***PE-Psych***=*Pflichteinsatz Psychiatrische Versorgung*, ***VE***=*Vertiefungseinsatz*

Praxisanleitung

Einsatzform*: ______________ **Einsatzort:** ______________

Datum	**Lerninhalte/Anleitungssituationen**	**Kürzel**		**Zeit (h)**
		PAL	Azubi	
			Summe	

Unterschrift Auszubildende/r

Unterschrift Praxisanleitung (PAL)

* ***OE***=*Orientierungseinsatz,* ***PE-1.AD***=*Pflichteinsatz Erstes Ausbildungsdrittel,* ***PE-2.AD***=*Pflichteinsatz Zweites Ausbildungsdrittel,* ***PE-Päd***=*Pflichteinsatz Pädiatrische Versorgung,* ***PE-Psych***=*Pflichteinsatz Psychiatrische Versorgung,* ***VE***=*Vertiefungseinsatz*

Praxisanleitung

Einsatzform*: ______________________ **Einsatzort:** ____

Datum	**Lerninhalte/Anleitungssituationen**	**Kürzel**		**Zeit (h)**
		PAL	Azubi	
			Summe	

______________________________ ______________________________

Unterschrift Auszubildende/r Unterschrift Praxisanleitung (PAL)

* ***OE***=*Orientierungseinsatz,* ***PE-1.AD***=*Pflichteinsatz Erstes Ausbildungsdrittel,* ***PE-2.AD***=*Pflichteinsatz Zweites Ausbildungsdrittel,* ***PE-Päd***=*Pflichteinsatz Pädiatrische Versorgung,* ***PE-Psych***=*Pflichteinsatz Psychiatrische Versorgung,* ***VE***=*Vertiefungseinsatz*

Praxisanleitung

Einsatzform*: ____________________ **Einsatzort:** ____

Datum	**Lerninhalte/Anleitungssituationen**	**Kürzel**		**Zeit (h)**
		PAL	Azubi	
			Summe	

______________________________ ______________________________

Unterschrift Auszubildende/r Unterschrift Praxisanleitung (PAL)

** **OE**=Orientierungseinsatz, **PE-1.AD**=Pflichteinsatz Erstes Ausbildungsdrittel, **PE-2.AD**=Pflichteinsatz Zweites Ausbildungsdrittel, **PE-Päd**=Pflichteinsatz Pädiatrische Versorgung, **PE-Psych**=Pflichteinsatz Psychiatrische Versorgung, **VE**=Vertiefungseinsatz*

Praxisanleitung

Einsatzform*: ____________________ **Einsatzort:** ____

Datum	**Lerninhalte/Anleitungssituationen**	**Kürzel**		**Zeit (h)**
		PAL	Azubi	
			Summe	

____ ____

Unterschrift Auszubildende/r Unterschrift Praxisanleitung (PAL)

** **OE**=Orientierungseinsatz, **PE-1.AD**=Pflichteinsatz Erstes Ausbildungsdrittel, **PE-2.AD**=Pflichteinsatz Zweites Ausbildungsdrittel, **PE-Päd**=Pflichteinsatz Pädiatrische Versorgung, **PE-Psych**=Pflichteinsatz Psychiatrische Versorgung, **VE**=Vertiefungseinsatz*

Praxisanleitung

Einsatzform*: ______________________ **Einsatzort:** ____

Datum	**Lerninhalte/Anleitungssituationen**	**Kürzel**		**Zeit (h)**
		PAL	Azubi	
			Summe	

Unterschrift Auszubildende/r

Unterschrift Praxisanleitung (PAL)

** **OE**=Orientierungseinsatz, **PE-1.AD**=Pflichteinsatz Erstes Ausbildungsdrittel, **PE-2.AD**=Pflichteinsatz Zweites Ausbildungsdrittel, **PE-Päd**=Pflichteinsatz Pädiatrische Versorgung, **PE-Psych**=Pflichteinsatz Psychiatrische Versorgung, **VE**=Vertiefungseinsatz*

Praxisanleitung

Einsatzform*: ______________________ **Einsatzort:** ______________________

Datum	Lerninhalte/Anleitungssituationen	Kürzel		Zeit (h)
		PAL	Azubi	
			Summe	

Unterschrift Auszubildende/r

Unterschrift Praxisanleitung (PAL)

* ***OE***=*Orientierungseinsatz,* ***PE-1.AD***=*Pflichteinsatz Erstes Ausbildungsdrittel,* ***PE-2.AD***=*Pflichteinsatz Zweites Ausbildungsdrittel,* ***PE-Päd***=*Pflichteinsatz Pädiatrische Versorgung,* ***PE-Psych***=*Pflichteinsatz Psychiatrische Versorgung,* ***VE***=*Vertiefungseinsatz*

Praxisanleitung

Einsatzform*: ______________________ **Einsatzort:** ____

Datum	**Lerninhalte/Anleitungssituationen**	**Kürzel**		**Zeit (h)**
		PAL	Azubi	
			Summe	

____
Unterschrift Auszubildende/r

____
Unterschrift Praxisanleitung (PAL)

* ***OE***=*Orientierungseinsatz,* ***PE-1.AD***=*Pflichteinsatz Erstes Ausbildungsdrittel,* ***PE-2.AD***=*Pflichteinsatz Zweites Ausbildungsdrittel,* ***PE-Päd***=*Pflichteinsatz Pädiatrische Versorgung,* ***PE-Psych***=*Pflichteinsatz Psychiatrische Versorgung,* ***VE***=*Vertiefungseinsatz*

Praxisanleitung

Einsatzform*: ______________________ **Einsatzort:** ____

Datum	**Lerninhalte/Anleitungssituationen**	**Kürzel**		**Zeit (h)**
		PAL	Azubi	
			Summe	

_______________________________________ _______________________________________

Unterschrift Auszubildende/r Unterschrift Praxisanleitung (PAL)

* ***OE***=*Orientierungseinsatz,* ***PE-1.AD***=*Pflichteinsatz Erstes Ausbildungsdrittel,* ***PE-2.AD***=*Pflichteinsatz Zweites Ausbildungsdrittel,* ***PE-Päd***=*Pflichteinsatz Pädiatrische Versorgung,* ***PE-Psych***=*Pflichteinsatz Psychiatrische Versorgung,* ***VE***=*Vertiefungseinsatz*

4 Arbeits- und Lernaufgaben

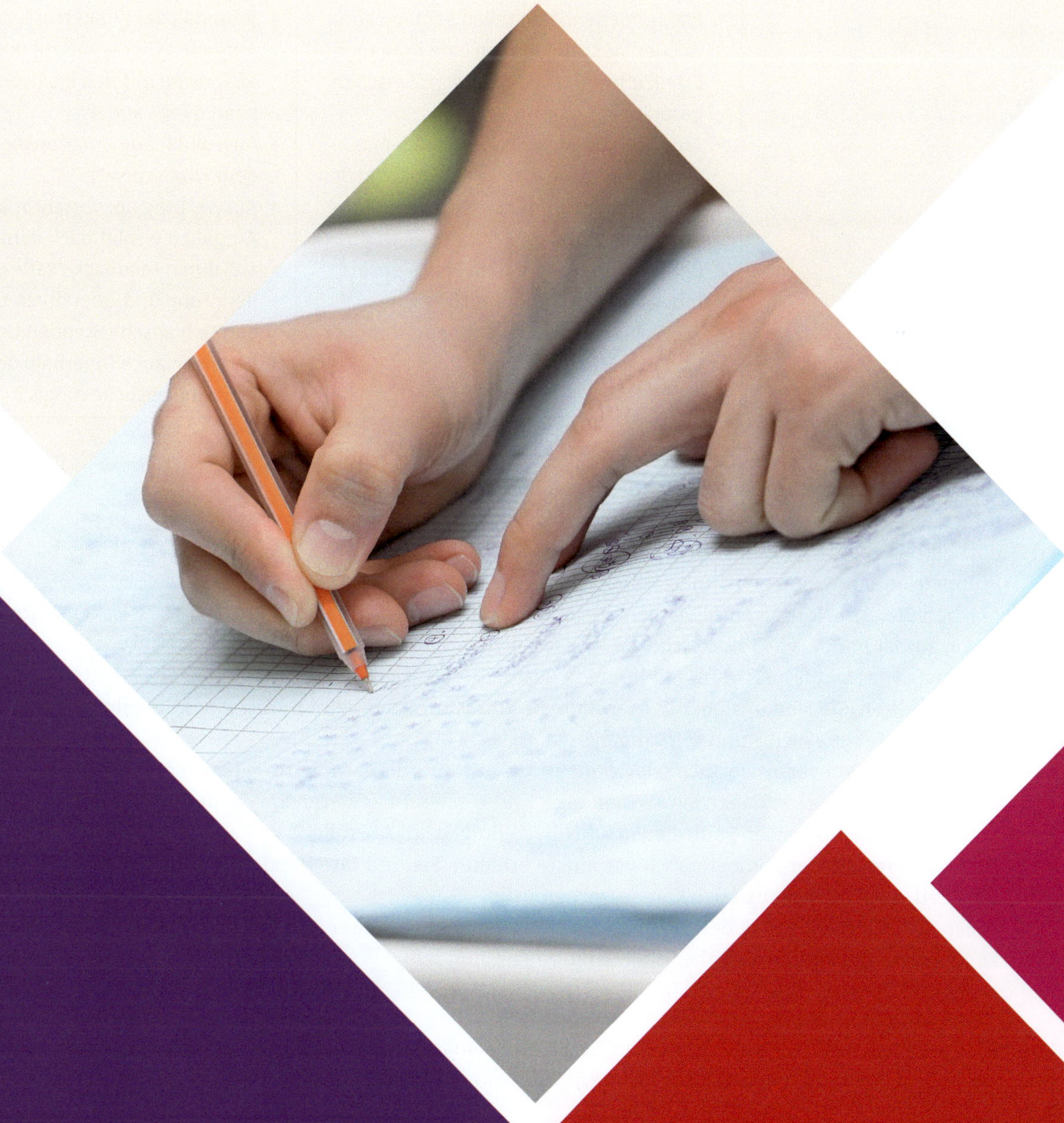

4.1 Arbeits- und Lernaufgaben – Was steckt dahinter?

In den Rahmenlehrplänen Ihrer theoretischen und praktischen Pflegeausbildung ist festgelegt, dass Sie während Ihrer Ausbildung sowohl *Arbeits- und Lernaufgaben* als auch *Lern- und Arbeitsaufgaben* zu erfüllen haben (Rahmenpläne der Fachkommission nach § 53 PflBG vom 1. August 2019). Obwohl diese Aufgaben sich vom Wortlaut ähneln, versteht man darunter nicht das Gleiche. Was ist gleich? Beide bieten Ihnen eine sehr gute Möglichkeit, Theorie und Praxis miteinander zu verknüpfen sowie notwendige und umfangreiche Kompetenzen für ein erfolgreiches Berufsleben zu entwickeln. Freuen Sie sich darauf und nutzen Sie gerade in den Praxiseinsätzen jede sich bietende Chance zu lernen.

<table>
<tr><th>Arbeits- und Lernaufgaben</th><th>Lern- und Arbeitsaufgaben</th></tr>
<tr><td colspan="2">Gemeinsamkeiten</td></tr>
<tr><td colspan="2">▪ Werden im Rahmen der Praxiseinsätze von den Auszubildenden bearbeitet
▪ Inhalte orientieren sich am Ausbildungsstand, Ausbildungsplan/Curriculum
▪ Anzahl und Umfang können variieren
▪ Bauen jeweils für sich aufeinander auf
▪ Werden anspruchsvoller und komplexer im Ausbildungsverlauf
▪ Fördern die Kompetenzentwicklung</td></tr>
<tr><td colspan="2">Unterschiede</td></tr>
<tr><td>▪ Praxisanleitende erstellen gemeinsam mit den Auszubildenden eine Aufgabenliste (Zeitpunkt: Erstgespräch, Zwischengespräch)
▪ Aufgabeninhalte orientieren sich am Lernangebot des Praxiseinsatzes und den Schwerpunkten der Kompetenzbereiche I–V (PflAPrV Anlage 1–4)
▪ Berücksichtigen in jedem Praxiseinsatz möglichst alle Kompetenzbereiche
▪ Die Dokumentation dient dem Überblick</td><td>▪ Lehrende der Pflegeschule erstellen Aufgaben für die Auszubildenden, die in Absprache mit den Praxisanleitenden bearbeitet werden
▪ Auszubildende erhalten die Aufgaben vor dem Praxiseinsatz
▪ Auswertung der verschriftlichten Aufgaben erfolgt nach dem Praxiseinsatz z. B. durch Feedback-/Reflexionsgespräch, Benotung und/oder durch Einbindung in den sich anschließenden Unterricht
▪ Reflexion auch innerhalb der Praxisbegleitungsbesuche möglich</td></tr>
</table>

Tipps für Lernlust statt Lernfrust mit Arbeits- und Lernaufgaben

- Informieren Sie sich vor Ihrem Praxiseinsatz über das dortige Lernangebot, bspw. welche zu pflegenden Menschen dort betreut werden, welche Pflegephänomene/-interventionen Sie erwarten, welche Krankheitsbilder und Berufsgruppen Sie kennenlernen können.
- Machen Sie sich Notizen zu folgenden Fragen: Was möchte ich in diesem Praxiseinsatz lernen? Worauf kann ich schon aufbauen? Was fällt noch schwer? Worin möchte ich mich verbessern?
- Nutzen Sie das Erstgespräch, um mit Ihrer Praxisanleitung gezielt und individuell für Sie Arbeits- und Lernaufgaben zu besprechen. Sie sind unsicher bei der Blutdruckmessung oder beim Baden eines Säuglings? Dann können dies genau Inhalte für Arbeits- und Lernaufgaben sein.
- Notieren Sie eigenverantwortlich oder gemeinsam mit Ihrer Praxisanleitung besprochene Aufgaben in den Übersichten *(Kap. 4.3, 4.4)*. So haben Sie alles im Blick und können in weiteren Praxiseinsätzen darauf aufbauen. Musterbeispiele auf der folgenden Seite dienen als Hilfestellung beim Ausfüllen.
- Durch Ankreuzen der Kompetenzschwerpunkte erhalten Sie und Ihre Praxisanleitung ebenso eine gute Übersicht über evtl. noch nicht fokussierte Kompetenzbereiche.
- Holen Sie sich Feedback zu den Arbeits- und Lernaufgaben von Ihrer Praxisanleitung ein. Lob motiviert und Kritik kann Anlass für weitere Aufgaben oder deren Anpassung sein.

Musterbeispiel: Arbeits- und Lernaufgaben 1. und 2. Ausbildungsdrittel

Titel der Arbeits- und Lernaufgabe **Einsatzort:** *Pflegeheim „Seniorenglück", Wohnbereich 1*	**Kompetenzschwerpunkte in den Kompetenzbereichen I–V lt. PflAPrV (Anlage 1)**				
	I	**II**	**III**	**IV**	**V**
Vitalwerte (RR, Puls, Temp.) erheben, dokumentieren u. interpretieren	2				
Biografiegespräche führen	3,5,6	1			
Ganzkörperpflege von Bewohnern mit Mobilitätseinschränkungen unter Nutzung von Hilfsmitteln planen u. durchführen (Bsp. Lifter, Duschstuhl, mobiles Haarwaschbecken)	1, 2	1	1		

Simon Gress
Unterschrift Auszubildende/r

Anna Demir
Unterschrift Praxisanleitung

Musterbeispiel: Arbeits- und Lernaufgaben 3. Ausbildungsdrittel

Titel der Arbeits- und Lernaufgabe **Einsatzort:** *Parkklinik „St. Anna", Station für Orthopädie B5*	**Kompetenzschwerpunkte in den Kompetenzbereichen I–V lt. PflAPrV (Anlage 2–4)**				
	I	**II**	**III**	**IV**	**V**
Verbandwechsel einer chronischen Wunde mit Vor- und Nachbesprechung der Wundmanagerin		1	1,2,3	1	1,2
Planung und Durchführung der prä- und postoperativen Pflege bei Patientinnen nach Hüft-TEP	1,2,3	1,2			
Anleitung und Beratung zu prophylaktischen Maßnahmen (Fokus: Kontraktur-, Dekubitus- und Sturzrisiko)		1,2		1	

Ida Fröhling
Unterschrift Auszubildende/r

Marc Polantz
Unterschrift Praxisanleitung

4.2 Kurzfassung der Kompetenzschwerpunkte lt. PflAPrV

Die folgenden Auszüge aus der PflAPrV (Anlage 1- 4) dienen Ihnen als Orientierung für die Kompetenzschwerpunkterfassung in den Übersichtstabellen der Arbeits- und Lernaufgaben. Detaillierte Ausführungen können der PflAPrV entnommen werden.

Kompetenzbereich	Nr.	Kompetenzschwerpunkt
I Pflegeprozess	1	Die Pflege von Menschen aller Altersstufen verantwortlich planen, organisieren, gestalten, durchführen, steuern und evaluieren (bewerten).
	2	Pflegeprozesse und Pflegediagnostik bei Menschen aller Altersstufen mit gesundheitlichen Problemlagen planen, organisieren, gestalten, durchführen, steuern und evaluieren (bewerten) unter dem Fokus von Gesundheitsförderung und Prävention.
	3	Pflegeprozesse und Pflegediagnostik von Menschen aller Altersstufen in hoch belasteten und kritischen Lebenssituationen verantwortlich planen, organisieren, gestalten, durchführen, steuern und evaluieren.
	4	In lebensbedrohlichen sowie in Krisen- oder Katastrophensituationen zielgerichtet handeln.
	5	Menschen aller Altersstufen bei der Lebensgestaltung unterstützen, begleiten und beraten.
	6	Entwicklung und Autonomie in der Lebensspanne fördern.
II Kommunikation	1	Kommunikation und Interaktion mit Menschen aller Altersstufen und ihren Bezugspersonen personen- und situationsbezogen gestalten und eine angemessene Information sicherstellen.
	2	Information, Schulung und Beratung bei Menschen aller Altersstufen verantwortlich organisieren, gestalten, steuern und evaluieren (bewerten).
	3	Ethisch reflektiert handeln.
III Inter- und intraprofessionelles Handeln	1	Verantwortung in der Organisation des qualifikationsheterogenen Pflegeteams übernehmen.
	2	Ärztliche Anordnungen im Pflegekontext eigenständig durchführen.
	3	In interdisziplinären Teams an der Versorgung und Behandlung von Menschen aller Altersstufen mitwirken und Kontinuität an Schnittstellen sichern.
IV Recht und Qualität	1	Die Qualität der pflegerischen Leistungen und der Versorgung in den verschiedenen Institutionen sicherstellen.
	2	Versorgungskontexte und Systemzusammenhänge im Pflegehandeln berücksichtigen und dabei ökonomische und ökologische Prinzipien beachten.
V Wissenschaft und Berufsethos	1	Pflegehandeln an aktuellen wissenschaftlichen Erkenntnissen, insbesondere an pflegewissenschaftlichen Forschungsergebnissen, Theorien und Modellen ausrichten.
	2	Verantwortung für die Entwicklung (lebenslangen Lernens) der eigenen Persönlichkeit sowie das berufliche Selbstverständnis übernehmen.

4.3 Übersicht der Arbeits- und Lernaufgaben 1. und 2. Ausbildungsdrittel

Kopiervorlage

Titel der Arbeits- und Lernaufgabe Einsatzort: ______________	Kompetenzschwerpunkte in den Kompetenzbereichen I–V lt. PflAPrV (Anlage 1)				
	I	II	III	IV	V

Unterschrift Auszubildende/r

Unterschrift Praxisanleitung

Titel der Arbeits- und Lernaufgabe Einsatzort: ______________________ ______________________	Kompetenzschwerpunkte in den Kompetenzbereichen I–V lt. PflAPrV (Anlage 1)				
	I	II	III	IV	V

Unterschrift Auszubildende/r

Unterschrift Praxisanleitung

Titel der Arbeits- und Lernaufgabe **Einsatzort:** ________________	**Kompetenzschwerpunkte in den Kompetenzbereichen I–V lt. PflAPrV (Anlage 1)**				
	I	II	III	IV	V

Unterschrift Auszubildende/r

Unterschrift Praxisanleitung

Titel der Arbeits- und Lernaufgabe Einsatzort: ______	Kompetenzschwerpunkte in den Kompetenzbereichen I–V lt. PflAPrV (Anlage 1)				
	I	II	III	IV	V

______________________________ Unterschrift Auszubildende/r

______________________________ Unterschrift Praxisanleitung

Titel der Arbeits- und Lernaufgabe Einsatzort: ______ ______	Kompetenzschwerpunkte in den Kompetenzbereichen I–V lt. PflAPrV (Anlage 1)				
	I	II	III	IV	V

______ Unterschrift Auszubildende/r

______ Unterschrift Praxisanleitung

Titel der Arbeits- und Lernaufgabe **Einsatzort:** ______	**Kompetenzschwerpunkte in den Kompetenzbereichen I–V lt. PflAPrV (Anlage 1)**				
	I	**II**	**III**	**IV**	**V**

Unterschrift Auszubildende/r

Unterschrift Praxisanleitung

Titel der Arbeits- und Lernaufgabe **Einsatzort:** ______________________ ______________________	**Kompetenzschwerpunkte in den Kompetenzbereichen I–V lt. PflAPrV (Anlage 1)**				
	I	II	III	IV	V

______________________ ______________________

Unterschrift Auszubildende/r Unterschrift Praxisanleitung

Titel der Arbeits- und Lernaufgabe Einsatzort: ______________________ ______________________	Kompetenzschwerpunkte in den Kompetenzbereichen I–V lt. PflAPrV (Anlage 1)				
	I	II	III	IV	V

______________________ Unterschrift Auszubildende/r

______________________ Unterschrift Praxisanleitung

4.4 Übersicht der Arbeits- und Lernaufgaben 3. Ausbildungsdrittel

Kopiervorlage

Titel der Arbeits- und Lernaufgabe **Einsatzort:** ____________________ ____________________	**Kompetenzschwerpunkte in den Kompetenzbereichen I–V lt. PflAPrV (Anlage 2–4)**				
	I	II	III	IV	V

____________________ Unterschrift Auszubildende/r

____________________ Unterschrift Praxisanleitung

Titel der Arbeits- und Lernaufgabe **Einsatzort:** ____________	**Kompetenzschwerpunkte in den Kompetenzbereichen I–V lt. PflAPrV (Anlage 2–4)**				
	I	II	III	IV	V

Unterschrift Auszubildende/r

Unterschrift Praxisanleitung

Titel der Arbeits- und Lernaufgabe Einsatzort: ______________________ ______________________	Kompetenzschwerpunkte in den Kompetenzbereichen I–V lt. PflAPrV (Anlage 2–4)				
	I	II	III	IV	V

____
Unterschrift Auszubildende/r

____
Unterschrift Praxisanleitung

Titel der Arbeits- und Lernaufgabe **Einsatzort:** ______________________ ______________________	**Kompetenzschwerpunkte in den Kompetenzbereichen I–V lt. PflAPrV (Anlage 2–4)**				
	I	**II**	**III**	**IV**	**V**

______________________ Unterschrift Auszubildende/r

______________________ Unterschrift Praxisanleitung

5 Prüfungen

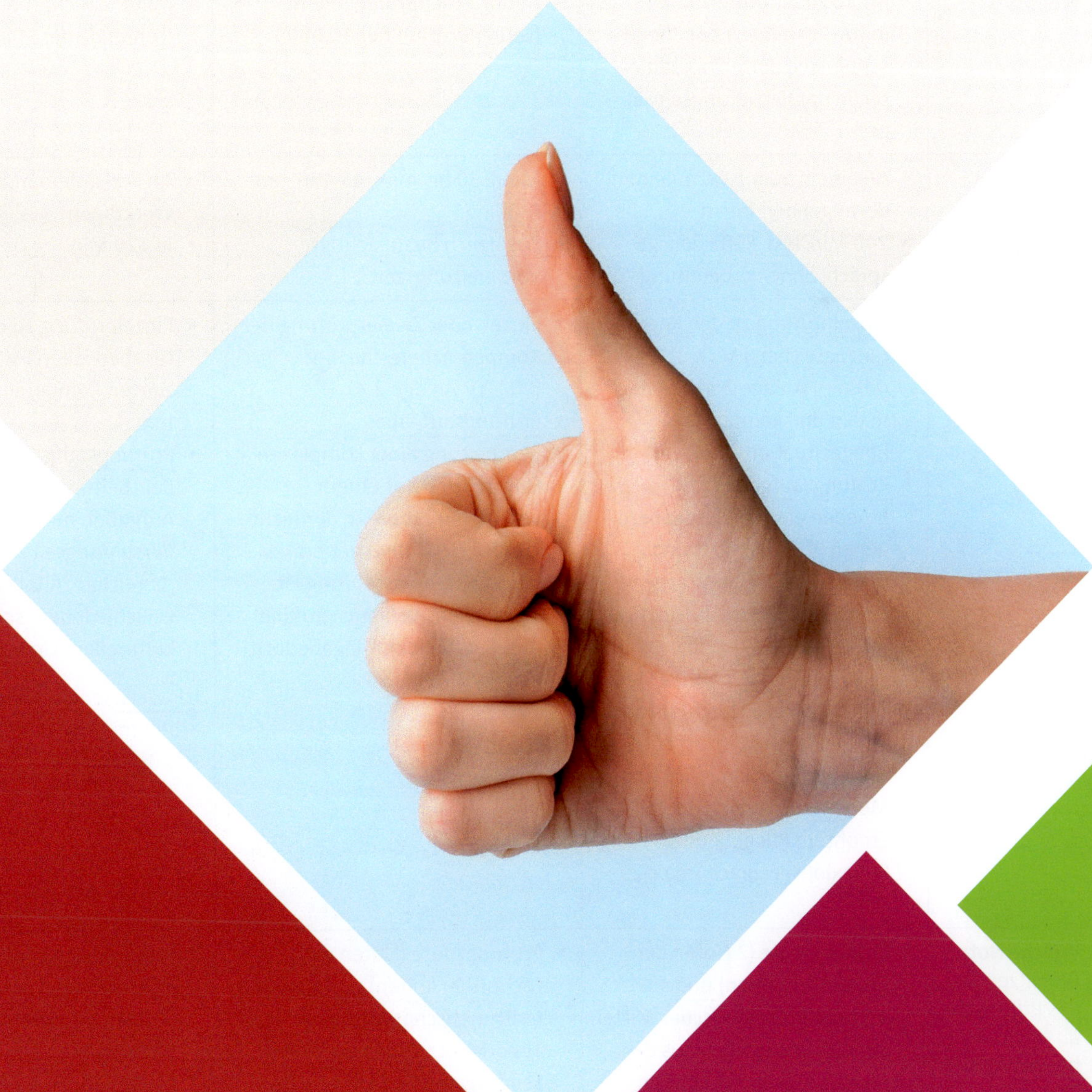

5.1 Vorgaben der Pflegeberufe-Ausbildungs- und -Prüfungsverordnung (PflAPrV)

Voraussetzungen für die Prüfungszulassung (§ 11 PflAPrV):
- Ausbildungsnachweis (ordnungsgemäß und vollständig geführt)
- 3 Jahreszeugnisse mit jeweils einer Praxis- u. Theorienote (Durchschnittsnote mind. „ausreichend")
- zulässige Fehlzeiten wurden nicht überschritten (sowohl in der Theorie als auch in der Praxis)
- Identitätsnachweis in beglaubigter Abschrift (Bsp. gültiger Personalausweis)

Für Ihren erfolgreichen Berufsabschluss müssen Sie am Ende der Pflegeausbildung eine schriftliche, mündliche sowie praktische Abschlussprüfung meistern (§ 9 PflAPrV), das heißt jede einzelne Prüfung mit mindestens „ausreichend" (Notendurchschnitt bis unter 4,5) bestehen. Die Zulassung zur Prüfung muss von Ihnen beantragt werden. In der Regel werden Sie dabei von Ihrer Kursleitung unterstützt, indem erforderliche Anträge gebündelt von der Pflegeschule an die zuständige Behörde versandt werden. Der Prüfungszeitraum beginnt drei Monate vor Ausbildungsende. Die Prüfungszulassung sowie Ihre Prüfungstermine erhalten Sie schriftlich oder auf elektronischem Wege spätestens zwei Wochen vor Ihrer ersten Prüfung (§ 11 PflAPrV). Jede einzelne Prüfung kann bei Nichtbestehen einmal wiederholt werden.

Prüfung	Praktisch (§ 16 PflAPrV)	Mündlich (§ 15 PflAPrV)	Schriftlich (§ 14 PflAPrV)
Wo?	▪ Praxisort des Vertiefungseinsatzes	▪ Pflegeschule	▪ Pflegeschule
Wer prüft?	▪ Mind. 2 Fachprüfer/innen (ein/e Lehrende/r der Pflegeschule und ein/e Praxisanleiter/in des Vertiefungseinsatzes)	▪ Mind. 2 Fachprüfer/innen (Lehrende der Pflegeschule)	▪ Mind. 2 Fachprüfer/innen (Lehrende der Pflegeschule)
Wie lange?	▪ An einem oder zwei aufeinanderfolgenden Tagen ▪ 240 Min. inkl. Reflexionsgespräch, ohne Vorbereitungsteil	▪ Mind. 30 bis max. 45 Min. pro Prüfling ▪ Zusätzlich beaufsichtigte Vorbereitungszeit	▪ An drei aufeinanderfolgenden Werktagen ▪ Je 120 Min.
Was?	▪ Einzelprüfung zu den Kompetenzbereichen I-V (PflAPrV Anlage 2-4) in einer realen und komplexen Pflegesituation ▪ Prüfungsaufgabe: Erheben eines personenbezogenen Pflegebedarfs und Erstellen einer schriftlichen Pflegeplanung (beaufsichtigter Vorbereitungsteil); Fallvorstellung (max. 20 Min.); selbstständige Durchführung der geplanten, prozessorientierten Pflege von mind. zwei Menschen, davon einer mit erhöhtem Pflegebedarf; Reflexionsgespräch (max. 20 Min.)	▪ Einzel- oder Zweierprüfung der Kompetenzbereiche III-V (PflAPrV Anlage 2-4) ▪ Prüfungsaufgabe: Bearbeitung einer komplexen Fallsituation aus einem Versorgungskontext, der nicht identisch mit dem der praktischen Abschlussprüfung ist, dies bezieht sich auch auf die Altersstufen der pflegebedürftigen Personen	▪ Einzelprüfung zu den Kompetenzbereichen I-V mit differenzierten Kompetenzschwerpunkten ▪ Prüfungsaufgabe: Bearbeitung fallbezogener Aufgaben mit unterschiedlichen Versorgungssituationen und -bereichen, Altersstufen und verschiedenem sozialem/kulturellem Umfeld Hinweis: Jede einzelne Aufsichtsarbeit muss bestanden werden!
Welche Note? (Vorsitzende/r des Prüfungsausschusses bestimmt die jeweilige Gesamtnote)	▪ **Prüfungsnote** (2 Noten der Fachprüfer/innen) und **Vornote** (arithmetisches Mittel der drei Praxisnoten aus den Jahreszeugnissen), Gewichtung der Vornote mit 25 %	▪ **Prüfungsnote** (Noten der Fachprüfer/innen) und **Vornote** (arithmetisches Mittel der drei Theorienoten aus den Jahreszeugnissen), Gewichtung der Vornote mit 25 %	▪ **Prüfungsnoten** der drei Aufsichtsarbeiten und **Vornote** (arithmetisches Mittel der drei Theorienoten aus den Jahreszeugnissen), Gewichtung der Vornote mit 25 %

Tipps zur Vorbereitung für die praktische Prüfung:

- Fangen Sie rechtzeitig an! Die Prüfungsvorbereitung beginnt ab Tag 1 Ihrer Ausbildung und nicht erst kurz vor der Prüfung. Vorteil: Alles, was Sie bereits geübt und verinnerlicht haben, kostet Sie keine wertvolle Zeit an Konzentration am Prüfungstag. Falsch eingeprägte Routinen kommen dagegen in Stresssituationen zum Vorschein.
- Wählen Sie zu Beginn Ihrer Ausbildung möglichst einfache und kurze Situationen in der Pflegepraxis mit Ihrer Praxisanleitung aus, z. B. ein Bett richten, Teilkörperpflege, Puls messen. So gewinnen Sie Sicherheit und Selbstbewusstsein. Darauf aufbauend können die Situationen und Interventionen an Umfang und Komplexität zunehmen, ohne Sie zu überfordern.
- Nutzen Sie neben gezielten Anleitungen und Praxiserfahrungen auch den sich eventuell bietenden dritten Lernort (Skills Labs) zum Üben. Erfragen Sie, ob es zusätzlich zum praktischen Unterricht, Zeitfenster für Partner- oder Kleingruppenarbeiten gibt.
- Reflektieren Sie sich! Worin fühlen Sie sich sicher? Was fällt Ihnen schwer? Schreiben Sie dies auf! Warum? So haben Sie die daraus resultierenden Ziele besser im Blick. Motivierend kann es zudem sein, schwarz auf weiß zu sehen, was Sie schon alles können. Darauf können Sie aufbauen!
- Holen Sie sich regelmäßig Feedback von Ihren Praxisanleitenden, den Teammitgliedern sowie Praxisbegleitenden oder auch von Mitschülern ein.
- Sie sind unsicher, weil Sie in der Praxis andere Vorgehensweisen als in der Theorie gelernt, beobachten? Erfragen Sie die Gründe dafür. Jedes Pflegehandeln hat einen Hintergrund und kann nicht immer nach Lehrbuch erfolgen. Besondere Situationen und menschliche Bedürfnisse erfordern individuelles Handeln. Anhand der Begründung wird verständlich, ob diese Handlung so gerechtfertigt war.
- Haben Sie Schwierigkeiten in der Organisation oder im Setzen von Prioritäten? Fragen Sie sich oft, was soll ich wann und wie zuerst machen? Sprechen Sie dies offen an! Hilfreich kann es sein, sich im Vorfeld einzelne Handlungsschritte oder einen groben Ablaufplan zu notieren bzw. sich dazu mit den Beteiligten abzusprechen.
- Ihnen bereitet es Sorgen, dass in der Prüfungssituation plötzlich etwas Unvorhergesehenes passiert oder gar eine Notfallsituation eintritt? Nehmen Sie Ihren Ängsten den Schrecken und besprechen Sie mögliche Szenarien und das jeweilige Agieren mit den Fachpersonen aus Praxis und Schule. Frischen Sie ihr Wissen zum Handeln in Notfallsituationen regelmäßig auf und lassen Sie sich vor Ort alles Erforderliche zeigen (z. B. Notfallwagen/-koffer, Ort des Rea-Bretts).
- Ihnen fällt das Schreiben einer Pflegeplanung schwer? Machen Sie dies doch zum Bestandteil einer *Arbeits- und Lernaufgabe (siehe Kap. 4)*. So könnte diese z. B. lauten: Zwei Pflegeprobleme für eine pflegebedürftige Person ermitteln, mit Ableitung von Pflegezielen und Maßnahmen. Durch Evaluation Ihrer Ergebnisse, gemeinsam mit Ihrer Praxisanleitung oder auch Praxisbegleitung gewinnen Sie an Zuversicht.
- Pausen einlegen! Niemand kann kontinuierlich leistungsfähig sein, ohne bewusste Erholungszeit. Gönnen Sie sich diese und planen Sie sie bewusst ein! Sie selbst wissen am besten, woraus Sie Kraft schöpfen können (z. B. Sport, Austausch und Unternehmung mit Mitschülern).

5.2 Zwischenprüfung

Um bereits im Vorfeld wertvolle Prüfungserfahrungen zu sammeln und Ihren Ausbildungsstand zu ermitteln, ist eine Zwischenprüfung am Ende des zweiten Ausbildungsdrittels vorgesehen (§ 7 PflAPrV). Die Ausgestaltung kann von Pflegeschule zu Pflegeschule variieren. Ziel sollte jedoch sein, Ihre bis dahin entwickelten Kompetenzen zu überprüfen (PflAPrV Anlage 1). Häufig findet eine praktische Prüfung in dem Versorgungsbereich statt, in dem Sie auch Ihr praktisches Examen ablegen werden. Das bedeutet aber nicht, dass es der gleiche Praxiseinsatzort ist. Am Ende der Zwischenprüfung findet ein Reflexions- und Feedbackgespräch statt und es wird eine Note vergeben. Es obliegt den Pflegeschulen, wie diese gewichtet wird und daher auch Ihre Vornote für die praktische Abschlussprüfung beeinflusst. Zeigen sich im Rahmen der Zwischenprüfung gravierende Mängel in der Kompetenzentwicklung, sodass ein erfolgreicher Berufsabschluss gefährdet ist, können spezielle lernförderliche Maßnahmen gemeinsam beschlossen werden. Beispiele dafür wären: Lernberatung/-coaching, die Intensivierung von Praxisanleitung/-begleitung oder dem Erwägen einer Verlängerung der Ausbildungszeit.
Die Dokumentation zur Zwischenprüfung verbleibt in der Pflegeschule und ist nicht Bestandteil des Ausbildungsnachweises. Auf der folgenden Seite finden Sie jedoch eine Zusammenstellung von Fragen, bei deren Beantwortung u. a. Ihre Kursleitung weiterhelfen kann.

Ich und die Zwischenprüfung

Vor der Zwischenprüfung:

- Wie wird die Zwischenprüfung ablaufen?
- Gibt es einen praktischen, mündlichen und/oder schriftlichen Teil?
- Welche Termine sind geplant? Wo wird die Zwischenprüfung stattfinden?
- Wie kann ich mich am besten auf die Zwischenprüfung vorbereiten? Welche Empfehlungen gibt es?
- Welche Fragen, Ängste, Wünsche habe ich und wen kann ich ansprechen?

Nach der Zwischenprüfung:

- Wie konnte ich diese bewältigen?
- Was konnte ich gut umsetzen?
- Was fiel mir schwer oder ist mir noch nicht gelungen?
- Wie war das Feedback der Prüfenden/Beteiligten?
- Was nehme ich mit? Woran will/muss ich noch arbeiten?
- Welche Vereinbarungen wurden getroffen?

6 Zeitnachweise

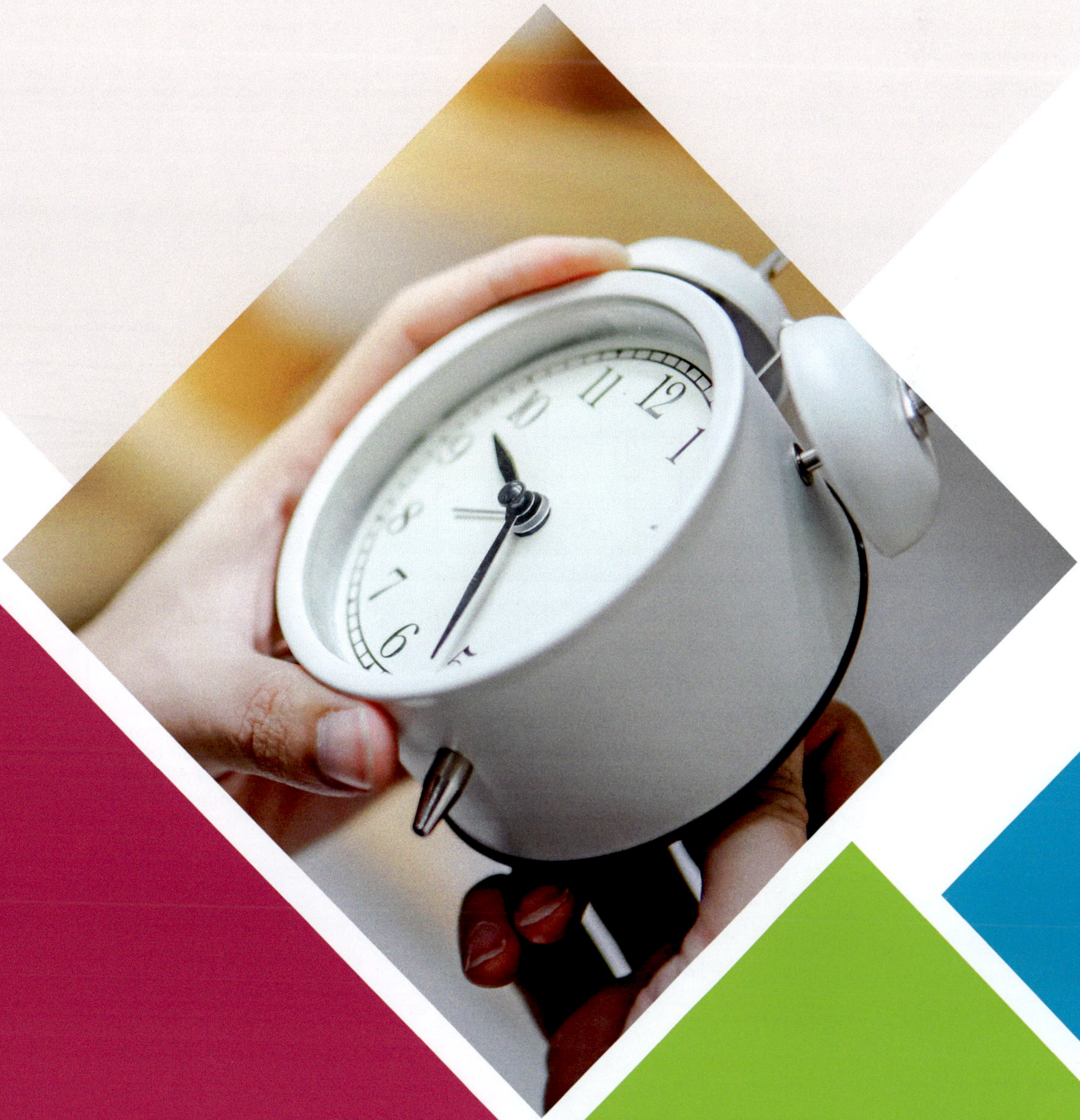

6.1 Dienstzeitnachweise

Hinweise zum Führen der Dienstzeiten

Für jeden Praxiseinsatz erhalten Sie von der jeweiligen Einrichtung Ihren persönlichen Dienstplan. Aus diesem können Sie entnehmen, an welchem Tag Sie von wann bis wann arbeiten müssen und wann Sie frei haben. Die folgenden Übersichtstabellen dienen Ihnen dazu, Ihre Dienste für jeden Praxiseinsatz zu dokumentieren. Führen Sie die Zeitnachweise sorgfältig und lassen Sie sie am Ende jedes Einsatzes von der Praxiseinrichtung mit Stempel und Unterschrift bestätigen. Aus den Dienstzeitnachweisen können Sie später leicht Ihre geleisteten Praxiseinsatzstunden, Nachtdienststunden sowie die Praxis-Fehlzeiten ablesen und in die entsprechenden Formulare bzw. Nachweise eintragen (*siehe Kap. 1 Meine Praxiseinsätze im Überblick, Kap. 2 Einsatznachweise, Kap. 6.2 Nachtdienst, Kap. 6.3 Fehlzeiten*).

Dienstzeitnachweis

Das Musterbeispiel dient Ihnen als Ausfüllhilfe. Im Webcode-Bereich finden Sie eine zusätzliche Kopiervorlage des Dienstzeitnachweises für den Bedarfsfall.

Musterbeispiel

Beginnt ein Praxiseinsatz im ersten und endet aber im zweiten Ausbildungsdrittel, so wird jener Dienstzeitnachweis genutzt für den dieser Praxiseinsatz vorrangig geplant wurde.

Einsatzform: Pflichteinsatz (Erstes Ausbildungsdrittel) im Versorgungsbereich (je 400 h):

☒ *stationäre Akutpflege* ☐ *stationäre Langzeitpflege* ☒ *ambulante Akut-/Langzeitpflege*

Einsatzort 1: *Klinikum Karlsbruck: Station 3a – Kardiologie*

Einsatzzeitraum (von/bis): *11.01.–21.02.2021*

Einsatzort 2: *Pflegedienst am Schloßpark*

Einsatzzeitraum (von/bis): *22.02.–31.03.2021*

Einsatzort 3: */*

Einsatzzeitraum (von/bis): */*

Dienst (Kürzel)	**Frühdienst (F)**	**Spätdienst (S)**	**Zwischendienst (Z)**		*F1*	*Z1*	*Weitere Dienste*
Dienstzeit (von/bis)	*6.00–14.30 Uhr*	*14.00–22.30 Uhr*	*11.30–20.00 Uhr*		*7.00–15.30 Uhr*	*10.00–18.30 Uhr*	*Individuelle Zeitintervalle*
Abwesenheiten in der Praxis	**K** = Krank (mit Attest), **KO** = Krank (ohne Attest), **KK** = Kind krank, **U** = Urlaub, **T** = Theorieunterricht, **KT** = Krank Theorie (mit Attest), **KTO** = Krank Theorie (ohne Attest), **–** = frei						
☐ Wochenende/Feiertag							

Tipp: Für eine bessere Übersicht markern Sie die Einsätze farbig. So lassen sich auch leichter Praxiseinsatzstunden der Versorgungsbereiche zählen.

Tagesnachweis

Monat	1	2	3	4	5	6	7	8	9	10	11	12	13	14	15	16
Jan	-	-	-	U	U	U	T	T	-	-	F	F	F	F	F	Z
Feb	K	K	F	-	-	-	-	F	F	S	S	S	-	-	F	F
Mrz	F	F	F	S	S	-	-	F	F	Z	Z	Z	S	S	-	-

Monat	17	18	19	20	21	22	23	24	25	26	27	28	29	30	31	Unterschriften / Stempel Praxiseinrichtungen
Jan	Z	-	-	F1	F1	F1	-	S	S	S	Z1	Z1	-	F	F	Klinikum Karlsbruck – Station.3a Kardiologie – Am Hain 17, 1257 Karlsbruck Tel. 073/0081 — *Sina Roth*
Feb	F	KK	KK	S	S	-	-	F	F	T	-	-				Klinikum Karlsbruck – Station.3a Kardiologie – Am Hain 17, 1257 Karlsbruck Tel. 073/0081 — *Sina Roth*; *Tom Rix* Pflegedienst am Schloßpark – Leitung Tom Rix – Am Schloßpark 5, 1278 Karlsbruck Tel 0175/241–2
Mrz	F	F	F	-	-	T	T	T	KT	KT	-	-	T	T	T	Pflegedienst am Schloßpark – Leitung Tom Rix – Am Schloßpark 5, 1278 Karlsbruck Tel 0175/241–2 — *Tom Rix*

Tipp: Notieren Sie Ihre Dienste zunächst mit Bleistift, so können Sie bei Dienstplanänderungen oder im Krankheitsfall, Anpassungen vornehmen. Am Ende des Praxiseinsatzes schreiben Sie die Dienste mit Kugelschreiber.

Lassen Sie sich am Ende jedes Praxiseinsatzes die Dienstzeitnachweise mit Stempel und Unterschrift bestätigen, z. B. von der Leitung oder Praxisanleitung.

Dienstzeitübersichten

Einsatzform: Orientierungseinsatz (mind. 400 h)

Einsatzort 1: ____________________

Einsatzzeitraum (von/bis): ____________________

Einsatzort 2: ____________________

Einsatzzeitraum (von/bis): ____________________

Dienst (Kürzel)	**Frühdienst (F)**	**Spät-dienst (S)**	**Zwischen-dienst (Z)**				
Dienstzeit (von/bis)							
Abwesenheiten in der Praxis	**K** = Krank (mit Attest), **KO** = Krank (ohne Attest), **KK** = Kind krank, **U** = Urlaub, **T** = Theorie-unterricht, **KT** = Krank Theorie (mit Attest), **KTO** = Krank Theorie (ohne Attest), **–** = frei						
☐ Wochenende/Feiertag							

Monat	**Tagesnachweis**																															**Unterschriften / Stempel Praxiseinrichtungen**
	1	2	3	4	5	6	7	8	9	10	11	12	13	14	15	16	17	18	19	20	21	22	23	24	25	26	27	28	29	30	31	

Einsatzform: **Pflichteinsätze (Erstes Ausbildungsdrittel) im Versorgungsbereich (je 400 h):**

☐ *stationäre Akutpflege* ☐ *stationäre Langzeitpflege* ☐ *ambulante Akut-/Langzeitpflege*

Einsatzort 1: ______________________

Einsatzzeitraum (von/bis): ______________________

Einsatzort 2: ______________________

Einsatzzeitraum (von/bis): ______________________

Einsatzort 3: ______________________

Einsatzzeitraum (von/bis): ______________________

Dienst (Kürzel)	**Frühdienst (F)**	**Spät-dienst (S)**	**Zwischen-dienst (Z)**				
Dienstzeit (von/bis)							
Abwesenheiten in der Praxis	**K** = Krank (mit Attest), **KO** = Krank (ohne Attest), **KK** = Kind krank, **U** = Urlaub, **T** = Theorie-unterricht, **KT** = Krank Theorie (mit Attest), **KTO** = Krank Theorie (ohne Attest), **–** = frei						
☐ Wochenende/Feiertag							

Monat	**Tagesnachweis**																															**Unterschriften / Stempel Praxiseinrichtungen**
	1	2	3	4	5	6	7	8	9	10	11	12	13	14	15	16	17	18	19	20	21	22	23	24	25	26	27	28	29	30	31	

Einsatzform: Pflichteinsätze (Zweites Ausbildungsdrittel) im Versorgungsbereich (je 400 h):

☐ *stationäre Akutpflege* ☐ *stationäre Langzeitpflege* ☐ *ambulante Akut-/Langzeitpflege*

Einsatzort 1: ______________________________

Einsatzzeitraum (von/bis): ______________________________

Einsatzort 2: ______________________________

Einsatzzeitraum (von/bis): ______________________________

Einsatzort 3: ______________________________

Einsatzzeitraum (von/bis): ______________________________

Dienst (Kürzel)	**Frühdienst (F)**	**Spätdienst (S)**	**Zwischendienst (Z)**	**Nachtdienst (N)**			
Dienstzeit (von/bis)							
Abwesenheiten in der Praxis	**K** = Krank (mit Attest), **KO** = Krank (ohne Attest), **KK** = Kind krank, **U** = Urlaub, **T** = Theorieunterricht, **KT** = Krank Theorie (mit Attest), **KTO** = Krank Theorie (ohne Attest), **–** = frei						
☐ Wochenende/Feiertag							

Monat	**Tagesnachweis**																															**Unterschriften / Stempel Praxiseinrichtungen**
	1	2	3	4	5	6	7	8	9	10	11	12	13	14	15	16	17	18	19	20	21	22	23	24	25	26	27	28	29	30	31	

Einsatzform: Pflichteinsätze (Zweites Ausbildungsdrittel) im Versorgungsbereich (je 400 h):

☐ *stationäre Akutpflege* ☐ *stationäre Langzeitpflege* ☐ *ambulante Akut-/Langzeitpflege*

Einsatzort 4: ______________________

Einsatzzeitraum (von/bis): ______________________

Einsatzort 5: ______________________

Einsatzzeitraum (von/bis): ______________________

Einsatzort 6: ______________________

Einsatzzeitraum (von/bis): ______________________

Dienst (Kürzel)	**Frühdienst (F)**	**Spät-dienst (S)**	**Zwischen-dienst (Z)**	**Nacht-dienst (N)**			
Dienstzeit (von/bis)							
Abwesenheiten in der Praxis	**K** = Krank (mit Attest), **KO** = Krank (ohne Attest), **KK** = Kind krank, **U** = Urlaub, **T** = Theorie-unterricht, **KT** = Krank Theorie (mit Attest), **KTO** = Krank Theorie (ohne Attest), **–** = frei						
☐ Wochenende/Feiertag							

Monat	**Tagesnachweis**																														**Unterschriften / Stempel Praxiseinrichtungen**
	1	2	3	4	5	6	7	8	9	10	11	12	13	14	15	16	17	18	19	20	21	22	23	24	25	26	27	28	29	30	31	

Einsatzform: Pflichteinsatz Pädiatrische Versorgung (120 h):

Einsatzort: ____________________

Einsatzzeitraum (von/bis): ____________________

Dienst (Kürzel)	**Frühdienst (F)**	**Spät-dienst (S)**	**Zwischen-dienst (Z)**	**Nacht-dienst (N)**			
Dienstzeit (von/bis)							
Abwesenheiten in der Praxis	**K** = Krank (mit Attest), **KO** = Krank (ohne Attest), **KK** = Kind krank, **U** = Urlaub, **T** = Theorie-unterricht, **KT** = Krank Theorie (mit Attest), **KTO** = Krank Theorie (ohne Attest), **–** = frei						
☐ Wochenende/Feiertag							

Monat	**Tagesnachweis**																															**Unterschriften / Stempel Praxiseinrichtungen**
	1	2	3	4	5	6	7	8	9	10	11	12	13	14	15	16	17	18	19	20	21	22	23	24	25	26	27	28	29	30	31	

Einsatzform: Pflichteinsatz Psychiatrische Versorgung (120 h):

Einsatzort: ____________________

Einsatzzeitraum (von/bis): ____________________

Dienst (Kürzel)	**Frühdienst (F)**	**Spät-dienst (S)**	**Zwischen-dienst (Z)**	**Nacht-dienst (N)**			
Dienstzeit (von/bis)							
Abwesenheiten in der Praxis	**K** = Krank (mit Attest), **KO** = Krank (ohne Attest), **KK** = Kind krank, **U** = Urlaub, **T** = Theorie-unterricht, **KT** = Krank Theorie (mit Attest), **KTO** = Krank Theorie (ohne Attest), **–** = frei						
☐ Wochenende/Feiertag							

Monat	**Tagesnachweis**																															**Unterschriften / Stempel Praxiseinrichtungen**
	1	2	3	4	5	6	7	8	9	10	11	12	13	14	15	16	17	18	19	20	21	22	23	24	25	26	27	28	29	30	31	

Einsatzform: Vertiefungseinsatz in dem Versorgungsbereich beim Träger der praktischen Ausbildung (mind. 500 h):

☐ *stationäre Akutpflege* ☐ *stationäre Langzeitpflege* ☐ *ambulante Akut-/Langzeitpflege*

Einsatzort 1: ______________________

Einsatzzeitraum (von/bis): ______________________

Einsatzort 2: ______________________

Einsatzzeitraum (von/bis): ______________________

Einsatzort 3: ______________________

Einsatzzeitraum (von/bis): ______________________

Dienst (Kürzel)	**Frühdienst (F)**	**Spät-dienst (S)**	**Zwischen-dienst (Z)**	**Nacht-dienst (N)**			
Dienstzeit (von/bis)							
Abwesenheiten in der Praxis	**K** = Krank (mit Attest), **KO** = Krank (ohne Attest), **KK** = Kind krank, **U** = Urlaub, **T** = Theorie-unterricht, **KT** = Krank Theorie (mit Attest), **KTO** = Krank Theorie (ohne Attest), **–** = frei						
☐ Wochenende/Feiertag							

Monat	Tagesnachweis																															Unterschriften / Stempel Praxiseinrichtungen
	1	2	3	4	5	6	7	8	9	10	11	12	13	14	15	16	17	18	19	20	21	22	23	24	25	26	27	28	29	30	31	

Einsatzform: Vertiefungseinsatz beim Träger der praktischen Ausbildung im Versorgungsbereich (80 h frei verfügbar):

☐ *stationäre Akutpflege* ☐ *stationäre Langzeitpflege* ☐ *ambulante Akut-/Langzeitpflege*

Einsatzort: ____________________

Einsatzzeitraum (von/bis): ____________________

Dienst (Kürzel)	**Frühdienst (F)**	**Spät-dienst (S)**	**Zwischen-dienst (Z)**	**Nacht-dienst (N)**			
Dienstzeit (von/bis)							
Abwesenheiten in der Praxis	**K** = Krank (mit Attest), **KO** = Krank (ohne Attest), **KK** = Kind krank, **U** = Urlaub, **T** = Theorieunterricht, **KT** = Krank Theorie (mit Attest), **KTO** = Krank Theorie (ohne Attest), **–** = frei						
☐ Wochenende/Feiertag							

Monat	**Tagesnachweis**																															**Unterschriften / Stempel Praxiseinrichtungen**
	1	2	3	4	5	6	7	8	9	10	11	12	13	14	15	16	17	18	19	20	21	22	23	24	25	26	27	28	29	30	31	

Einsatzform: Weitere Einsätze (80 h frei verfügbar)
(Bsp. Pflegeberatung, Rehabilitation, palliative Pflege/Hospiz)

Einsatzort: ____________________

Einsatzzeitraum (von/bis): ____________________

Dienst (Kürzel)	**Frühdienst (F)**	**Spät-dienst (S)**	**Zwischen-dienst (Z)**	**Nacht-dienst (N)**			
Dienstzeit (von/bis)							
Abwesenheiten in der Praxis	**K** = Krank (mit Attest), **KO** = Krank (ohne Attest), **KK** = Kind krank, **U** = Urlaub, **T** = Theorieunterricht, **KT** = Krank Theorie (mit Attest), **KTO** = Krank Theorie (ohne Attest), **–** = frei						
☐ Wochenende/Feiertag							

Monat	**Tagesnachweis**																															**Unterschriften / Stempel Praxiseinrichtungen**
	1	2	3	4	5	6	7	8	9	10	11	12	13	14	15	16	17	18	19	20	21	22	23	24	25	26	27	28	29	30	31	

6.2 Nachtdienst

Gesetzliche Vorgaben und Hinweise zur Nachtarbeit

Ab der zweiten Hälfte Ihrer Ausbildungszeit absolvieren Sie Nachtdienste. Diese müssen immer unter unmittelbarer Aufsicht einer 3-jährig examinierten Pflegefachperson erfolgen und umfassen für die gesamte Ausbildung mindestens 80 und maximal 120 Stunden (PflAPrV § 1 Absatz 6).

Als Nachtarbeit zählt die gesamte Dienstzeit, wenn innerhalb dieses Dienstes mehr als zwei Stunden von 23.00 Uhr bis 6.00 Uhr absolviert werden. Ein Spätdienst in einem Zeitfenster von 14.30 Uhr bis 23.00 Uhr kann demzufolge nicht als Nachtarbeit für die Ausbildung angerechnet werden, auch nicht anteilig die Stunde von 22.00 Uhr bis 23.00 Uhr (ArbZG § 2).

Jugendliche, Schwangere und Stillende sind laut Jugendschutzgesetz bzw. Mutterschutzgesetz von der Nachtarbeit ausgeschlossen und dürfen nur in der Zeit von 6.00 Uhr bis 20.00 Uhr arbeiten. Jugendliche über 16 Jahre dürfen jedoch in mehrschichtigen Betrieben, wozu auch Krankenhäuser zählen, bis 23.00 Uhr beschäftigt werden (JArbSchG § 14 Absatz 2 Nr. 2).

Nach jedem Dienst muss immer eine mindestens 11 bzw. 12-stündige Ruhephase erfolgen (ArbZG § 5 Absatz 1, JArbSchG § 13). Dies schließt einen sich unmittelbar anschließenden Frühdienst oder Spätdienst aus. Um vom Nachtdienst in einen anderen Dienst zu wechseln, muss mindestens ein freier Tag dazwischen liegen. Wenn Sie abends Ihren Nachtdienst beginnen, zählt dieser Tag im Dienstplan als Nachtdiensttag. Der darauffolgende Tag, an dem Sie aufgrund der Nachtdienstzeit länger gearbeitet haben, zählt als freier Tag, außer Sie haben an diesem Tag erneut Nachtdienst.

Für die geleistete Nachtarbeit wird vom Arbeitgeber (Träger der praktischen Ausbildung), sofern keine tarifvertraglichen Ausgleichsregelungen festgelegt sind, entweder ein angemessener Zuschlag auf das Bruttoarbeitsentgelt gezahlt oder eine angemessene Anzahl bezahlter freier Tage gewährt (ArbZG § 6).

Nachtarbeit bedeutet, gegen den natürlichen Biorhythmus zu arbeiten ...

Tipps:

Vor/nach der Nachtarbeit

- Versuchen Sie möglichst 7 Stunden am Stück oder über den Tag verteilt zu schlafen.
- Feste Rituale helfen beim Einschlafen und Ruhe finden (Bsp. warme Dusche, Lesen, kleiner Spaziergang, Musik, Zimmer abdunkeln).
- Erzwungenes „Vorschlafen“ hat keinen positiven Einfluss. Schlafdefizite gleicht der Körper meist selbst durch eine verlängerte Schlafdauer aus.
- Bewegung und Sport (mind. 2–3 h/Woche) helfen fit zu bleiben und Stress abzubauen. Finden Sie eine Sportart, die sich gut mit dem Schichtdienst vereinbaren lässt bzw. planen Sie aktive Bewegungszeiten.
- Kurz vor dem Nachtdienst bzw. Schlafengehen sollte kein intensives Sporttraining erfolgen. Grund: Die Müdigkeit kommt während des Nachtdienstes dafür umso heftiger bzw. wirkt zu aufmunternd, um einzuschlafen.
- Soziale Kontakte und Freizeitaktivitäten sind wichtig. Planen Sie diese möglichst regelmäßig und langfristig.

Während der Nachtarbeit

- Nehmen Sie leichte Kost zu sich, basierend auf Kohlenhydraten, Eiweißen, Vitaminen. (Bsp. Nudeln, Brot, Gemüse, Obst, mageres Fleisch). Meiden Sie fetthaltige und schwer verdauliche Speisen.
- Kaffee, schwarzer Tee oder Energiedrinks sparsam konsumieren. Sie helfen nur kurzfristig munter zu bleiben. Zum Ende des Nachtdienstes sollten Sie ganz darauf verzichten, da sie die Erholung beim Schlaf negativ beeinflussen.
- Achten Sie auf eine gute Beleuchtung in den Arbeits- und Aufenthaltsräumen.
- Bleiben Sie in Bewegung, gerade in Phasen aufkommender Müdigkeit sollten Sie bewusst aktive Tätigkeiten ausüben (Bsp. Reinigen von Arbeitsflächen, Auffüllen/Sortieren von Verbrauchsmaterialien wie Wäsche, Verbandsstoffen).
- Üben Sie Tätigkeiten mit einem hohen Maß an Konzentration möglichst in geistig aktiven Zeiten aus, um Fehlern vorzubeugen (aktive Zeiten: 22–2 Uhr, Zeiten mit erhöhter Müdigkeit: 2–5 Uhr).
- Kommunizieren Sie offen, wenn Sie merken, dass Ihre Konzentration aufgrund von Müdigkeit nachlässt.
- Bei ruhigen Diensten nutzen Sie die Zeit für Erfahrungsaustausch, Feedbackgespräche, Arbeits- und Lernaufgaben oder geeignete Anleitungen (Bsp. Pflegedokumentation, Notfallkofferausstattung).

Übersicht und Nachweis der Nachtdienststunden

Notieren Sie in der Tabelle Ihre geleisteten Nachtdienste auf Grundlage der ausgefüllten Dienstzeitnachweise der Praxiseinsätze.

Kopiervorlage

Wann? *(Datum, von/bis)*	**Wo?** *(Einsatzform: Name der Praxiseinrichtung)*	**Wie viel?** *(Nachtdienstzeit in Stunden)*
Bsp.: 12.2.-14.2.21	Pflichteinsatz (2. AD): Parkklinik, Stat. 1- Neurologie	24
	Summe	

☐ Die gesetzlich vorgeschriebene Mindestanzahl von 80 h konnte erreicht werden.

☐ Die maximale Anzahl von 120 Nachtdienststunden wurde nicht überschritten.

☐ Die gesetzlich vorgeschriebene Mindestanzahl von 80 h konnte **nicht** erreicht werden.

Begründung:

☐ gesetzliche Bestimmungen zum Jugendarbeitsschutz/Mutterschutz

☐ ______________________________

____

Datum/Unterschrift Kursleitung
(unter zur Kenntnisnahme der dokumentierten und von der Praxiseinrichtung bestätigten Dienstzeiten, siehe S. 235–241)

6.3 Fehlzeiten

Was bedeutet Fehlzeit?

Fehlzeit bedeutet das Fernbleiben von der Arbeit aufgrund von Krankheit, mutterschutzrechtlichem Beschäftigungsverbot oder einem anderen triftigen Grund (Bsp. Nachweis einer Verspätung der öffentlichen Verkehrsmittel, Freistellung für eine Beerdigung,).

Als Auszubildene/r haben Sie die Pflicht Ihren Arbeitgeber (Träger der praktischen Ausbildung) unverzüglich über Ihr Fehlen zu informieren. In Ihrem Arbeitsvertrag ist geregelt, wie Sie sich im Krankheitsfall zu verhalten haben, bspw. ob es Ihnen erlaubt ist für maximal 3 Tage ohne ärztliches Attest zu fehlen oder ob Sie für jeden Fehltag ein Attest nachweisen müssen.

Fehlen Sie ohne triftigen Grund und/oder unterlassen Sie es, Ihr Fehlen rechtzeitig anzuzeigen bzw. zu entschuldigen, drohen Ihnen personalrechtliche Konsequenzen.

Gesetzliche Vorgaben – Wie viele Fehlzeiten sind erlaubt?

Zugelassen zur staatlichen Abschlussprüfung können Sie nur werden, wenn Sie die gesetzlich geforderten Theorie- und Praxisstunden in Ihrer Ausbildung erfüllen und dabei die jeweils maximal erlaubte Fehlzeit nicht überschreiten.

Für Ihre theoretische Ausbildung müssen Sie insgesamt 2 100 Stunden absolvieren. Davon dürfen Sie maximal 10 % fehlen, also insgesamt nicht mehr als 210 Stunden. Dies entspricht ca. 26 Tagen innerhalb von 3 Ausbildungsjahren.

Für Ihre praktische Ausbildung sind insgesamt 2 500 Stunden verteilt auf mehrere Einsätze zu erfüllen. Ihre gesamte Fehlzeit in der Praxis beträgt auch hier maximal 10 %, also 250 Stunden. Dies entspricht ca. 30 Tagen innerhalb von 3 Ausbildungsjahren. Hinzukommt, dass Sie in keinem Ihrer Pflichteinsätze mehr als 25 % der erforderlichen Stunden fehlen dürfen. Ein Beispiel: Sie haben einen Pflichteinsatz in der stationären Akutpflege von 400 Stunden, dann dürfen Sie dort nicht mehr als 100 Stunden fehlen, also ca. 12,5 von 80 Tagen.

Um nachzuweisen, dass Ihre Fehlzeiten in Theorie und Praxis im gesetzlichen Rahmen liegen, achten Sie auf eine lückenlose Dokumentation. Die folgenden Tabellen helfen Ihnen den Überblick zu behalten und dienen Ihnen zugleich als Nachweis für die Anmeldung zur Prüfung.

Ist abzusehen, dass Sie im Laufe Ihrer Ausbildung die maximalen Fehlzeiten überschreiten werden, suchen Sie frühzeitig das Gespräch mit Ihrer Kursleitung sowie dem Träger Ihrer praktischen Ausbildung.

Im Bedarfsfall kann dann gemeinsam nach Lösungen gesucht werden, wie beispielsweise eine Verlängerung der Ausbildung oder ein begründeter Härtefallantrag bei der zuständigen Behörde.

Verhalten im Krankheitsfall:
Zu Beginn Ihrer Ausbildung werden Sie darüber belehrt, wie Sie sich im Krankheitsfall zu verhalten haben.

Grundsätzlich gilt:
- Informieren Sie unverzüglich Ihren Träger der praktischen Ausbildung sowie die Pflegeschule über Ihr aktuelles bzw. voraussichtliches Fehlen *(siehe Kontaktdaten S. 8)*.
- Absolvieren Sie gerade einen Praxiseinsatz außerhalb des Trägers, müssen Sie auch diese Einrichtung informieren.
- Teilen Sie mit, wie lange Sie voraussichtlich fehlen werden und wann Sie den Dienst wieder aufnehmen können.
- Melden Sie sich vor Aufnahme des Dienstes rechtzeitig wieder gesund.
- Beachten Sie stets die internen Vorgaben des Trägers und der Pflegeschule zum Versenden des Attestes (z. Bsp. innerhalb von 3 Werktagen Eingang des Originals beim Träger, Kopie bei der Pflegeschule).
- Melden Sie Ihr Fehlen nicht, kann das unentschuldigte Fernbleiben personalrechtliche Konsequenzen für Sie haben (Bsp. Abmahnung, Kündigung).
- Erkranken Sie innerhalb Ihres Urlaubes, melden Sie sich ebenfalls bei Ihrem Träger. Die Urlaubstage werden Ihnen dann gutgeschrieben und können zu einem späteren Zeitpunkt nach individueller Absprache nachgeholt werden.

Übersicht und Nachweis der Fehlzeiten

Kopiervorlage

Fehlzeiten in der Praxis

Notieren Sie eigenverantwortlich in die Tabelle Ihre Fehlzeiten in den Praxiseinsätzen.

Wann? *(Datum, von/bis)*	**Wo?** *(Einsatzform (Versorgungsbereich): Name der Praxiseinrichtung)*	**Wie viel?** *(Zeit in Stunden)*
Bsp.: 21.01.21	Pflichteinsatz 1. AD (amb. Akutpfl.): Pflegedienst am Schloßpark	8
	Summe	

☐ Die maximale Fehlzeit von 25 % der erforderlichen Stunden in jedem Pflichteinsatz wurde nicht überschritten.

☐ Die Fehlzeit in der Praxis beträgt insgesamt nicht mehr als 10 %.

☐ Die maximal erlaubte Fehlzeit innerhalb der Pflichteinsätze ____________________
bzw. die Fehlzeit in der Praxis insgesamt wurde überschritten.

Grund: ______________________________

☐ Es wird eine Härtefallregelung für die Zulassung zur Abschlussprüfung erwogen.

☐ Es wird eine Verlängerung der Ausbildung erwogen.

☐ Sonstige Vereinbarung zwischen Auszubildendem und dem Träger/der Pflegeschule:

____

____

Datum/Unterschrift Kursleitung
(unter zur Kenntnisnahme der dokumentierten und von der Praxiseinrichtung bestätigten Dienstzeiten, siehe S. 235–241)

Kopiervorlage

Fehlzeiten in der Theorie

Tragen Sie eigenverantwortlich in die Tabelle Ihre Fehlzeiten in der Unterrichtszeit ein. So haben Sie alles im Blick. Ihre Pflegeschule führt ebenfalls einen Nachweis über Ihre Fehlstunden.

Wann? *(Datum, von/bis)*	**Wie viel?** *(Zeit in Stunden)*	**Wann?** *(Datum, von/bis)*	**Wie viel?** *(Zeit in Stunden)*
Bsp.: 18.11.20	2		
		Summe	

☐ Die maximale Fehlzeit von 10 % der 2100 Theorie-Stunden wurde nicht überschritten.

☐ Die maximale Fehlzeit von 10 % der 2100 Theorie-Stunden wurde überschritten.

Grund: ______________________________

☐ Es wird eine Härtefallregelung für die Zulassung zur Abschlussprüfung erwogen.

☐ Es wird eine Verlängerung der Ausbildung erwogen.

☐ Sonstige Vereinbarung zwischen Auszubildendem und dem Träger/der Pflegeschule:

____

____

Datum/Unterschrift Kursleitung

Quellenverzeichnis

Bildquellen

Cover: Foto – *Cornelsen/Werner Krüper;* ***Logo und Grafik*** – *Cornelsen/Rosendahl Berlin – Agentur für Markendesign*

Fotos:

S. 7 Shutterstock.com/Syda Productions; **S. 13** Shutterstock.com/Andrew Angelov, **S. 14** Cornelsen/vitaledesign; **S. 16** Shutterstock.com/ALPA PROD; **S. 28** Shutterstock.com/VGstockstudio; **S. 60** Shutterstock.com/Jacob Lund; **S. 122** Shutterstock.com/Monkey Business Images; **S. 132** Shutterstock.com/Monkey Business Images; **S. 142** Shutterstock.com/Billion Photos; **S. 190** Shutterstock.com/Monkey Business Images; **S. 197** Shutterstock/Brian A Jackson; **S. 213** Shutterstock.com/sfam_photo; **S. 229** Shutterstock.com/Katerina Morozova; **S. 233** Shutterstock.com/Zephyr_p

Illustrationen/Grafiken:

S. 10/11 Cornelsen/vitaledesign (Auszubildende am Start: Shutterstock.com/MicroOne; Auszubildende am Ziel: Shutterstock.com/Shtonado; Auto: Shutterstock.com/Colorlife; Brücken: Shutterstock.com/Alfmaler; Holzschilder: Shutterstock.com/Irina Voloshina; Klinik: Shutterstock.com/Dzm1try; Portrait-Icons Praxisanleitung und Praxisbegleitung: Shutterstock.com/Viktoria Kazakova; Sessel: Shutterstock.com/Biscotto Design; Steine: Shutterstock.com/Oceloti; Türen: Shutterstock.com/Nerthuz; Verkehrsschilder: Shutterstock.com/AlexVector)

Textquellen

Arbeitszeitgesetz (ArbZG) vom 6. Juni 1994 (BGBl. I S. 1170, 1171), das zuletzt durch Artikel 52 des Gesetzes vom 23. Oktober 2024 (BGBl. 2024 I Nr. 323) geändert worden ist
(Online unter: www.gesetze-im-internet.de/arbzg/ArbZG.pdf, Stand: 24.03.2025).

Fachkommission nach § 53 Pflegeberufegesetz: Rahmenausbildungspläne der Fachkommission nach § 53 PflBG. 1. Aktualisierung,. o. O. 2024. (Online unter: www.bibb.de/dienst/publikationen/de/20123, Stand: 24.03.2025).

Fachkommission nach § 53 Pflegeberufegesetz: Rahmenpläne der Fachkommission nach § 53 PflBG. o. O. 2020 (Online unter: www.bibb.de/dienst/veroeffentlichungen/de/publication/show/16560, Stand: 24.03.2025).

Jugendarbeitsschutzgesetz (JArbSchG) vom 12. April 1976 (BGBl. I S. 965), das zuletzt durch Artikel 53 des Gesetzes vom 23. Oktober 2024 (BGBl. 2024 I Nr. 323) geändert worden ist
(Online unter: www.gesetze-im-internet.de/jarbschg/JArbSchG.pdf, Stand: 24.03.2025).

Musterentwurf zum Ausbildungsnachweis – Empfehlungen für den Nachweis der praktischen Pflegeausbildung nach § 60 Abs. 5 Pflegeberufe-Ausbildungs- und -Prüfungsverordnung, Bundesinstitut für Berufsbildung Bonn, Dezember 2019
(Online unter: www.bibb.de/dokumente/pdf/Musterentwurf-Ausbildungsnachweis.pdf, Stand: 24.03.2025).

Mutterschutzgesetz (MuSchG) vom 23. Mai 2017 (BGBl. I S. 1228), das zuletzt durch Artikel 1 des Gesetzes vom 24. Februar 2025 (BGBl. 2025 I Nr. 59) geändert worden ist
(Online unter: www.gesetze-im-internet.de/muschg_2018/MuSchG.pdf, Stand: 24.03.2025).

Pflegeberufe-Ausbildungs- und -Prüfungsverordnung (PflAPrV) vom 2. Oktober 2018 (BGBl. I S. 1572), die zuletzt durch Artikel 4 des Gesetzes vom 12. Dezember 2023 (BGBl. 2023 I Nr. 359) geändert worden ist.
(Online unter: www.buzer.de/gesetz/13126/al189851-0.html, Stand: 24.03.2025).

Pflegeberufegesetz (PflBG) vom 17. Juli 2017 (BGBl. I S. 2581), das zuletzt durch Artikel 2a des Gesetzes vom 12. Dezember 2023 (BGBl. 2023 I Nr. 359) geändert worden ist.
(Online unter: www.gesetze-im-internet.de/pflbg/BJNR258110017.html, Stand: 24.03.2025).

Notizen